YAOWU DE GUSHI YU SHIGU

药物的故事与事故

李定国 ● 主编

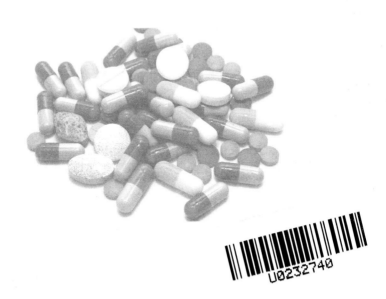

长江出版传媒
Changjiang Publishing & Media

湖北科学技术出版社
HUBEI SCIENCE & TECHNOLOGY PRESS

图书在版编目（ＣＩＰ）数据

药物的故事与事故/李定国主编.—武汉：湖北科学技术出版社，2019.5
ISBN 978-7-5706-0584-2

Ⅰ．①药… Ⅱ．①李… Ⅲ．①药物学－普及读物 Ⅳ．①R9-49

中国版本图书馆 CIP 数据核字(2019)第 018892 号

| 策　　划：熊木忠 | 责任校对：傅　玲 |
| 责任编辑：黄国香　常宁 | 封面设计：喻　杨 |

出版发行：湖北科学技术出版社　　　　　　电话：027-87679468

地　　址：武汉市雄楚大街 268 号　　　　　邮编：430070
　　　　　（湖北出版文化城 B 座 13-14 层）

网　　址：http://www.hbstp.com.cn

印　　刷：湖北恒泰印务有限公司　　　　　邮编：430223

督　　印：王冬生

700×1000	1/16	18 印张	245 千字
2019 年 5 月第 1 版		2019 年 5 月第 1 次印刷
			定价：58.00 元

《药物的故事与事故》
编委会

主　　编　李定国

参编人员　李定国　刘佳霖　王东安　邱　峥

　　　　　　　林　黎　张梦琼　李　文　李　宁

　　　　　　　李翰霆　蔡惠玲　王继芳　蔡惠玉

　　　　　　　李国玉　陈少君　陈　宁　王乃民

　　　　　　　郭亿儿　陈少贤　宋利华　林　丰

前　言

　　人生在世，人人都跟药物有"缘分"，只是亲疏深浅不同而已。生病要用药治疗自不必说，未生病要服用或注射预防药也非常重要。上了年纪的老人，为了延年益寿而服用养生药物也已蔚然成风。

　　身体素质强健者"药缘"较浅，身体素质孱弱者"药缘"较深。《红楼梦》中的林妹妹就属后者，她初进贾府就回答贾母之问，说："从会吃饮食时便吃药，到今日未断……"时下，中西药物数以万计，与药物"绝缘"者并不存在，反之，每天都要吃药治病或保健的中老年人却比比皆是。

　　本书收集了与药物相关的故事和用药中发生的事故，特别介绍了一些中外名人的"药缘"。这些名人，既有为研究、寻找新药而忘我奋斗的科学家，也有夜以继日对某种药物进行临床应用而细致观察的医药界人士。他们中间，有的为了一种药物的发明而耗尽了毕生的精力，其感人故事就是我们的榜样，将激励我们自己也要为人类做出应有的贡献。

　　药物是双刃剑，它可治病救人，也可损身杀人。本书介绍一些滥用药物酿成药物依赖而不可自拔的症例，也提及被药物毒死的名人。通过阅读其中的情节，可使我们从中吸取教训。

　　不少中药的命名均具有明表或暗喻的含义，因此，前人有不少使用药名缀句撰写的诗词或传文。笔者收录其中比较精彩的篇章，让我们可以从这些特种作品中享受特种的文学"中餐"。

　　本书基本不收录民间的传说之类的故事，因为此类故事在各种报刊杂志上已经屡屡出现，故事情节多属民间艺人所杜撰，人们已经司空见惯。假若收入本书，就如将剩饭加热供读者品尝，这样不仅会让"观众"倒胃口，而且也会降低本书的水准，进而降低本书的"收视率"。

为了写好中外著名的药物故事和药物事故，笔者参阅了几十本相关专著及有关人物的传记，然后进行文字加工和篇目布局。在写作或改编中，尽量做到文笔流畅，让读者展卷阅读而不忍释卷。

限于笔者寻获的资料尚有不足之处，加上文字表达的水平未必能够达到读者的鉴赏水平，因此，缺陷之处在所难免，在此，切盼广大读者不吝赐教。

作者　谨识　戊戌夏　于祖居柏志楼

目　录

三、药物的奇闻轶事 ·················· 101

一、中外名人的药缘

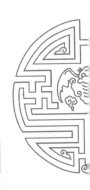

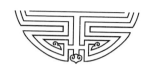

"人参状元"名不虚传

"人参状元"翁同龢的历史故事，也有人说是"爆竹声中争状元"。不过，翁同龢的"人参状元"称号确乎名不虚传。

话说翁同龢在晚清史上声名显赫，他于清咸丰六年（1856年）中状元，授翰林院修撰，先后为同治、光绪两代帝师，历官刑、工、户部尚书，协办大学士，军机大臣，总理各国事务大臣等。然时人称之为"人参状元"，这是为什么呢？这当中有个很有趣的故事。原来，翁同龢当年之所以能在殿试中一举夺魁，得中咸丰六年状元，除了靠真才实学外，其随身携带的两支人参也功不可没。

在这里必须提到一个人，他叫孙毓汶，字莱山，山东济宁人。他与翁同龢是咸丰六年的同榜进士，更为特殊的是，翁同龢是那一榜的状元，而孙毓汶屈居其后，为第二名榜眼。

孙毓汶的家世十分显赫，其祖父孙玉庭为清朝的大学士，父亲孙瑞珍为尚书，兄长孙毓淮为道光二十年（1840年）状元。

翁同龢的家世，与孙毓汶相比，更是有过之而无不及。翁同龢的父亲翁心存官至体仁阁大学士，后为同治帝师。翁同龢的长兄翁同书是道光二十年（1840年）进士，授了翰林院编修，曾任安徽巡抚；翁同龢的二哥翁同爵，曾任陕西、湖北巡抚，时称翁家"一门四进士、一门三巡抚；父子大学士、父子尚书、父子帝师"。

翁同龢与孙毓汶都极有才华，均为时人所称道。咸丰六年的殿试竞争状元者，其实就是翁同龢与孙毓汶两个人，这两个人都志在必得。孙家欲使孙毓汶独占鳌头，能与孙毓淮成为"兄弟状元"，留下一段佳话，只怕状元给翁家抢去了，因此便生一计。

当时，凡赴试者离殿廷较远的，在殿试前夕，多寄宿在朝门附近。翁、孙两家都是显宦，又是世交。孙府在皇城附近，而翁家距离较远。

殿试前夕，孙家特邀翁在府中住宿。晚饭后，孙父孙瑞珍即嘱咐儿子孙毓汶早些睡觉，以便翌日有充沛精神参加殿试；自己则以长辈身份对翁同龢殷勤款待，频频劝酒。席散之后，孙瑞珍又邀翁同龢到他书斋里，把殿试的规例不厌其详地一一指点，直到深夜，才让翁同龢回房休息。此时，孙毓汶早就酣然入梦，甚是养精蓄锐。

翁同龢刚上床，孙瑞珍又暗中派人在翁的住房四周大放爆竹，一直放到天亮，使翁不能稍息片刻。翌日进入试场，翁同龢觉得全身无力，昏昏欲睡，心想这回殿试绝无夺魁希望。正在无奈之际，忽然想起身上带来两支人参，遂马上放入口中咀嚼，翁顿时觉得精神十足，执笔直书，无一败笔。幸得两支人参救急提神，终使翁高中状元，于是人皆称翁同龢为"人参状元"。

人参自古以来就被人们视为保健珍品，它有多方面的功能，包括：大补元气，扶正救危，补肾助阳，生津止渴，补脾益肺，益心复脉，益智健脑，等等。据《神农本草经》记载，人参"主补五脏、安精神、定魂魄、除邪气、明目开心益智，久服轻身延年。"故有不少由人参组成的方剂在治疗上能发挥卓越的效果，如独参汤、参附汤、生脉散等等。

人参对人体有双向调节作用，能调节人体内的神经－体液平衡及物质代谢，使人体能适应变化了的外环境，故医学上称为"适应原样"药物。人参能提神驱倦，增强体力；同时也能改善智力和思维活动。900多年前问世的《本草图经》记载："相传尝试上党人参者，当使二人同走，一人予人参含之，一人不予；度三五里许，其不含人参者必大喘，含人参者气息自如。"

曾有人对32名年龄在21～23岁的报务员进行发报效率和准确性的观察，18名口服含人参的饮料30毫升者为第一组，另14名服用不含人参的饮料者为第二组。服用1小时后测定的结果为：第一组发报失误率为17%，第二组为31%，故认为人参可提高工作效率和减少误差。

对各种原因引起的疲劳、体衰及代谢功能低下等，人参均有治疗作用，施用后可明显改善患者的饮食、睡眠、眩晕、疲乏等症状，并对精神状态有振奋作用。翁同龢随身带的两支人参，功专力强，解困倦而激活精神。可见人参之神奇作用，确非神话也。

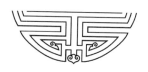

金鸡纳显效护龙体

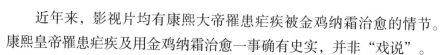

近年来，影视片均有康熙大帝罹患疟疾被金鸡纳霜治愈的情节。康熙皇帝罹患疟疾及用金鸡纳霜治愈一事确有史实，并非"戏说"。

话说康熙皇帝患有疟疾。康熙三十二年（1693年）五月，时在京城宫中的康熙疟疾发作，系间日疟，隔一日发作一次，寒热交错，苦楚万分，冷时如入冰窖，热时似进烤炉。御医们开了多剂药方都不见效。于是，康熙颁旨，谕在广东传教的洪若翰等两位神父星夜返京。这两位神父是法国国王路易十四派来的传教士，他们刚刚收到从法国寄来的整整一斤金鸡纳霜。接到康熙的御旨，洪若翰等两位神父立刻把药带入京城。两人知道康熙得的是疟疾之后，就对康熙说，这种病没有关系，它是通过蚊虫叮咬传染的，只要服用我们带来的这种"金鸡纳霜"就可以治好。并且禀告康熙说："在法国，夏季来临的时候，我们都会向人们发放这种药，以免造成疟疾瘟疫。金鸡纳霜又叫'奎宁'，是用产于南美洲秘鲁的金鸡纳树的树皮研磨而成的。因为是被传教的耶稣会士发现，也叫'耶稣树皮'，它是疟疾治疗的特效药。"康熙听后，半信半疑，而对这种西药的疗效谁也不敢打包票。

但是，御医坚决反对皇帝服用西药，认为西药未必有效，而且觉得这些传教士不是郎中，他们岂能治病。康熙震怒了，说："不让吃西药，中药又吃不好，你们说怎么办？"御医们进言："请皇上颁旨，有能治愈此病者，重赏。"康熙颁旨后，来了许多人，都说有本事。可本事不能先用在皇帝身上，只好又弄来许多患了疟疾的人，先行试验。一个和尚自称有神功，弄来四桶井水，却仅取一杯，走出大殿，双手举杯朝拜太阳，再原地转个圈，做出许多神秘莫测的姿态，最后，让一位疟疾患者跪着喝下，结果，不见任何疗效。和尚立刻被赶出大殿。

这下康熙更生气了，不顾御医阻拦，颁旨让进宫的疟疾患者服用金鸡纳霜。结果一个个奄奄待毙的患者，服药后第二天便脱离危险。康熙很惊讶，称此西药为"神药"，但自己仍然不敢服用。有一天，康熙感到自己简直就要烧死了，决定服用一半剂量。晚上，皇帝高烧退了，后来几天也不错，但还有低烧。传教士说，这是因为服用剂量不足。康熙颁旨，再让三个患者试服金鸡纳霜。一个发作时吃，一个发作后吃，第三个在发作间隙吃。结果，三个被当做临床观察的患者尽皆痊愈。

臣子们效忠的时刻到了。四位朝臣自告奋勇前来试尝西药，皇帝同意，亲手把酒跟药搅和在一起，命当场服用。傍晚6时，四位朝臣把药喝了，退下。就在等待大臣服药结果的夜里，康熙的疟疾又发作了，凌晨3时，他迫不及待召见索额图，命即刻查看大臣服药后的反应。回报很快来了："四位朝臣安然无恙，睡得很是香甜。"于是康熙再也不顾御医反对，立刻命令把金鸡纳霜拿来，毫不犹豫地喝了下去。高烧终于退了，康熙仍不相信会这样容易，他等待着那该死的热度再次袭来，一天一夜过去了，皇帝平安无事。宫廷里一片欢腾，三个御医这下倒了霉。康熙皇帝指斥道："你们见危不救，就怕我死了归咎于你们，你们就不怕我真的死了？什么抢救措施都没有！"他下令刑部严审，依法处置。刑部认为，见危不救，罪莫大焉，判处死刑。皇帝过后开恩，改为流放。康熙重赏这批教士，并于七月四日于皇城西侧御赐广厦一所，名为救世堂。

此后，康熙便将金鸡纳霜视为"仙丹灵药"。不久，《红楼梦》作者曹雪芹的祖父曹寅也患上了疟疾，病情十分严重，他托另一位大臣李煦向康熙上奏，希望康熙能够下赐他金鸡纳霜，康熙立即同意，并且担心延迟，所以还特别令驿骑星夜赶去送药。

疟疾当时叫"寒热症"，俗称"打摆子"。得了此病，实在是对人体"酷疟"的折磨，故称为"疟疾"。明代有一位名叫陈全的文人，以幽默风趣而闻名乡里。他作了一首"疟疾词"，对疟疾的症状描述得十分形象。说是有一次，他患了疟疾，寒热交替，痛楚难忍。于是，他以亲身的感受作了一首《叨叨令》曰："冷来时冷得冰凌上卧，热来时热得蒸笼里坐，疼时节疼得天灵儿破，颤时节颤得牙关儿挫。只被你害杀人也么哥，只被你害杀人也么哥，真是寒来暑往人难过。"

康熙患了疟疾，虽是"龙体"，但也跟陈全的"凡体"同样难受。

　　对于疟疾的治疗，金鸡纳霜是"有功之臣"，它为解除疟疾患者的痛苦和挽救严重患者的生命立下了赫赫战功。虽然目前有众多新的抗疟药物被发现和应用，它们各有千秋，因此金鸡纳霜已经不是唯一和首选的抗疟药物了，可它还没有"退居二线"当"调研员"。这个"抗疟英雄"在"新秀"如林的药坛中，依然占有一定的地位。

药物的
故事与事故

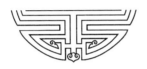

莫扎特与维生素 D

  2011 年 7 月，国内外媒体纷纷报道奥地利"音乐神童"莫扎特英年早逝的死因之谜。据称，莫扎特于 1791 年 12 月 5 日卒于维也纳，死后 3 天即入土，未做解剖，死因就此成谜。如今，有科学家宣称，太阳晒得少以致缺乏维生素 D，是莫扎特健康欠佳的根本原因。据英国媒体称，莫扎特每天日夜颠倒，埋头写曲，又住在全欧日照最少的国家奥地利，让他失去了许多晒太阳的机会，因而缺乏足够的维生素 D 来维持健康，35 岁就因病去世。美国科学家葛兰特称，缺乏维生素 D 是他健康下滑及英年早逝的主因。

  为何莫扎特在死后 200 多年才揭开其死因之谜，并把"罪魁"归咎于缺乏维生素 D 呢？显然是与对维生素 D 研究的进展有关。当今发现缺乏维生素 D 不仅只是影响骨骼健康，还会导致多种严重危害健康和生命的疾病，启发了科学家注意到莫扎特每天"不见天日"可能就是早逝之谜。

（一）维生素 D 的"老本"

  维生素 D 是类固醇的衍生物，可分为维生素 D_2 和维生素 D_3。维生素 D_2 多含于植物性食物中，它由植物的麦角固醇经阳光照射而合成；维生素 D_3 由人体皮肤和脂肪组织的 7– 脱氢胆固醇经阳光照射而合成。因此，它又叫作"阳光维生素"。自从 1922 年维生素 D 被发现之初及以后很长的时间里，医药学界均认为它能促进钙的吸收，调节体内钙、磷代谢，维持血钙和血磷水平，从而维持牙齿和骨骼的正常生长发育。儿童缺乏维生素 D，易发生佝偻病；成年人缺乏维生素 D，易发生软骨病。因此，就把"固齿""壮骨"功用当作是维生素 D 的唯一"主业"，也可说是它的"老本领""老本行""老本钱"，也就是它的"老本"。

（二）维生素 D 的"新功"

大家也许记得一句口号："不吃老本，要立新功。"维生素 D 就是不断立新功的"先进药物"。近年来，人们对维生素 D 的研究发现，它除了"健齿壮骨"的"老本领"之外，还有许多新的功用，也就是说它具有"主业"之外的各种"副业"，而且它的"副业"也很给力。多年的临床观察表明，缺乏维生素 D 不仅影响骨骼生长，而且跟骨骼之外的许多慢性疾病发生和病情恶化甚至致命均相关。据此也就说明维生素 D 对防治这些疾病具有一定的功效，包括对自身免疫性疾病（类风湿性关节炎及多发性硬化等）、癌症（结肠癌、乳腺癌、前列腺癌等）、心脏病、肺病、糖尿病、高血压、少女体形矮肥、年长者抑郁症等疾病均具有重要作用。兹将维生素 D 对几种常见疾病的影响简述如下。

1. 类风湿性关节炎

美国的一项研究结果表明，维生素 D 摄入最多的女性患类风湿性关节炎的可能性比摄入最低者小 1/3。也就是说，增补维生素 D 可能减小患类风湿性关节炎的危险。美国阿拉巴马大学的沙格和同事在《关节炎和风湿病》杂志上发表报告称，维生素 D 可对免疫系统产生影响。他们的研究小组分析了近 3 万名女性的资料，在 11 年的随访期中，152 人发现有类风湿性关节炎。结果发现，高膳食组（维生素 D 至少 290 国际单位 / 天）和增补组（维生素 D 至少 400 国际单位 / 天）分别减少 28% 和 34% 的类风湿性关节炎危险。

2. 心血管病

奥地利专家跟踪 3200 多名平均年龄 62 岁的心脏病患者 8 年，结果 737 人死亡，其中 307 人维生素 D 摄取量过低，只有 103 人摄取量过高。说明维生素 D 摄取量过低的心脏病患者死亡风险是过高者的 2 倍多。美国芝加哥罗尤拉大学研究指出，冬季日照时间短，使身体制造维生素 D 数量不足，影响心脏健康，心脏病患者晒太阳时间少，出现严重心脏病症状者数量增加 30%，导致死亡风险增加 50%。哈佛大学的学者在美国《循环》杂志上发表了一份关于心脏病发病危险因素的研究进展表明，患高血压的成年人如果缺乏维生素 D，那么患心血管疾病的概率将大大增加。

3. 癌症

美国加利福尼亚大学的医学教授塞德里克·加兰德博士，根据他自1966年至2004年间参加研究的63项相关项目的结果指出，维生素D摄入量不足会导致全球每年有数千人因患结肠癌、乳腺癌、卵巢癌和其他一些癌症过早地死亡。因此，号召人们补充每天的维生素D摄入量。另有美国研究者经过对20世纪60年代以后维生素D与癌症关系的论文进行分析后，也得出了同样的结论，即每天服用1000国际单位（相当于25微克）的维生素D是预防癌症以保持健康所必需的。关于维生素D可以预防几种癌症（乳腺癌、结肠癌、卵巢癌和前列腺癌）的机制，认为它在调节细胞生产方面发挥着重要作用，而癌症患者的这种控制能力已消失。美国研究人员说，人们可以考虑服用维生素D保健药来增加摄入量，但必须保持在美国国家科学院确立的每天1000国际单位的限量以内，因为过多地服用维生素D保健药可导致维生素D中毒。

值得提醒的是《新英格兰医学杂志》发表文章，指出"维生素D防癌"的证据尚欠充足，需要进一步进行研究。国内也有学者撰文认为，维生素D防癌言之过早，而且评说近年国外"补充维生素D热"（补D热）类似我国曾经的"补钙热"。

4. 糖尿病

近年来发现维生素D有免疫调节作用及对胰岛 β 细胞的促分泌作用，故维生素D对各型糖尿病存在有益影响。1型糖尿病（T1DM）是T细胞介导的自身免疫性疾病，维生素D具有免疫调节作用，参与T细胞的调节，故对T1DM的发生发展都有重要意义。T1DM与维生素D缺乏有密切联系，补充维生素D可预防T1DM的发生。一项在欧洲7个中心进行的回顾性研究，对2335例健康对照和820例15岁前发病的T1DM患者出生后1年内维生素D摄取情况进行调查，发现进行维生素D补充者有着较低的T1DM发生率。一些研究发现维生素D缺乏可能在人类2型糖尿病（T2DM）发生过程中有重要作用。一项大规模的前瞻性研究护士健康调查，对83779名无糖尿病女性的血糖、维生素D和钙摄取情况进行20年的追踪，发现维生素D和钙摄取充足可以有效降低 T2DM 发生的相对危险。维生素 D 缺乏发生在婴幼儿阶段可能是引起 T1DM 的一个重要因素，而后期维生素 D 缺乏则与 T2DM 相联系。

（三）维生素 D 制剂

维生素 D 制剂有维生素 D_2 和维生素 D_3 的各种口服或注射剂较为常用，近年来又有几个新品种上市：① 维生素 D_2 胶丸；② 维生素 D_2 片；③ 维生素 AD 胶丸；④ 浓维生素 AD 胶丸；⑤ 维生素 AD 滴剂；⑥ 维生素 D_2 胶性钙注射液；⑦ 维生素 D 注射液；⑧ 骨化三醇胶丸；⑨ 阿法骨化醇片；⑩ 双氢速甾醇。

药物的故事与事故

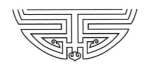

白求恩蝇蛆治脓胸

　　大家都熟悉国际共产主义战士白求恩，他为中国人民的抗日事业做出了巨大的贡献。他的英勇无私的革命精神和事迹几乎家喻户晓。白求恩是一位技术精湛、勇于创新的优秀外科专家，在来中国之前，他采用蝇蛆为"药"治愈一例严重脓胸的老年患者，是世界范围内将蝇蛆疗法用于临床的首例。白求恩的这一盛举，在《手术刀就是武器——白求恩传》一书中有比较详细的记载。

　　1933 年春天，白求恩得到一个机会去美国最大的医院之一，底特律的赫尔曼·基弗医院临时负责胸外科。1934 年春天他回到蒙特利尔，那时他认为自己的外科技术比以前好多了，但是各医院却都没有空位置。那是一个普遍紧缩的年头，经济萧条正在大陆上蔓延。疾病的发病率在各阶层居民中都在急剧增长，而美洲的财源却正在停滞，各医院正在裁减人员，因此任何地方似乎都没有空位置来容纳一个已经崭露头角的外科医生。

　　然后，意想不到的是，他接到了圣心医院答复他的普通求职信的回信，请他担任新设立的胸外科的主任。因为胸外科完全由他主持，他能够不受阻碍地尝试他的一切见解和技术。他那个科从一无所有逐渐发展到在一年之内可以医治 1100 名之多的肺结核患者。在他的领导下，终于每年施行将近 300 次大、小胸部手术，包括在仅 12 个月的时期里施行多至 73 次的胸廓成形术。

　　有一次，他被请到皇家维多利亚医院去为一个老年男患者会诊，这位患者 2 年前因为要从右胸间隙排除大量脓液而动过手术。现在在手术原处又有剧痛，证实感染又复发了，其中一个困难是患者为高龄，恐怕经不起长时间的手术。白求恩从患者胸部吸出（准确地说是用嘴从一根空针吸出来的）500 毫升脓液，表明了感染的程度，化验表明其中有链球菌及其他杆菌，但没有结核菌。白求恩研究了这个病例，考虑到患者的年龄及没有结核菌存在，决定用一种新奇的治疗方法。他用刀一直切入到感染部位，然后让伤口一连9天敞开着排脓。第10天他往敞开的伤口直接放进满满一试管活蛆，用一块铁纱牢牢盖住，又在铁纱附近拉了一盏电灯把蛆赶进伤口深处，这种治疗是根据法国外科学创始人安布罗斯·帕雷（1509—1590）提出的方法。那个时候就知道这样一个事实，即有蛆侵扰的伤口往往并不恶化，反而愈合。对照试验屡次证实蛆似乎"吃掉"了感染病菌。现在患者的伤口里除了蛆以外，别的什么也没有，白求恩等着结果。

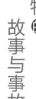

在被铁纱盖进去以后的第2天，蛆很活跃，2天以后它们不如起初那样活跃了，同时也长大了点，伤口排出的脓液也显著地减少并且变稀薄了，下一天，蛆都死了，排出的脓液更少了，在化验中出现的链球菌比以前少得多，同时暴露的肺部表面也显现出健康的样子。死蛆用盐水冲洗出来，2天后重新放进了活蛆，6天以后，这些蛆又被冲洗出来。原来由感染造成的空洞缩小了5倍。又过了6天，患者可以起床，2周以后，空洞完全封口，他就出院了，而且他那麻烦的感染病菌此后再没有复发。蛆这样被用于临床还是第一次。

白求恩在这方面再继续进行实验。1935年3月，他将他的研究结果发表在《加拿大医学会学报》和《胸外科学报》上。

蝇的幼虫——蛆对感染创口的清洁作用很早就引起人们的注意。在16世纪中叶就已发现感染创面上滋生的蝇蛆非但不会加重感染，反而有利于愈合。在19世纪，拿破仑的军队里使用这个方法为受伤的士兵治疗，并且将这个方法推广到了美国内战和第一次世界大战时期。20世纪40年代，抗生素的出现使得蛆治疗法被遗弃，用蛆治病成了一种简陋而不科学的土方法。

然而，尽管现代医学不断进步和发展，一些传统的自然疗法并未由此退出历史舞台。21世纪，由于滥用抗生素导致耐药菌出现，新一代医生开始减少对抗生素的使用，重新青睐自然生物疗法，又使蛆虫疗法回到了人们的视线。近年来蛆虫疗法被重新应用于某些疾病，在美国和欧洲一些国家蛆疗被广泛应用于各种化脓性感染的创面，包括：

脓肿、烧伤、坏疽和慢性腿部溃烂，取得了良好的临床效果，临床治疗率达 80%。

我国王江宁教授于 1998 年将此疗法引入国内，并应用于临床获得成功，严重软组织感染合并全身中毒症状的患者可以不用截肢，既保全了生命又避免了截肢。中央电视台《走近科学》节目 2 次报道了该疗法的有效性。该项研究分别于 2004 年、2010 年 2 次获得国家自然基金资助；于 2009 年获得北京首都医学特色项目资助，从分子水平揭示了生物清创的本质及蛆虫抗菌肽的分子结构及生物合成，为人类生物清创奠定更坚实的理论基础；2010 年《生物清创的临床及实验研究》项目获得了北京市科技进步三等奖。生物清创的临床适应证主要为：糖尿病足、压疮和创伤引起的软组织感染。

医用蛆是指一种特殊蝇种（丝光绿蝇）的幼虫，医用蛆虫清创伤口既快又好。首都医科大学王江宁教授及 454 医院王爱萍医生临床研究证明，该疗法比传统方法更能有效地清除伤口腐肉，加快溃疡伤口的愈合，从而避免患者因肢体溃烂而进行截肢手术。蛆虫疗法治疗糖尿病、足溃烂、皮肤溃烂等有一定优势。

蛆虫不会吃伤口周围健康的组织，只攻击创面上的坏死组织部分，不影响周围正常组织，并能促进肉芽组织的形成。它还可以进入到外科手术都难以到达的深部创面，它们在吞噬腐肉后的排泄物中含有杀菌的盐，体内还有抗生素和提高患者免疫力等有助于溃疡伤口愈合的物质。

应当提醒的是，蛆虫疗法必须采用特殊蝇种（丝光绿蝇）的幼虫，不是任何苍蝇的幼虫均可采用。而且蛆虫疗法是有适应证的，并必须由医生决定是否可以采用此种方法，这种方法一定要在医院中施行。

一、中外名人的药缘

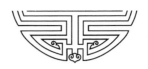

张锡纯与中西合璧

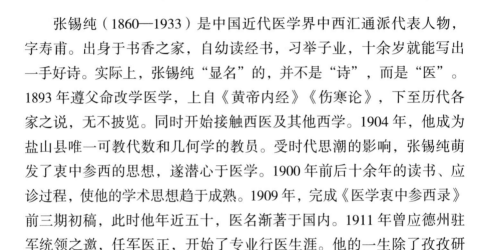

张锡纯（1860—1933）是中国近代医学界中西汇通派代表人物，字寿甫。出身于书香之家，自幼读经书，习举子业，十余岁就能写出一手好诗。实际上，张锡纯"显名"的，并不是"诗"，而是"医"。1893年遵父命改学医学，上自《黄帝内经》《伤寒论》，下至历代各家之说，无不披览。同时开始接触西医及其他西学。1904年，他成为盐山县唯一可教代数和几何学的教员。受时代思潮的影响，张锡纯萌发了衷中参西的思想，遂潜心于医学。1900年前后十余年的读书、应诊过程，使他的学术思想趋于成熟。1909年，完成《医学衷中参西录》前三期初稿，此时他年近五十，医名渐著于国内。1911年曾应德州驻军统领之邀，任军医正，开始了专业行医生涯。他的一生除了孜孜研究医学外，还在沈阳创办了我国第一间中医医院——立达中医院，在天津创办了国医函授学校，培养了不少中医人才。

张锡纯在临床实践中不仅以尊古不泥古的态度用中药方剂治病，用药独到，而且认为中药、西药各有其独特的效果。张锡纯认为："中医治病恒深究病之由来，是治病之本也；西医治病务治其局部，是治病之标也。若遇急危之证及难治之证，正不妨以西药治其标，以中药治其本，则见效必速。"张锡纯是中西医汇通派的代表人物，最典型的一个方子就是"石膏阿司匹林汤"，看方子的名字就可以想出，是用中医用的石膏和西医用的阿司匹林配合使用的。张锡纯是这样描述的："石膏之性，又最宜与西药阿司匹林并用。盖石膏清热之力虽大，而发表之力稍轻；阿司匹林味酸性凉，最善达表，使内郁之热由表解散，与石膏相助为理，实有相得益彰之妙。"意思是，石膏清热力量大，但发汗作用小，因此配合上发汗力量大的阿司匹林，清热解表的力量就相得益彰了，最适合治疗那些有内热，同时又外感风寒，所谓"寒包火"的感冒。

由于张锡纯受现代医学的影响，他首开中西结合之先河，增强了治疗效果，减少了药物的副作用。如上面提到的石膏阿司匹林汤用于外感实热证。他如肺痨、黄疸、臌胀、痛风等急需解表者，多用阿司匹林代汗剂。如案载，阿司匹林1克半，生怀山药1两，鲜茅根2两，去皮切碎，将山药、茅根煎汤3茶杯，一日之间分3次温服，每次送服阿司匹林半克以治疗痛风。用麻黄3钱，生石膏、滑石各6钱，阿司匹林1克，名表里分消汤，分消内外湿热。羚羊角价格昂贵，张用白茅根、石膏、阿司匹林代替羚羊角。梦遗病证，用煅龙骨、煅牡蛎、山茱萸诸收涩药加臭剥（溴化钾）安神宁心，谓："梦遗之病最能使人肾经衰弱，此病若不革除，虽日服补肾药也无益也。至若龙骨、牡蛎、萸肉、金樱诸固涩之品，虽服之恒有效，而究无确实把握。此乃脑筋轻动妄行之病。唯西药臭剥（溴化钾）、抱水（水合氯醛）诸品，虽为麻醉脑筋之药，而少用之，实可以安靖脑筋，若再与龙骨、牡蛎诸药同用，则奏效不难矣。"治沈阳苏某病咳2年不愈，动则作喘，予醴泉饮养阴润肺化痰，更加西药几阿苏（山毛榉之木馏油即愈创木）；对用山药补虚，久服常有满闷之弊者，配以百布圣（胃蛋白酶）以助消化；对阳明燥实之证，以蜂蜜调服留苦（硫苦，即硫酸镁），润下通便，此皆须巧妙运用中西药结合之典范。

新中国成立以来，政府大力提倡中西医结合，因此，中药加西药的方剂已经风行全国，广受医生和患者的欢迎，比如，现代临床常用的维C银翘片、感冒清、感冒胶囊等药品都是在张锡纯启发下发展起来的。

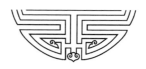

姚御医论治两皇帝

"大黄"之名可说是家喻户晓,它是一味苦寒攻下的要药。由于其泻下力强,能荡涤胃肠积滞,驱散实热内结,有似斩关夺隘、勘定祸乱的威力,因此古人给它授予"将军"的称号。最早的医书《神农本草经》就有大黄的记载。汉代医圣张仲景、唐代孙思邈、明代李时珍及清代温病学家都是善用大黄的高手,难怪明代医家张景岳称大黄为"良将"。由于大黄药力威猛,因此,在"调遣"它"上阵出征"时,既要熟知这个"将军"的脾气,还要掂量掂量患者的病情和体质,只有因病制宜、因人制宜地合理施用,才能发挥药到病除的效果。假若不顾药性与病体而贸然投用,则会适得其反而使病情加重。在我国历史上,就有两朝皇帝服用大黄而成败悬殊的轶事,说明中医的辨证施治、据证遣药,并根据患者体质的虚实寒热来处方用药的重要性。

这两朝皇帝是南北朝的梁武帝萧衍和梁元帝萧绎。

话说南朝梁武帝萧衍,是我国历史上的一位"另类"天子。他笃信佛教,当了皇帝也想成佛,曾经四度出家到同泰寺做和尚。他自己曾经看过一些医书,自己得了病往往便自作主张地滥用药物。

大同十一年(公元545年),萧衍因病发热,寝食不安。朝中群臣竞相献方,皇帝听信一御医诊断,欲服大黄以泻热。然而宫中任太医令的姚僧垣诊察后断然否定,认为"至尊年事已高,脏腑皆虚,虽有积热,亦不可轻用峻泻之药,恐伤正气"。梁武帝自恃略懂医理,颇不以为然。姚僧垣力谏曰:"皇上岂不闻当朝名医陶弘景之言,'大黄,将军之号,当取其峻快也'。依臣之见,至尊之疾,只宜缓图,万不可轻投峻下之剂。"梁武帝闻之不悦,诏令姚僧垣退下,他不听姚僧垣劝说而服用了大黄,结果因峻泻而致虚脱,差一点丢了"龙命"。在此紧急关头,姚僧垣就被急召入宫救驾。原来,梁武帝服用大黄后,热势不仅未退，反致昏瞀，心悸气短。姚僧垣即用温和之法，取平补之药，敛苦寒所伤之阳气，连进数剂，果使梁武帝热退神爽，渐趋安康。

　　且说萧衍的儿子萧绎，在萧衍当朝时他是湘东王。后来他消灭了夺取他父亲帝位的叛军而于承圣元年（公元552年）继了皇位，即梁元帝。却说这萧绎自幼眇一目，是个"独眼龙"，这种眼疾当然无法治愈。他常常心腹胀满，时时作痛。一次，梁元帝腹中痞满之症发作，胀痛不已，不思饮食，于是召众医商议治疗之方。众医皆以先帝服大黄致病重为诫，认为梁元帝至尊至贵，不可轻率，宜用平和之剂，使脏腑渐得宣通。姚僧垣诊后云："脉洪大而坚实，应指有力，加之膳食不进，胃脘痛满，此腹中宿食积滞不化所致，非用大黄荡涤攻下，推陈致新不可。"于是姚僧垣力排众议用大黄。梁元帝听从了姚僧垣之言，服药后果然宿食大下，痞满胀痛之疾随之消失。元帝大喜，乃赐钱十万。当时的铸钱，以一当十，赐钱十万实系百万也，姚僧垣收下了这个御赐的"大红包"。元帝问姚僧垣道："听说你以前不赞成先帝用大黄治病，为何你治我的病却投用大黄呢？"姚僧垣答道："先帝当时年事已高，体质虚弱，又兼发热，故不宜用泻下药大黄；而皇上现在正是壮年，体质又好，宿食积郁在胸腹已成痼疾，唯有大黄才能攻克顽症。"他接着说，"如今有些医生只知古人用某方治某病，以为此方用在何人身上都能取效，全不考虑患者的体质和具体病情，结果往往吃了药，病不好却伤了身。"元帝听后，十分赞赏他的见解。

　　从两朝皇帝用大黄治病的成败经历，说明治病不能照搬教条，而应根据患者的病情和体质差异来遣方用药，并且要严格遵从医嘱，才能达到预期的效果。

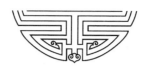

唐太宗割须救大臣

贞观十五年，有人向唐太宗李世民奏报说，他最为倚重的一员大臣突然得了暴病，生命垂危。太宗听了，如坐针毡，急得不得了，询问治疗的方法，御医回复说有一个古方，但须用胡须灰作药引子。太宗闻言，二话不说，拔出刀来就把自己漂亮的长须割了下来，吩咐赶紧去调制。这一举动，满座皆惊，因为按照儒家礼仪，身体发肤受之父母，一般人都不能随意损伤，更何况是贵为九五之尊的天子呢？可能是太宗的诚意感动了上苍，在用过"龙须"为药引子的中药后，没过多久，病情垂危的大臣果然转危为安而痊愈了。大臣得知是皇上割须当药引让自己起死回生的真相后，异常感动，急急上殿叩谢太宗，额头磕出了鲜血。太宗微笑着以手相搀，说："不用如此深谢，我只是为了江山社稷罢了！"这个让太宗不惜割掉龙须相救的人，就是唐朝历史上著名的军事家、政治家李勣。随后，李勣侍奉太宗饮宴，太宗和缓地对他说："朕一心想找到一个可以托孤的大臣，没有人能超过你的，往年你曾经不负于李密，岂能辜负朕！"李勣流着泪辞谢，咬破指头蘸血为誓，喝得酩酊大醉，唐太宗解下身上的皇袍给他披上。

关于唐太宗割须救大臣的轶事，并非"戏说"，而是真实的故事，这在《资治通鉴》中便有记载。在《新唐书》中也有类似的叙述。兹摘录如下作为佐证。

（李世勣）勣既忠力，帝谓可托大事。尝暴疾，医曰："用须灰可治。"帝乃自翦须以和药。及愈，入谢，顿首流血。帝曰："吾为社稷计，何谢为！"后留宴，顾曰："朕思属幼孤，无易公者。公昔不遗李密，岂负朕哉？"勣感涕，因啮指流血。俄大醉，帝亲解衣覆之。帝疾，谓太子曰："尔于勣无恩，今以事出之，我死，宜即授以仆射，彼必致死力矣！"乃授叠州都督。

下面这段话是沈昫在《旧唐书》中的记载，内容也与之相符。

"（李）勣时遇暴疾，验方云，须灰可以疗之，太宗乃自翦须，为其和药。勣顿首见血，泣以恳谢，帝曰：'吾为社稷计耳，不烦深谢。'"

李勣原姓徐，名世勣，字懋公，曹州离狐（今山东东明）人。唐高祖李渊赐姓李，又因避太宗李世民的讳，遂改为李勣。李勣追随李世民南征北战，为唐王朝的建立立下了不朽的功劳。贞观元年，他被任命为处于北部边境地区的并州都督，向来以剽悍著称的突厥人对他十分畏惧，16年未敢进犯一步。唐太宗为此感慨地对大臣们说："隋炀帝不懂得精选贤良、镇抚边境，只去远筑长城，派大批将士屯驻，来防范突厥，见识糊涂，竟到了这种地步。我如今委任李勣镇守并州，就使得突厥畏威远逃，边塞城垣安宁，岂不胜过几千里的长城吗？"

太宗信任和依重李勣，不光是因为他一人抵得过几千里长城的超凡能力，最看重的其实是他有始有终的忠义品格。

一、中外名人的药缘

二、药物发现的故事

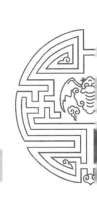

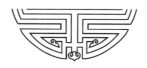

青霉素的曲折身世

1881 年 8 月 6 日亚历山大·弗莱明诞生于苏格兰。在 1914 年至 1918 年的第一次世界大战中，他曾经作为一名军医官在前线服务。他目睹了大批战士死于伤口感染和化脓而束手无策的惨状，这样就促使他下决心在战后致力于寻求有效的抗菌药物。1928 年，当时已经是伦敦圣玛丽医院细菌学教授的弗莱明正在紧张地研究葡萄球菌：那是一种常常聚集成葡萄串一般的重要致病菌，又是重要的化脓菌之一。

而就在这年，弗莱明由于一次幸运的过失而发现了青霉素。那是 1928 年夏，弗莱明外出度假时，他把实验室里在培养皿中正生长着细菌这件事给忘了。3 周后当他回实验室时，注意到一个与空气意外接触过的金黄色葡萄球菌培养皿中长出了一团青绿色霉菌。在用显微镜观察这只培养皿时弗莱明发现，霉菌周围的葡萄球菌菌落已被溶解。这意味着霉菌的某种分泌物能抑制葡萄球菌。实验得出了科学结论：在青霉菌生长过程中产生了一种具有强大杀菌力而对动物无伤害作用的物质。弗莱明根据青霉菌的菌名，将这种新发现的青霉菌产生的抗菌物质命名为"青霉素"，青霉素又叫盘尼西林（Penicillin），而"盘尼西林"这一名字的含义是"画笔"。那是因为弗莱明起初在观察青霉菌时，在显微镜下发现它们好像浸泡在水里的画笔。

1929 年 7 月，弗莱明在《英国医学杂志》上发表了自己的研究成果，论文指出，将青霉素"直接滴加或注射到对青霉素敏感细菌的感染部位，它能作为一种有效的抗菌剂"。出乎意外，弗莱明的发现没有引起重视，它竟被不理不睬地冷落了 10 年之久！弗莱明不甘于这种冷落，又无法克服提纯青霉素中遇到的重大经济和技术困难，故被迫打消了进一步研究青霉素的念头，改变了自己的研究课题。

科学的发现和发明被长期埋没，在科学史和医学史上都并非罕事。

这是科学的不幸，也是科学家的不幸，但在这方面，弗莱明还不能算是真正的不幸者。在弗莱明发现青霉素前30年，就有一名法国军医发表过题为《细菌和真菌的拮抗作用》的专著；在中世纪，西方人已应用发霉的面包涂敷化脓的伤口；一部1640年出版的英国医学书籍中曾建议用霉来治疗难愈的伤口；巴尔干半岛国家有一种至今仍在使用的用奶油拌和着霉菌制成的创伤软膏。关于霉菌杀菌作用的这些古老经验和记载，可以说是抗生素的前奏，也是被埋没得更久的科学发现。弗莱明的发现虽被埋没了10年，但毕竟没有埋没得更久，他还算是幸运的。

青霉素故事的"续编"，是在10年后，由另2名科学家补写成的。

第二次世界大战的爆发，交战国成千上万的伤兵使部队大量减员，再一次提出了对新抗菌药物的迫切需要。澳大利亚裔英国病理学家弗洛里（Howard Walter Florey，1898—1968）和德国–英国生物化学家钱恩（Ernst Boris Chain，1906—1979）从旧文献中发现了弗莱明的那篇早已被人忘却的论文，引起了他们对青霉素的高度注意。青霉素的杀菌作用是毋容置疑的，但是要把青霉素用于临床，必须提纯它，并且大量生产它，这都不是一件轻而易举的事。

不知道青霉素的化学结构，它的化学性质极不稳定，提纯后很快就分解失效；制备时它的产量极低，用一只比人还高的培养罐只能提取出针尖大小的一小撮；而且它会很快从动物尿液中排出，为了达到治疗效果，必须每隔数小时注射一次……

经过不同学科大批科学家的通力合作，花费了大量人力、物力和财力，通过无数次的实验室研究和动物试验，终于达到了可以进行临床应用的阶段。1941年2月12日，将青霉素试用于第一个患者，他是英国牛津的警察，正患葡萄球菌性败血症，生命垂危，已处于休克状态，医生们认为他是一个已经不可挽救的严重的败血症患者。正在研究青霉素的弗洛里医生，决定把他作为用青霉素治病的临床实验的第一个患者。弗洛里用自己培养成功的0.2克的青霉素给患者进行静脉注射，接下来是每3小时注射0.1克。一个重要的奇迹出现了：24小时后，警察病情明显好转。第3天，他的意识已经清楚。到了第5天，患者想吃东西了，病情得到控制，看来已经痊愈在望。但就在这个紧要关头，青霉素用完了，整个伦敦再也找不到这种有效的药物了。患者的病情再次转危，最后，这名警察还是被葡萄球菌夺去了生命。

但这并不是完全失败的尝试，它从反面证明：只要有足够的青霉素，严重感染的患者是完全能够被救活的。这一科学推论在弗洛里试用青霉素治疗的第二个病例——一名 15 岁的男孩身上得到了证实，治疗效果很好，他被救活了，没多久就病愈出院了。可是 1 个月后病情复发，弗洛里的青霉素没有了，这个少年又被病魔夺去了年轻的生命。

问题的真正解决，是在大西洋彼岸的美国。第二次世界大战打得如火如荼，为了拯救战场上的大批伤员，急需有大批青霉素供应。当时，弗洛里培养青霉素的设备很简陋，工序也很繁杂，要保证一个患者的用药，最少得花 10 个月的时间。但是处在德国法西斯飞机经常来空袭的伦敦，要想进行大规模生产是根本不可能的。这样包括弗洛里在内的一批科学家，带着他们研制的青霉素样品应邀来到美国。在美国政府的资助下，他们建立了实验室，弗洛里和美国的研究人员合作，他们共同设计，用玉米汁做培养基，在 24℃的温度下生产青霉素。找到了青霉素产量最高的青霉菌菌种，配制成了青霉菌的最佳培养液，并使青霉素从实验室生产转向了大规模的工业生产……

假如说，原子弹是第二次世界大战中杀伤力量最强的军事武器；那么，青霉素就是从这场大战中拯救生命最多的药物。无怪乎有人把原子弹、雷达和青霉素并列称为第二次世界大战期间的三大科学发明。由于青霉素具有抗菌谱广、作用强、疗效高、毒性小、价格低廉等优点，故至今仍是临床抗感染治疗首选药物。而且，青霉素经过几十年来的研究发展和完善，从品种到剂型已发展到很高的水平，已经成为临床抗生素挑大梁的当头炮了。

就在第二次世界大战结束的那一年——1945 年，弗莱明、弗洛里和钱恩三人因在青霉素研究中做出的杰出贡献，共同获得了该年度的诺贝尔生理学或医学奖。

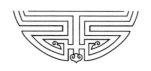

鼻涕中发现溶菌酶

人体内存在一种天然的溶菌物质，叫溶菌酶，它是人体防卫系统成员之一。溶菌酶的发现说来也是很偶然的。1928 年，弗莱明发现青霉素后不久，又废寝忘食地进行新的研究。当时正值寒冬，弗莱明得了感冒，不断流清鼻涕，但他坚持做实验，不小心将一滴清鼻涕落在培养细菌的琼脂平板上。他当时没在意。翌日，他发现清鼻涕四周出现了抑菌环。弗莱明立即想到这可能是鼻涕中含有一种未知的杀菌物质。接着他进行了一系列的研究工作，最后发现了人体的分泌物，如唾液、泪液、呼吸道和消化道的分泌物中都含有这种抑菌物质，他把它命名为溶菌酶。

溶菌酶广泛存在于人体多种组织液中，鸟类和家禽的蛋清，哺乳动物的泪、唾液、血浆、尿、乳汁等体液以及微生物中也含此酶，其中以蛋清含量最为丰富。它是一种能水解致病菌中黏多糖的碱性酶。主要通过破坏细胞壁中的 N- 乙酰胞壁酸和 N- 乙酰氨基葡萄糖之间的 β-1，4 糖苷键，使细胞壁不溶性黏多糖分解成可溶性糖肽，导致细胞壁破裂，内容物逸出而使细菌溶解。溶菌酶还可与带负电荷的病毒蛋白直接结合，与 DNA、RNA、脱辅基蛋白形成复盐，使病毒失活。因此，该酶具有抗菌、消炎、抗病毒等作用。

人们根据溶菌酶的溶菌特性，将其应用于医疗、食品防腐及生物工程中，特别是在食品防腐方面，以代替化学合成的食品防腐剂，具有一定的潜在应用价值。现已广泛应用于水产品、肉食品、蛋糕、清酒、料酒及饮料中的防腐；还可以添入乳粉中，使牛乳人乳化，以抑制肠道中腐败微生物的生存，同时直接或间接地促进肠道中双歧杆菌的增殖。此外，还能利用溶菌酶生产酵母浸膏和核酸类调味料等。

作为医药上的应用，最常用的制剂是溶菌酶含片。适应证为用于

二、药物发现的故事

急慢性咽喉炎、口腔黏膜溃疡及咳痰困难。溶菌酶含片含溶菌酶20毫克（12.5万单位），辅料为蔗糖、甘露醇、糊精、硬脂酸镁、薄荷脑、滑石粉、枸橼酸、β-胡萝卜素、柠檬黄、聚乙烯吡咯烷酮、橘子香精。含片呈淡橘黄色，味甜。其药理作用乃因其为一种黏多糖溶解酶，可使构成革兰阳性菌细胞壁的不溶性多糖水解而起杀菌作用。还能分解稠厚的黏蛋白，使炎性分泌物和痰液液化而易排出。

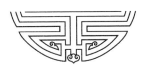

万灵神药阿司匹林

阿司匹林（Aspirin），又称乙酰水杨酸，作为 100 多年来唯一一款始终畅销不衰的家庭常备药物，由于原料易得、制备工艺简单、治疗范围广泛，在它诞生之后的 100 多年来，风靡全球，为人类带来了无尽的福祉。在这 100 多年间，阿司匹林的潜力不断被开发，作用机制也逐渐被揭示，治疗范围得以拓宽，可以说，阿司匹林创造了西药史上的一个奇迹。

（一）阿司匹林的诞生与流行

虽然阿司匹林是在 19 世纪末被合成出来的，然而它的原身——柳树皮，却在古代就已经被人类用作镇痛解热的药物了。例如，古苏美尔人的泥板上记载着，柳叶对于关节炎有很好的治疗效果。在公元前两千多年的古埃及，医学著作《埃伯斯纸草文稿》记录了干的柳树叶子有止痛功效。不仅如此，我国古代的药物学家和医学家也发现了柳树的药用价值：据《神农本草经》记载，柳之根、皮、枝、叶均可入药，有祛痰明目、清热解毒、利尿防风之效，外敷可治牙痛；据李时珍《本草纲目》记载，"柳叶煎之，可疗心腹内血、止痛，治疗疮；柳枝和根皮，煮酒，漱齿痛，煎服制黄疸白浊；柳絮止血、治湿痹，四肢挛急"。在文艺复兴之后的十七八世纪，随着化学学科，特别是有机化学的飞速发展，人们逐渐认识到，某些植物之所以有特殊的药用效果，是因为植物里含有特殊的有机分子，正是这些分子起到了药效。在1828 年，法国药剂师亨利·勒鲁克斯（Henri Leroux）和意大利化学家拉斐尔·皮里亚（Raffaele Piria）成功地从柳树皮里分离出了活性成分水杨苷（Salicin），并对它进行了提纯，验证了它的解热镇痛疗效。随后，水杨苷的衍生物水杨酸被提取出来，之后由德国化学家赫尔曼·科尔贝（Herman Kolbe）在实验室成功地合成了水杨酸，经验证，水杨酸也有相同的疗效。但因为其味道又酸又苦，极为难吃，加上服用后对胃黏膜的刺激非常大，服用水杨酸似乎得不偿失。

真正创造了历史的是水杨酸的乙酰化产物——乙酰水杨酸。1853年，法国化学家戈哈特（Charles Gerhardt）合成了不纯的乙酰水杨酸，之后，德国化学家克劳特（Karl J. Kraut）制得了更纯的产品，然而他们都没有对乙酰水杨酸的药用功能进行进一步的探索，致使他们失去了一次绝佳的研究机遇。

直到接近20世纪（1893年）才出现一个突破，当时在拜耳（Bayer）公司德国分部工作的化学师费利克斯·霍夫曼（Felix Hoffmann）发明了一条实际可行的合成乙酰水杨酸的流程。霍夫曼在他29岁时来到拜耳公司工作，此时的他怀着一个强烈的心愿：找到一种新药，使每天必须忍受关节炎疼痛的父亲免于煎熬。经过几年不懈的努力，他终于成功了，1897年8月10日老霍夫曼成为儿子研制的新药的第一个试验者，结果表明效果非常令人满意。1899年3月6日，霍夫曼所在的拜耳公司为其向柏林皇家机构申报了这一发明专利。拜耳公司把它的这个新产品称为阿司匹林（Aspirin），其化学全名为乙酰水杨酸（Acidum Acetylsalicylicum）。Aspirin之名，是由三部分组合而成的。字首A代表乙酰（Acetyl）＋Spir代表金绣菊（Spirea，此植物含水杨酸成分）＋后缀in，in是当时药名的常用的结尾。

3年之后，这种新药的第一片片剂在世界上诞生了，随后迅速推向了全球市场，成为世界上应用最广泛的解热、镇痛和抗炎药。在19世纪末和20世纪初，不管是在西欧还是美国，下层劳动者的生活处境都非常差，基本的卫生条件无法满足，因此在一些地区，肺炎、肠炎、流感、伤寒流行起来，而阿司匹林药效稳定，副作用小，并且价格较其他药物低廉很多，因而阿司匹林成为患者乃至医生的首选。在美国，阿司匹林成为了拜耳公司最重要的产品，到1907年，拜耳公司在美国的产品总销量中，阿司匹林占21%，到1909年更达到了31%。阿司匹林畅销全球，流行至今。

（二）阿司匹林的第二个春天

20世纪40年代，美国加州耳鼻喉科医生劳伦斯·L.克雷文（Lawrence L.Craven，1883—1957）发现了一个奇怪的现象，他在给那些患有扁桃体炎的患者使用较大剂量的乙酰水杨酸来解热、镇痛时，他们却出现流血过多的现象。这使他想到，乙酰水杨酸也许能够增加冠状动脉供血量，而增加供血量对于心脏病患者来说是保护心脏的途径之一。于是，从1948年，他开始利用阿司匹林治疗年迈的男性心脏病患者，帮助他们降低心脏病发病概率。到了20世纪50年代中期，他发表了几篇论文，自称他的8000多个患者在住院期间无一遭受心脏病突发事件，而且阿司匹林还有降低脑卒中风险的效果。但遗憾的是他没有检验阿司匹林与安慰剂的对照情况，因而他的理论一直未得到应有的重视。到了1971年英国科学家约翰·文（John Vame）发现了阿司匹林能预防血小板的凝结，可以减轻血栓带来的危险。（此项研究为约翰·文赢得了1982年的诺贝尔奖，并被授予英国爵士头衔。）

这时候，拜耳公司又重新开始了阿司匹林的相关研究。借助于阿司匹林近百年的影响力，以及它低廉的价格，拜耳公司的研究计划让更多的学术界人员参与其中，致力于此药物的临床研究。很快阿司匹林预防心血管疾病的学术证明不断出现，在1977年，阿司匹林预防脑卒中的研究在美国 *Stroke* 杂志上刊载，在此之后，其他世界权威医学杂志上也相继出现了阿司匹林预防心脑血管病的系统性研究。随后，美国国立卫生研究院（NIH）于1983年开始组织一项大规模的临床研究，以评价小剂量阿司匹林是否可以对健康人首次心肌梗死的发生起到良好的预防作用。参与研究的医生被分派到世界各地，平均随访时间达5年之久。结果证明，阿司匹林能使心肌梗死发生风险降低近一半，而首次心肌梗死发生风险更是降低60%左右。1988年，这次临床研究的结果发表在美国《新闻周刊》上，引起了巨大轰动。从此，阿司匹林迎来了它的第二个春天，之后，阿司匹林被用作心肌梗死和脑卒中的二级预防药物，而到了21世纪，随着理论和临床研究的进一步深入，阿司匹林已经开始被用作一级预防药物。

（三）阿司匹林发明的荣誉之争

根据文献记载，阿司匹林的发明人是德国的费利克斯·霍夫曼，但这项发明中，起着非常重要作用的还有一位犹太化学家阿图尔·艾兴格林。

阿图尔·艾兴格林的辛酸故事发生在1934年至1949年间。1934年，费利克斯·霍夫曼宣称是他本人发明了阿司匹林。当时的德国正处在纳粹统治的黑暗时期，对犹太人的迫害已经愈演愈烈。在这种情况下，狂妄的纳粹统治者更不愿意承认阿司匹林的发明者有犹太人这个事实，于是便将错就错把发明家的桂冠戴到了费利克斯·霍夫曼一个人的头上，为他们的"大日耳曼民族优越论"贴金。纳粹统治者为了堵住阿图尔·艾兴格林的嘴，还把他关进了集中营。第二次世界大战结束后，大约在1949年前后，阿图尔·艾兴格林又提出这个问题，但不久他就去世了。从此这事便石沉大海。

英国医学家史学家瓦尔特·斯尼德几经周折获得德国拜尔公司的特许，查阅了拜耳公司实验室的全部档案，终于以确凿的事实恢复了这项发明的历史真面目。他指出：在阿司匹林的发明中，阿图尔·艾兴格林功不可没。事实是在1897年，费利克斯·霍夫曼的确第一次合成了构成阿司匹林的主要物质，但他是在他的上司——知名的化学家阿图尔·艾兴格林的指导下，并且完全采用艾兴格林提出的技术路线才获得成功的。

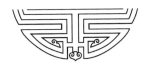

多马克磺胺救爱女

1895 年 10 月 30 日，格哈德·多马克出生在德国勃兰登省的小镇拉哥（现属波兰）。父亲是小学教员，母亲是农家妇女，家境十分清苦。多马克 14 岁才上小学一年级，这还是因为他父亲由小学教员升为小学副校长的缘故。

1914 年，多马克以优异的成绩考入基尔大学医学院。没上几个月课，第一次世界大战爆发，多马克志愿从军。他参与了第一次世界大战中的几大著名的战役：玛恩河大会战、凡尔登战役等。战斗中他被流弹击中背部，自此结束了步兵生涯而改在医疗队服务。

1918 年战争结束后，多马克回基尔大学医学院继续学习。1921 年，他通过国家医学考试，取得医学博士学位。1923 年，多马克来到格赖夫斯瓦德，在格罗斯病理研究所工作。后来又先后在格赖夫斯瓦德大学和明斯特大学讲授病理学和解剖学。但是，对他最有吸引力的还是伍柏塔尔一家染料公司的实验病理学和细菌学实验室。1927 年，他应聘出任该实验室的主任，这是他人生道路上的重要转折点。

当时，医学界掀起了配制新的有机药物的高潮。多马克与同事以蓬勃发展的德国化学工业为后盾，把染料合成和新医药的研究结合起来。他们先后合成了 1000 多种偶氮化合物，多马克不厌其烦逐个地进行试验。尽管这些化合物中的大多数在试管试验中并无明显的抗菌作用，但他还是坚持在动物身上试验。然而时间一天天过去，成千上万只小白鼠因受链球菌感染一只一只死去，盼望中的新药却没有出现。1932 年圣诞节前夕，奇迹终于发生了：多马克把一种在试管试验中没有抗菌作用的橘红色化合物灌给受感染的小白鼠后，这些小白鼠日渐康复。

救活小白鼠的橘红色化合物，早在 1908 年就已由人工合成。由于它能快速而紧密地与羊毛蛋白质结合，因而被用来给纺织品着色，商品名为"百浪多息"。多马克发现其药用价值后，既兴奋又冷静，他没有急于发表论文，而只是以"杀虫剂"的名义申请专利权。因为他还需要进一步的研究，以用于人体。

一天，多马克视为掌上明珠的女儿玛丽的手指被刺破而受了感染，继而手指肿胀发痛，全身发烧。多马克心急如焚，他请来城里最有名的医生，用尽了各种良药，都无济于事。感染恶化成败血症，玛丽的生命垂危。此时，多马克想到应该知道女儿是受什么病菌的感染。他把玛丽伤口的渗出液和血液抹在玻璃片上，在显微镜下观察发现是他正在研究的链球菌。他想到了"百浪多息"。他不也盼了好久要把这种新药用于人体吗？今天这机会来了，但用药对象却是他的女儿，他的可爱的玛丽。然而他别无选择，只有冒险一试。多马克从实验室拿来了两瓶"百浪多息"。

"你要给她打什么针？"妻子看见多马克正准备给女儿注射。"百浪多息。"多马克毫无表情。妻子抽泣起来。多马克的各项试验她都清楚明白，"百浪多息"在动物身上试验成功并不意味着人能接受。这一针下去女儿能活吗？她不能劝阻多马克，因为已到了最后关头……

多马克将"百浪多息"推进了处于昏迷状态的玛丽的体内。

时间令人焦灼地一小时又一小时地过去，"玛丽，玛丽……"多马克凄楚地呼唤着女儿。"爸爸……"玛丽终于慢慢睁开了双眼。多马克简直不敢相信自己的眼睛。他定神审视着女儿，抚摸着她的前额："简直是美妙的梦！"玛丽因憔悴而显得更大的双眸又闪射出生命的光芒。女儿得救了！"百浪多息"竟是一种起死回生的灵药，而怀抱中的女儿，正是世界上第一个用这种药战胜了链球菌败血症的人。

"百浪多息"轰动了全世界，使用"百浪多息"取得良好疗效的消息从各地不断传来。伦敦一家医院报道：使用了"百浪多息"，链球菌败血症死亡率降低到15%。

法国巴黎巴斯德研究所的特雷埃夫妇及其同事揭开了"百浪多息"在活体中发生作用之谜：原来"百浪多息"在体内能分解出对氨基苯磺酰胺（简称磺胺）。磺胺与细菌生长所需的对氨基甲酸在化学结

药物的故事与事故

构上十分相似，被细菌吸收而又不起养料作用，细菌就不得不死去。

由于多马克创造性的工作，人类在与疾病的斗争中又增添了一个强大的武器。磺胺类药具有强烈的抑菌作用，在控制感染性疾病中疗效很好。它为许多有致命危险的急性疾病提供了有效的治疗手段，使不少慢性疾病也得以早愈。多马克拯救了千百万人的生命。

1937年，德国化学学会将埃·费雪纪念章授予多马克。1939年，诺贝尔基金会将诺贝尔生理学或医学奖授予多马克，以表彰他研究和发现磺胺药，并使之投入大量生产的功绩。因为当时希特勒早已明令禁止德国人接受诺贝尔奖，所以，纳粹软禁了多马克，并强迫他在一封拒绝接受诺贝尔奖的信上签名，然后寄给诺贝尔基金会。

软禁中的多马克并没有放弃自己的研究，他仍在继续寻找疗效更好、副作用更小的磺胺药。1940年，多马克报道了磺胺噻唑及其功效；次年，多马克又研究出从磺胺噻唑衍生出的抗结核药物肼类化合物。

1947年12月，在瑞典首都，诺贝尔基金会专门为多马克补行授奖仪式。但由于领奖时间远远超过了规定的年限，奖金不再补发。多马克在补行的授奖仪式上，热情洋溢地做了题为《化学治疗细菌感染的新进展》的讲演，受到听众的热烈欢迎。瑞典国王亲自给他颁发了证书和镌有他姓名的诺贝尔奖章。

二、药物发现的故事

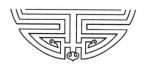

链霉素与威克斯曼

034

塞尔曼·威克斯曼（Selman Waksman）（1888—1973）是个土壤微生物学家，自大学时代起就对土壤中的放线菌感兴趣，1915年他还在罗格斯大学上本科时与其同事研究了灰色链霉菌。

人们注意到结核杆菌在土壤中会被迅速杀死的现象，这就成为研究抗结核药物的一个方向。1932年，在罗格斯大学生物化学和微生物学系任教的威克斯曼受美国对抗结核病协会的委托，研究了这个课题，他的结论是即便是土壤中的结核杆菌也保留着致病性。1939年，在药业巨头默克公司的资助下，威克斯曼领导其学生开始系统地研究是否能从土壤微生物中分离出抗细菌的物质。

1940年，威克斯曼和同事伍德鲁夫（H. B. Woodruff）分离出了他的第一种抗生素——放线菌素。它的毒性很强，直接作用于基因。通过综合研究后，美国食品药品监督管理局（Food and Drug Administration，FDA）于1964年批准默克公司把它作为一种抗肿瘤的化疗药物并推出，这是第一种具有抗肿瘤效用的抗生素。

威克斯曼领导的学生最多时达到了50人，他们分工对1万多个菌株进行筛选。1942年，威克斯曼分离出第二种抗生素——链丝菌素。链丝菌素对包括结核杆菌在内的许多种细菌都有很强的抵抗力，但是对人体的毒性也太强。在研究链丝菌素的过程中，威克斯曼及其同事开发出了一系列测试方法。

1942年5月，萨兹（Albert Schatz）在罗格斯大学土壤学毕业后，来到威克斯曼的实验室，希望取得一个博士学位。在初到的6个月内，萨兹参与了延胡索酸及放线菌素、开放青霉素、链丝菌素的研究工作，虽然没有重要的进展，但他学会了一整套的实验技能。

1942年11月，由于二战愈演愈烈，萨兹被征召入伍，作为空军医学部的细菌医师，在佛罗里达州的一个医院工作，使用磺胺药、短杆菌肽类抗生素及新出现的青霉素治疗细菌感染。在此期间他利用习得的技能，在当地土壤及环境中分离细菌培养，还把两份样本寄给了威克斯曼。1943 年 6 月，萨兹因背部受伤而退出军队医院工作。他重新来到威克斯曼的实验室工作，并接受了抗结核药物的研究工作。正在这时，梅奥医院的威廉·费尔德曼要求与威克斯曼合作，开展抗结核药物的研究。而威克斯曼就把这一任务交给了萨兹。

萨兹称自己通过培养两种不同样品中的灰色链霉菌，分离出了对结核杆菌有特效的物质——链霉素。这正是两人日后所争议的焦点所在。

萨兹所用的样品 H-37 结核杆菌是梅奥医院的威廉·费尔德曼分离的，费尔德曼本人也在研究过程中感染了结核病，所以他警告威克斯曼等人，要格外小心。正是面临着这种危险，萨兹通过几个月的努力工作，终于发现了链霉素。他本人还亲自制作了第一份临床样品，并治好了费尔德曼的结核病。

费尔德曼与当时身为胸科医生的同事 H.考文·欣绍，在梅奥医学中心进行链霉素抗肿瘤实验，他们首先在豚鼠身上检验，55 天后豚鼠的结核被治愈，随后他们又在患者中进行了临床试验，最终证实了链霉素对结核的有效性。欣绍与威克斯曼同时获得诺贝尔奖提名，但失之交臂。

根据威克斯曼和默克公司在 1939 年签署的协议，默克公司将拥有链霉素的全部专利。威克斯曼担心默克公司没有足够的实力满足链霉素的生产需要，觉得如果能让其他医药公司也生产链霉素的话，会使链霉素的价格下降。于是他向默克公司要求取消 1939 年的协议。默克公司慷慨地同意了，在 1946 年把链霉素专利转让给罗格斯大学，只要求获得生产链霉素的许可。1946 年，萨兹博士毕业，在离开罗格斯大学之前，萨兹在威克斯曼的要求下，也将链霉素的专利权益无偿转交给罗格斯大学。

链霉素的抗结核临床试验由英国医学研究理事会（Medical Research Council，MRC）结核病研究中心主持，于 1946 年至 1947 年展开。该试验随机、双盲并设有安慰剂对照，这也是第一个被认可的随机临床试验。临床结果表明链霉素对结核杆菌有效，本药随即进入临床。

包括默克、施贵宝公司在内的多家药企同时生产。此时在施贵宝公司工作的香农（前美国国立卫生研究院院长）主持了链霉素的生产工作。

罗格斯大学从药企处得到大笔专利收入，其中20%给了威克斯曼。当萨兹获悉这一消息后，向法庭起诉罗格斯大学和威克斯曼，要求分享专利收入。1950年12月，案件获得庭外和解。罗格斯大学发布声明，承认萨兹是链霉素的共同发现者。根据和解协议，萨兹获得12万美元的外国专利收入和3%的专利收入（每年大约1.5万美元），威克斯曼获得10%的专利收入，另有7%由参与链霉素早期研发工作的其他人分享。威克斯曼自愿将其专利收入的一半捐出来成立基金会资助微生物学的研究。

威克斯曼的另一位研究生休伯特，分离得到新霉素，两人联合署名的文章发表于1949年的 *Science* 杂志，本品目前仍在临床广泛应用。

1952年，威克斯曼因链霉素获得诺贝尔生理学或医学奖，他与萨兹的关系更加恶化。而萨兹状告导师与母校的行为也不容于美国学术界，他只得前往国外教学。两人之间终生也未互相宽容和谅解。

应当说，威克斯曼实验室的设备、资源和技术为萨兹提供了发现链霉素的基础，而萨兹的执着性格与忘我工作是发现链霉素的关键因素。争论的焦点在于链霉素是从萨兹培养的菌株中提取的还是从实验室原有菌株（威克斯曼曾研究过，但并未发现抗结核杆菌效应）中提取的。无论是哪种，萨兹的功劳都是不可磨灭的。按照胰岛素发现者班廷的观点，萨兹是应当分享这一荣誉的。

但从传统上来说，以前的发明、发现工作量较小，并通常由获奖者一人完成，即便有助手帮助，获奖者也做了大量工作。完全不像今天的基因组计划一样，涉及全世界的科学家参与。所以诺贝尔奖授予威克斯曼一人，也符合科学界这一保守的传统。

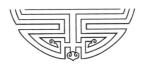

河鱼抗菌发现头孢

　　头孢菌素化合物最初是于 1940 年代，由意大利卡利亚里（撒丁岛首府）大学的医学教授 Giuseppe Brotzu（1895—1976）从撒丁岛排污河中的顶头孢霉菌中提取出来。二战结束时，意大利许多城市因为卫生条件落后而发生了伤寒流行，但卡利亚里有一个地区，虽然人们在一个排污的河流中游泳并吃河里的生鱼，却少有生病者。Brotzu 注意到了这一情况，当时他已经了解到了青霉素，并对微生物学有一定研究。于是他怀疑河中有对抗病菌的物质，很可能由河中的微生物产生。于是他用琼脂糖培养基培养河水，并得到了一种顶头孢霉菌。他发现这些顶头孢分泌一种物质，可以有效抵抗伤寒杆菌。这种物质不稳定，并且难以纯化。他经过多次试验，使用过滤、离心、提取（水、乙酰、丙酮等多种溶剂），最后得到了一种混合状态的物质。他把包含了有效物质的混合物用于临床试验，得到了振奋的结果，特别是对于葡萄球菌感染及伤寒有特效。

　　由于缺乏经费，1948 年 Brotzu 把自己的研究结果发表在一个小杂志上。但未能引起意大利科学家的注意。

　　幸运的是，Brotzu 把一份头孢制剂和相关说明送给了撒丁岛上的盟军军医 Blyth Brooke，希望能够引起重视。Brooke 咨询了英国医学研究委员会，委员会中的一位学者推荐了诺贝尔奖获得者弗洛里。

　　1948 年 7 月，弗洛里收到了 Brooke 的信。当时弗洛里和他的团队正在进行筛选新型抗生素的研究，于是他立即联系 Brotzu 得到了菌株，然后组织了牛津大学的 Guy Newton（1919—1969）和 Edward Abraham（1913—1999）等人开始研究。

　　经过 6 年的研究，他们发现了三种头孢类化合物：头孢菌素 P、头孢菌素 N、头孢菌素 C，其中头孢菌素 C 引起了他们的兴趣。1957 年，

二、药物发现的故事

Bendan Kelly 和在克里夫登的同事们得到了一种突变菌株，可以大量产生头孢菌素 C。

1959 年，Guy Newton 和 Edward Abraham 使用霍奇金博士发明的 X 射线晶体学方法，对新抗生素的化学结构进行了鉴定。然后他们就头孢菌素 C 和头孢菌素的核心结构 7- 氨基头孢烯酸（简称 7-ACA）申请了专利。

通过专利许可费，两人得到了巨额的利润，而他们也把大部分利润捐献了出来，并设立了多个基金会从事慈善工作。到 20 世纪结束时，牛津大学已经得到了他们 3000 万英镑的捐赠。头孢菌素的专利许可费用总计达到了惊人的 1.5 亿英磅。

牛津大学成功提炼出对 β- 内酰胺酶稳定的头孢菌素 C，但它却未有足够的效力用于临床。头孢菌素的核心 7- 氨基头孢烯酸是从头孢菌素 C 中衍生出来，并已证实与青霉素的核心（即 6- 氨基青霉烷酸，6-APA）相似。葛兰素和礼来等药企加入进来，对 7-ACA 的旁链做出修改，以得出可以临床使用的抗生素。

第一种的头孢噻吩（Cephalothin）便是由礼来公司于 1964 年上市。葛兰素研发的 Cephaloridine 也于同年上市，虽然一度因为可以肌注、血药浓度高等原因更受欢迎，但因不宜口服等原因，逐渐让位，在今天主要作为兽药用于动物感染。

"Cephalo" 是 "头" 的意思，我国根据其发音，汉译为 "先锋"，于是，头孢菌素又俗称为 "先锋霉素"。

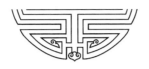

"四世同堂"解说头孢

头孢菌素是临床常用的抗生素,按其发明年代的先后和根据其抗菌谱、抗菌活性、对 β - 内酰胺酶的稳定性以及肾毒性的不同,目前分为四代。自从 20 世纪 60 年代问世的第一代到 20 世纪 80 年代上市的第四代,如今新老四代头孢菌素都在临床上应用,堪称"四世同堂"。

(一)头孢菌素为何别称"先锋霉素"

头孢菌素在我国才别称为"先锋霉素",世界各国皆无此别称。就像 Gentamycin(艮他霉素)在我国称为"庆大霉素"(我国对它开始研制于 1967 年,成功鉴定在 1969 年底,取名"庆大霉素",意指庆祝"九大"的胜利召开),再如将博来霉素称为"争光霉素"(我国于 1969 年建国 20 周年大庆前夕研究成功,为祖国争光而取此别称)。其实"先锋霉素"这个"先锋"不是战时率领先头部队迎敌的将领之意,而是头孢菌素的英文 Cephalosporin 一词中 Cephal– 的音译(谐音为先锋),意译是"头"的意思。而英文的"先锋"却是 Pioneer。故"庆大霉素""争光霉素""先锋霉素"只是中国国内通行的别称。

(二)"头孢"的代次和"先锋"的序号

有些人把"头孢"的代次和"先锋"的序号分不清楚,以为先锋霉素 I 号(头孢噻吩)是第一代头孢菌素,先锋霉素 IV 号(头孢氨苄)是第四代头孢菌素,甚至把先锋霉素 VI 号(头孢拉定)当作是第六代头孢菌素,可惜第五代都尚未"出生"哪来的第六代呢?谨请记住:以"先锋"编号的头孢菌素都是第一代,如头孢噻吩是先锋霉素 I 号,头孢噻啶是先锋霉素 II 号,头孢氨苄是先锋霉素 IV 号,头孢唑林是先锋霉素 V 号,头孢拉定是先锋霉素 VI 号。

（三）四代头孢菌素的特点及其临床应用

1. 1962—1970 年发现生产的为第一代，如头孢噻吩、头孢噻啶、头孢氨苄、头孢唑林、头孢拉定。

第一代的特点及临床应用：① 肾毒性较第二、三代大；② 对 β－内酰胺酶的耐受性不及第二、三代；③ 主要用于耐药金葡菌感染及敏感菌引起的呼吸道、泌尿道感染等。

2. 1970—1976 年生产的为第二代，如头孢孟多、头孢替安、头孢西丁、头孢呋辛、头孢美唑、头孢克洛等。

第二代的特点及临床应用：① 对革兰阳性菌（G^+）较第一代略差，对革兰阴性菌（G^- 菌）作用明显增强，对部分厌氧菌有高效；② 对 β－内酰胺酶较稳定；③ 对肾毒素较第一代小；④ 主要用于敏感菌所致的呼吸道、胆道及泌尿道感染等。

3. 1976—1983 年发现生产的为第三代，如头孢噻肟、头孢哌酮、头孢曲松、头孢他啶等。

第三代的特点及临床应用：① 对厌氧菌及 G^- 的作用较强（包括铜绿假单胞菌），对 G^+ 作用不及一、二代；② 对 β－内酰胺酶更稳定；③ 对肾基本无毒性；④ 主要用于敏感菌引起的严重感染如泌尿道感染、肺炎、脑膜炎、败血症及铜绿假单胞菌感染等。其中头孢他啶是目前抗铜绿假单胞菌（绿脓杆菌）最强的抗生素。

4. 第四代是 20 世纪 80 年代中期开发的，目前主要有头孢吡肟、头孢匹罗、头孢唑南等。

第四代的特点及临床应用：① 广谱、高效，对某些 G^- 和 G^+ 均有较强大的抗菌作用；② 对 β－内酰胺酶的稳定性最高；③ 无肾毒性；④ 主要用于难治感染。

（四）新一代"头孢"是否比老一代"头孢"好

目前，一至四代头孢菌素都依然在临床上应用。虽说"长江后浪推前浪"，但是"前浪"却没有"死在沙滩上"。我们可以从几个方面来看看"新""老"一代的特点。

药物的故事与事故

1. 抗菌谱

第一代"头孢"主要是针对 G⁺ 感染；第三代"头孢"对 G⁺ 及 G⁻ 均有效，且对绿脓杆菌具有良好的抗菌作用，但对 G⁺ 的活性不如第一代；第二代"头孢"（如头孢呋辛、头孢美唑、头孢克洛）对 G⁺ 不及第一代"头孢"，对 G⁻ 不及第三代"头孢"，对绿脓杆菌无效。

2. 对 β - 内酰胺酶的稳定性

第三代"头孢"＞第二代"头孢"＞第一代"头孢"。换言之，分泌 β - 内酰胺酶的细菌，容易对第一代"头孢"产生耐药性，对第二代"头孢"次之，对第三代"头孢"基本不产生耐药性。

3. 对肾脏毒性的大小

第一代"头孢"＞第二代"头孢"＞第三代"头孢"。

4. 价格

第三代"头孢"＞第二代"头孢"＞第一代"头孢"。

由此可见，各代头孢菌素有各自的特点，谈不上新一代一定比老一代好，目前临床上对革兰阳性菌感染一般还是选择第一代头孢菌素，不但疗效好而且价格便宜。总之应根据细菌感染情况进行合理选择，尤其是第四代头孢菌素不要作为一线药物使用，以免产生耐药性。

（五）患者用"头孢"必须注意的两种反应

1. 与青霉素之间可发生交叉过敏反应

"头孢"作为青霉素的衍生物，其结构与之有相似部分，即 β - 内酰胺环，"头孢"与青霉素之间有发生交叉过敏反应的可能性，即患者对青霉素过敏者，有可能对"头孢"也会产生过敏。因此，有青霉素过敏史者应慎用"头孢"，有青霉素过敏休克史者则禁用"头孢"。在使用"头孢"之前医生应详询患者的既往史，患者也应说明自己是否曾有过敏史，并充分重视皮试的必要性。

2. 药 - 酒相遇引起的双硫仑样反应

不少使用"头孢"的患者在用药期间饮酒或使用含乙醇的药物或食物，会抑制体内乙醛脱氢酶的活性，使血中的乙醛积聚而出现双硫仑样反应。患者出现面部潮红、头痛、眩晕、恶心、呕吐、心跳加快、气急、胸闷、血压降低、嗜睡、幻觉等表现。一般认为，凡分子中含有硫甲基四氮唑基团的"头孢"，比如头孢哌酮、头孢孟多、头孢替安、头孢美唑、头孢甲肟等即可发生此反应。故在应用头孢菌素类药物期间或停药 7 天内不能饮酒或服用含乙醇的食物和药物。

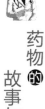

药物的
故事与事故

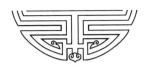

胰岛素之父——班廷

每年的 11 月 14 日是世界糖尿病日。为什么定为这一天呢？那是因为这一天是胰岛素之父——班廷的生日。班廷（Frederick Banting）是加拿大生理学家，1891 年 11 月 14 日生于加拿大安大略省阿利斯顿。21 岁时赴省最高学府多伦多大学读医学，就读 4 年后因第一次世界大战应征入伍当军医。由于他在战火中英勇顽强而获陆军十字勋章。后来他在伦敦西方大学讲授解剖学与生理学。

早在 1869 年以前，人们认识到糖尿病与胰腺的关系，但是，其中的奥秘却未被揭开。1869 年德国柏林的朗格汉斯（Langerhans）博士在他的论文中首先记述了胰腺内有群集成岛的细胞团块，其与外分泌腺管没有联系。切除了胰腺的狗可以发生严重的糖尿病，由此人们认识到正常的胰腺是不发生糖尿病的要素。但具体是什么机制，尤其是糖尿病与朗格汉斯细胞团小岛的联系，由于众多的研究并没有把它与外分泌腺体分开，导致当时提取的降糖物质不良反应严重，根本不能确认其临床疗效，所以对糖尿病与胰腺的关系中的关键环节，迟迟没有弄清。

1920 年 10 月 31 日，班廷正准备给学生上一堂关于糖代谢的辅导课，然而他对该领域非常生疏，只在见习时看到过一位糖尿病患者。班廷彻夜备课到翌日凌晨 2 点，当看到一篇新出版的关于胰腺结石患者合并糖尿病情况的论文时，一个念头突然在他脑海闪现：胰岛内是否有防止发生糖尿病的物质？ 1920 年 11 月 7 日，班廷到多伦多大学生理系求见著名的麦克劳德（John Macleod）教授。麦克劳德教授说："这个研究值得进行，即使是阴性结果亦有生理学价值。"他同意让班廷到他主持的生理系来做这个实验，答应在次年学校暑假不忙的时候给他提供实验室，并派两个学生来帮助他完成研究。因为经费和安排的问题，两个学生只能轮流来。于是真理的大门在班廷和比他整整小 8 岁的贝斯特面前悄悄开启。

1921 年 5 月 17 日，第一个试验正式开始。从没有试验经验的两位年轻人在最初的两个星期就用去了 7 只狗，不够了就只能去街上再买。整整 10 周的时间，在经历了无数的争吵和聚散以后，两位执着的年轻人才获得了两只成功的胰腺萎缩犬。萎缩的胰腺被取出捣碎，提取到第一份粉红色的胰腺提取液，班廷和贝斯特把 4 毫升提取液注入糖尿病犬的体内，1 小时后，糖尿病犬的血糖从 10.5 毫摩尔 / 升降到 6.7 毫摩尔 / 升。这只狗是世界上第一只接受胰岛素注射的狗，它的名字叫 "Marjorie"。初步的成功使两位年轻人大受鼓舞，在改进了提取方法后，狗和牛胰岛提取液都可以被良好地提取出来，他们把这种物质最初称为 "岛素"，后来改为 "胰岛素"。动物试验获得了良好的效果后，为了尽快过渡到临床，两位年轻人甚至在自己身上做实验，以证明这种物质对人体无害。1922 年 1 月 11 日，班廷等将胰腺提取液应用于一个糖尿病患者——汤普森（Leonard Thompson）——多伦多的一个 14 岁男孩，他自 1919 年以来一直患糖尿病，体重只有 65 磅，即将陷入昏迷和死亡。起初他被注射的是班廷和他的助手贝斯特的提取物，两周后用生化学家科利普等的纯化提取物。经过胰岛素的治疗，汤普森的血糖恢复正常，身体变得强壮，人也精神。这位世界第一个用胰岛素的糖尿病患者成年后在一家药厂当助手，每天注射胰岛素，达 13 年，于 1935 年 4 月 20 日因感冒合并肺炎去世。为了纪念汤普森第一次注射胰岛素这一历史性的日子，匈牙利儿童糖尿病部门自 2006 年以来便把 1 月 11 日视为每一年的儿童糖尿病日。我们把班廷称为胰岛素之父，那么，就可以称汤普森为胰岛素之 "子" 了。

发现胰岛素时还不知道它是何种物质，4 年后才明确胰岛素是一种蛋白质。胰岛素的英文为 "insulin"，这一词汇源于拉丁语 "岛"（island）。

1923 年 10 月 26 日，班廷和麦克劳德分享了诺贝尔生理学或医学奖。1992 年世界糖尿病联盟为纪念这位胰岛素之父——班廷，以他的生日——11 月 14 日为每年的世界糖尿病日。

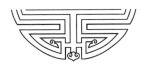

安定类"人工瞌睡虫"

据 2005 年 10 月 11 日美联社报道，安定等"人工瞌睡虫"的发明者雷奥·斯特伯奇近日因病逝世，享年 97 岁。1908 年，斯特伯奇在奥地利帝国阿巴齐亚（今属克罗地亚）出生。他从小就热爱化学。1940年，在波兰克拉科夫大学获得有机化学博士学位后，他开始在罗氏制药巴塞尔总部研究药物。1941 年，由于受到纳粹分子的威胁，他带着妻子来到罗氏驻美国研发中心。斯特伯奇一生拥有 241 项专利，其中，最著名的就是研制出超过孙悟空的"瞌睡虫"功效的安定药。

斯特伯奇是世界上公认的现代药物发现的奠基人之一。他成功开发苯二氮䓬类药物——地西泮（Diazepam），历史上第一个年销售额超过 10 亿美元的"巨磅炸弹"级的药物。

斯特伯奇是一位拥有 241 项专利的化学家，也是 100 个专利化合物的发现人，这期间，他并没有依赖高通量筛选和组合化学的帮助。2004 年，*Wall Street Journal* 报道他在 40 多年的学术工作生涯中一共开发出 12 个新药，销售额达到 100 亿美元，占罗氏公司每年药品销售额的 40%。某种意义上，他算是制药业的"乔布斯"。他的贡献远不止地西泮，还有氯氮卓（Librium）、氟西泮、硝西泮、氟硝西泮、氯硝西泮等安定类镇静催眠药。他的发现帮助罗氏公司进入制药工业巨人的行列，而他本人每项发现只获得了 1 美元，作为放弃专利权的报偿；还有几次由于他的发现使罗氏公司获利丰厚而赢得了 10000 美元的奖励。他未曾因为发明创造而变得富有，但是他是幸福快乐的，因为他除了研究化学之外别无他求。

追索镇静、催眠、抗焦虑药的发展历程，就会认识到安定类药物的问世及其给芸芸众生带来的福祉是不容忽视的。在 20 世纪 20 年代以前，镇静催眠及治疗焦虑的药物很少，包括酒精、三聚乙醛、水合氯醛、溴化物以及从植物（罂粟、曼陀罗属、颠茄等）提出的生物碱。这些药物药效有限，还有很多缺点，特别在治疗焦虑方面效果一般。后来，巴比妥类药物出现，成为20世纪20年代至50年代中期这段时间内镇静催眠及治疗焦虑的唯一药物。但是它也有许多缺点：药物依赖性高、过量使用致死。人们期待着新的更好的药物出现。1950年，一个突破出现了，弗兰克·M.伯杰（Frank M. Berger）合成了甲丙氨酯（meprobamate），5年后该药上市，商品名为眠尔通（Miltown），眠尔通乃因该药首次在Miltown城首批生产而命名的。不过，很快人们发现，眠尔通也不是很可靠，它即使是在治疗剂量下也有可能使人眩晕，除此之外还有耐受性、易被滥用、过量致死、依赖性高等诸多缺点，因此它也不再受人宠爱。

就像很多电影一样，前面的配角被打得差不多了，接下来就该主角——苯二氮䓬家族（安定类药物）登场了。上面已经提到，苯二氮䓬家族的产生与一个人密切相关，这个人就是雷奥·斯特伯奇。

1950年代，随着神经科学和精神病学的发展，许多药企关注神经精神类药物。1954年，罗氏公司做出了一项决定，研发镇静药。斯特伯奇博士也被分派到为这一战略组建的团队中。在随后几年中，斯特伯奇博士并没有取得太大的成绩，并且他受到了上司的指责。于是他下令要改变工作模式，并进行实验室的清理。在清理时，有一个研究人员把代号为Ro-50690的化合物找了出来，斯特伯奇博士抱着试试看的心态，把它送给了药理部。

没有多久，药理部反馈信息：这一化合物有镇静、抗焦虑、松弛肌肉的作用，比市场上的安宁、巴比妥等效果都要好！于是罗氏公司盯住Ro-50690，展开了后续的研究。终于研制出氯氮卓（Librium）。氯氮卓有类似巴比妥的抗惊厥作用，但催眠作用较弱。42家医院中，包括慢性酒精中毒的众多精神和神经性疾病的患者接受了氯氮卓的治疗。患者的焦虑、紧张情绪得到了显著缓解。氯氮卓可以治疗感情混乱而不会影响到人的思维能力，帮助人们缓解上瘾情形。1959年，2000名内科医师用它治疗了2万名患者，效果显著。

1960年，氯氮卓在英国上市。随后在世界范围内上市，并且销量节节攀升，迅速成为"重磅炸弹"级药物。

罗氏公司在研发氯氮卓的过程中，合成了3000个相关的化合物，但只有氯氮卓和地西泮两个获得了成功。1963年，地西泮（Diazepam）上市，斯特伯奇正式用拉丁语为它起名为Valium，Valium的拉丁语意思是"变得更加强壮"，这就是"安定片"。

惠氏公司也在氯氮卓的基础上，开发出了奥沙西泮（Oxazepam）。而睡眠障碍由硝基安定治疗，于1965年引入。替马西泮于1969年引入。盐酸氟胺安定，于1973年上市。到了1983年，共有17种苯二氮䓬类药物上市，销量每年超过了30亿美元。而今天已经有29种同类药物上市了。对于焦虑、失落、失眠和压力大等症状，需要长期服用药物，甚至要数年。到1970年代，苯二氮䓬类药物成为临床上最常用的处方药，估计有1/5的女性和1/10的男性都服用它们。

美国专家认为，当时什么医生都开安定片，结果造成了滥开，而服用最多的就是压力过大、精神过度紧张的女性，尤其是家庭主妇。安定片在临床上确有种种疗效，但这种药吃多了其实会出问题，有些人还会对自己的行为不能控制。

一些著名人士因服安定片出问题的也大有人在。里根时期白宫高级顾问迈克尔·戴沃在某一案件中接受联邦陪审团的讯问时曾发过假誓，他为自己辩解的理由是当时吃了安定片，才迷迷糊糊地说了错话。著名歌星"猫王"，1977年因过量服用药物死亡后，医生在解剖他的尸体时发现，体内含有不少安定片的药物成分。一些著名作家、电视制片人也公开表示，吃了安定片后对日常生活和工作都产生了负面影响。专家指出，安定片具有较好的抗焦虑和镇静催眠作用，但连续服用也会有头昏、嗜睡、乏力、幻觉等不良反应，服久了会发生依赖性，一旦停药，还会出现失眠、焦虑、激动、震颤等症状，个别严重的会有惊厥、谵妄、高热等，甚至危及生命。

由于服用安定片产生的社会问题逐年增加，美国食品与药物管理局开始对安定片表示关注，并最终要求药厂在1980年发表声明："由于生活压力而在精神上感到紧张和忧虑的人，不一定需要安定片来治疗。"1981年，一份医学报告还声称，安定片可能与癌细胞的迅速生长有关。这使广大消费者开始对安定片的副作用有了戒心，随之而来的是这种药的使用范围开始普遍缩小。1999 年，安定片已经从美国最常用处方药物的排名榜首下跌到了 189 位，取而代之的是最新的氟西汀（Prozac）、盐酸舍曲林（Zoloft）、帕罗西汀（Paxil）等药物。据了解，生产安定片的罗氏公司已经在 2002 年 1 月 30 日宣布停产安定片了，但由于罗氏公司在许多年前就已失去了对安定片的专利权，目前仍有多家药厂继续在市场上销售这种药物。

快节奏社会人们需要镇静类药物。社会学家指出，当今社会，不管在哪个国家，工作节奏很快，竞争都非常激烈，人人都加倍地拼命工作，还要面临失业的威胁和家庭的不稳定等重大变化，除了身体疲惫外，精神也高度紧张，久而久之酿成了心理疾患。美国一项调查显示，有 20% 的被调查者肯定自己曾经有过濒临精神崩溃的感受。世界卫生组织在一份报告中说，有 30% ~ 40% 的求医者有精神卫生问题，而所有居民中有 20% 存在心理卫生问题和精神障碍。这些问题导致包括安定片在内的镇静药在全球范围内大量服用。

美国人之间流行一句口头禅："别着急，先吃片药再说。"这药指的就是斯特伯奇发明的"安定片"。目前，有些药厂又推出了类似安定片的药品，甚至根据相同药方大量生产和销售镇静效果更强的药物。专家认为，类似安定片的药品仍将在全球广泛流行。

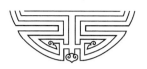

牙医莫顿创用乙醚

19世纪早期，出生于美国马萨诸塞州的威廉·莫顿（William Thomas Green Morton, 1819—1868），是一位乡村农民兼小商店主的儿子。他在巴尔的摩牙科学院学习后，曾短期与韦尔斯（H. Wells, 1815—1848）合作，此后自己在波士顿开业。

在1844年间，他刚结婚不久，经济拮据，终日梦想改革当时的假牙，来改善自己的经济状况。但首先遇到的一个严重问题是，想要拔去原来的坏牙和牙根，有时还须把全部的牙都得拔去。在当时还没有麻醉剂的情况下，拔去那么多牙，患者疼痛难忍。他曾看见不止一个患者，没有等把牙拔完，就愤怒地大踏步离开他的诊所，发誓不再登门。

有鉴于此，莫顿立志一定要找到一个无痛拔牙的方法。他想，如果能找到这种方法，他就会成为波士顿最富有的牙医了。但这在当时确实还是一个梦想。他知道，几个世纪以来，人们为了寻找无痛外科手术方法，一直没有结果。但他并不灰心，他试验用白兰地酒、香槟酒、阿片和催眠术，都无效，反倒让患者很不舒服。这时，他意识到，既然世界上最伟大的科学家还未能解决这个难题，他这个学牙科仅一年半的人，恐怕是无能为力的。于是，他决定去求师请教。

正好离他不远，有一位有学识的医生，名叫查理·杰克森（Charles Thomas Jackson，1805—1880），他不仅懂医学，还是一位化学家、地质学家和旅行家。莫顿想，这样一个人一定能教给他很多很多东西。按当时的习惯，他就在杰克森的办公室注册，充当业余学生，在空闲的晚上与老师交谈并阅读老师的著作。有一天晚上，莫顿向老师请教如何使拔牙无疼痛的问题，杰克森建议可试用乙醚，当时用此药治疗哮喘病。第二天莫顿就去药房买了一瓶乙醚，在一个牙痛患者牙齿上涂抹后拔牙，有一定止痛效果，但作用时间很短，很快就气化了。后来他想最好能改为吸入法以产生麻醉。他先在乡间岳父家将这一方法试用于捉到的松鼠和兔子，但一只只都被乙醚熏死了。这时他意识到，乙醚能致动物于死，那一定也能致人于死。他害怕了，于是放弃了用乙醚麻醉的想法。

有一天，莫顿在麻州总医院观看一次外科手术，使他感慨极深。那是 1825 年 12 月，著名外科医生约翰·瓦伦（John C. Warren）为一个患者截去一条腿。在没有麻醉剂的条件下，除了给患者口中含上一根小木棒，在疼痛难忍时用力咬木棒外，只有医生快速地缩短手术时间。莫顿亲眼看到这种惨痛状况，心中十分难受。他想，人类是多么需要无痛手术呀！原来幻想的无痛拔牙方法，又重新回到他的脑子里来，他决定再试乙醚。

他翻阅药物学教科书，了解到乙醚有几种类型，如氯化乙醚和硫酸乙醚。他回想自己把松鼠和兔子熏死，是否用错了乙醚？书上讲乙醚可产生昏迷，那么在昏迷和死亡之间是否存在尚未发现的另一种状态？他于是买了一瓶硫酸乙醚回家，趁他妻子没有注意，把爱犬引诱到后院，将蘸了乙醚的海绵捂住狗的口鼻使它吸入，几秒钟后，狗软弱无力了，躺下了，失去知觉了。这时的狗不是昏迷，而是真睡着了。他拿开海绵，用力摇动，狗渐渐睁开眼，并站起来摇摆着走路，不久即恢复了原状。这是他第一次得到最满意的试验结果。

以后莫顿又在几个牙科患者身上试用吸入乙醚拔牙，也都收到或多或少的效果。于是他决定在自己身上试验。他先看手表，然后用手帕蘸上乙醚用鼻吸入，几秒钟后他便失去了知觉，当他醒过来后，再看表，已过了 8 分钟，真正是睡了 8 分钟，他很想拔自己一颗牙，但不可能。此时可巧来了一个牙痛患者，要求他先催眠再拔牙。莫顿说，他已找到更好的办法。于是他用手帕加上乙醚使患者吸入，然后把坏牙拔除。患者苏醒后，他故意向患者说："你准备好，现在要拔牙了！"这时患者回答说："我准备好了。"莫顿笑着说："我已经给你拔掉了！你看，这是你的牙。"患者这时从座椅上跳起来喊道："不可能，我一点也没有感到痛呀，真了不起！"这是 1839 年 9 月 30 日发生的一件无痛拔牙成功实例。

接着，莫顿决定找外科医生商量做大手术的事，如果成功了，那就是最好的宣传。他于是去找麻州总医院的瓦伦医生，把自己用乙醚实验的详细情况作了报告，瓦伦同意了他的请求，决定在 2 周后的一个上午举行。这真是一场决定命运的战斗。在手术前，莫顿又去请教了一位化学家并一同设计了一个吸入乙醚的新装置，即用一个大口瓶，把蘸了乙醚的海绵放在瓶里，瓶口有活瓣可开关，还准备了解毒剂。

在做手术的当日上午，莫顿和瓦伦医生都很紧张。由于事前透出风声说这次手术与往常不同，有新鲜事发生，所以许多学生（哈佛医学院学生）和观众都来了，手术室看台上挤满了人。患者是一个年轻的油漆匠，要把颈上的一个肿瘤切除。当莫顿把口具套在患者口鼻上开始麻醉后，很快患者睡着了。这时瓦伦医生开始手术，当切下去一刀后，瓦伦看了一下患者的脸，见患者并无异样，在睡眠中微笑着。当把肿瘤切去，助手缝合伤口时，患者有些苏醒，莫顿问患者疼否？患者说："疼？没有，有人抓我的脖子。"随即又进入梦乡，手术即告完毕。

在全部手术期间，看台上的观众鸦雀无声，每个人都看到了眼前出现的这个奇迹，但没有一个人真的相信这是事实！手术完后，瓦伦医生对观众说："先生们，这是真的，不骗你们。"这时整个手术室内欢声雷动，大家向莫顿报以热烈的掌声，经久不息。莫顿此时一句话也说不出，只是表示感谢而已。这是 1846 年 10 月 16 日。

正是在这个光辉的日子里，莫顿把人类经受手术痛苦的历史划分成为两个时代，这是他的不朽的业绩。麻州总医院至今还妥善地保存着这一间手术厅，作为永久纪念，以供参观。

莫顿的实验成功后，很快被用于医学实践，这消息也很快传至欧洲。在仅仅两个月后，英国著名的外科医生李斯顿（Robbert Liston）用乙醚在伦敦大学学院医院，成功地进行了一次无痛截下肢手术。

不幸的是，当莫顿试图申请这项发明权的专利，还可能获得一大笔奖金时，遇到了很多麻烦。他的先前同事韦尔斯和曾经给予他建议和指导的化学家杰克森，都很嫉妒，竞相与他争夺专利和奖金，三人为此不和，各不相让。韦尔斯因犯有严重伤害他人罪被捕入狱，于 1848 年自杀身亡。杰克森与莫顿争夺最激烈，诉讼了 20 年，两败俱伤。莫顿因身心交瘁，于1868年不名一文地死去，终年仅49岁。杰克森也变得精神恍惚，陷入疯狂，死于1880年。他的最后7年都是在精神病院度过的。

值得一提的是，在莫顿和杰克森的墓地里，都竖有纪念碑，都高傲地宣称：在为人类减轻痛苦中自己取得了胜利。

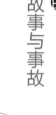

药物的故事与事故

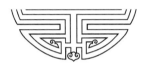

笑气导演的悲喜剧

大家一听"笑气"之名，必然会想到它是"药坛"的"笑星"，是表演"喜剧"的主角和导演。的确，吸入笑气会引起发笑和欣快感，因此，笑气"导演"的剧目应当属于"喜剧"。然而，目前国内外均有吸食笑气寻求快感的娱乐活动，有的成为笑气的"瘾君子"而使身心受损，这就是一出"悲剧"了。

2017年7月，有一篇《留学生吸笑气成瘾，身体垮掉坐轮椅回国》的新闻报道引起社会关注。文章称，一位在美国留学的中国女生因为偶然机会经朋友推荐吸食笑气后，便一发不可收拾，吸食成瘾，导致身体功能受损，最终只能中断学业，坐着轮椅回国。新闻的主人公是中国学生林娜（化名），林娜向记者讲述了自己吸食笑气半年多来的变化。对她来说，危害不仅存在于身体，更多的打击来自精神。"很可怕。出国读书约10年，我一直都很有克制力，但吸了这个，毅力全被摧毁了。"她说。由此可见，笑气可导演喜剧，也可制造悲剧。

（一）笑气的身世和本能

一氧化二氮（nitrous oxide），又称笑气（laughing gas），是无显著臭、无色、有甜味气体；它比空气重；是一种氧化剂；其化学式为 N_2O，故 N_2O 常当作一氧化二氮的缩写。N_2O 在一定条件下能支持燃烧（因为笑气在高温下能分解成氮气和氧气），但在室温下稳定，对呼吸道及机体的各重要器官均无明显刺激性。N_2O 有轻微麻醉作用，临床上多与其他麻醉剂（如乙醚、普鲁卡因等）联合应用，以减少麻醉剂用量。不过，如今已经少用。由于其能致人发笑，故现在主要用于表演，也可以用来做赛车加速器中的助燃剂。此外，一氧化二氮还可用作火箭推进剂中的氧化剂。

早年，因为具有麻醉效果，一氧化二氮曾经被广泛应用于外科和牙科治疗；也因为吸入此气体之后，人会产生愉悦的感觉，所以才会得名"笑气"。据专家介绍，人体吸入笑气后，会引起"快乐激素"——内啡肽的释放。肺泡内的内啡肽让笑气进入血液，输送到身体各部位，并进入大脑，让人感到非常放松。

（二）戴维发现笑气具有麻醉作用

1772 年，英国化学家普利斯特利意外地发现了一氧化二氮，这种气体到底是什么，是个待解之谜。揭开这个谜题的竟然是位年轻的小伙子——英国化学家汉弗莱·戴维。

1798 年秋，英国克利夫顿市郊区的普利斯特利实验室迎来了一位年仅 20 岁的实验员，名叫汉弗莱·戴维。这个实验室本是英国物理学家贝多斯创建的，主要用于研究并试验各种气体对人类产生的生理作用，并由此找到一些具有医疗作用的气体，搞清楚哪些气体对人体有害。由于这些气体多是未知的，实验时存在一定的危险性，所以招了很久也没招到人，直到戴维的出现。戴维之所以来这里，一方面是解决经济问题，另一方面缘于对化学的热爱。戴维入职后的第一份工作是制出和研究一种鲜为人知的气体，即一氧化二氮。这种气体是英国化学家约瑟夫·普利斯特利于 1772 年发现的。20 多年来，科学家们对这种气体的认识各执己见，莫衷一是：米切尔、塞缪尔等美国化学家认为它对人体有害，吸入这种气体后会致残致死；贝多斯等人则认为它能治疗瘫痪病。1799 年 4 月，戴维通过实验制得大量的一氧化二氮，装在玻璃瓶里，放进实验柜备用。有一天，他在实验室找装某种气体的玻璃瓶时，随手把两瓶装高浓度一氧化二氮的玻璃瓶放在地板上，准备实验结束再放回去。这时，实验室的门被推开了，进来的正是老板贝多斯。"听说你研制出一氧化二氮了，太厉害了。是在柜子里吧……"老板边说边走。话音未落，他转身看实验柜时，不小心碰翻了三角架，架子把地上装一氧化二氮的玻璃瓶打得粉碎。一时间，狭小的实验室充满了这种气体。

"哈哈哈！"突然间，一贯绷着脸的老板哈哈大笑起来，戴维也随之大笑。笑声引来了隔壁实验室的助手和同事。他们一起把二人抬到另一个房间。他们两人过了很久才止住大笑并恢复正常。"你好好研究是怎么回事，我不想看到下次。"老板丢了一句话，悻悻而去。

其实，不用老板交待，戴维也会找出所以然来，因为他是个喜欢打破沙锅问到底的人。经过初步推断，他认为一氧化二氮没有毒，否则自己与老板不会安然无恙；联想到事后自己的反应，他确定这种气体吸多了对身体不好。

基于这样的认识，戴维决定亲自试验一氧化二氮。有同事劝他慎重，因为这样做太过危险，是拿生命在开玩笑。戴维表面答应，暗地却悄悄把自己关在实验室，亲自用一氧化二氮进行试验。醒来后，他觉得很难受。接着，他详细记录下这种感受："当吸入少量这种气体后，觉得头晕目眩，如痴如醉，再吸，四肢有舒适之感，慢慢地筋肉都无力了，脑中外界的形象在消失，而出现各种新奇的东西，一会儿人就像发了狂那样又叫又跳……"

戴维将他吸入笑气的感受写成小册子："我并非在可乐的梦幻中，我却为狂喜所支配；我胸怀内并未燃烧着可耻的火，两颊却泛出玫瑰一般的红。我的眼充满着闪耀的光辉，我的嘴喃喃不已地自语，我的四肢简直不知所措，好像有新生的权力附上我的身体……"许多人读了这小册子后，被戴维的介绍所吸引，好奇地以吸入笑气为时髦。在19世纪欧洲，笑气成了贵族阶层开派对和街头艺人杂耍时用于助兴的东西。

1800年戴维完成了他的论文，题目为《主要涉及一氧化二氮和呼吸的化学和哲学研究》。他的论文的第三部分，是各种动物吸入一氧化二氮的效用和对血液的作用。戴维注意到动物在一氧化二氮中会失去知觉，但可以恢复。他在论文中写了用一只健壮的猫做实验的详细过程："五分钟后，它的脉搏很难感觉到，它不动了，似乎完全失去了知觉。五分钟后它被从容器中取出，几秒钟后它开始动了并做深吸气，五分钟后它试图抬它的腿，在八九分钟后它能走动……大约半个小时后它完全恢复了。"这是吸入麻醉药可以很快恢复知觉的极好描述。他也做了氧气与一氧化二氮混合气体对动物的作用实验，为以后吸入性麻醉药与氧混合提供了实验依据。他在论文的最后一部分写了自己

055

二、药物发现的故事

和同事使用一氧化二氮后的感觉。

（三）牙医韦尔斯率先将笑气用于临床

戴维的论文，即关于把一氧化二氮应用于外科手术的论述，并未产生什么影响。其原因之一是他的论文印的数量很少，看到的人不多；另一个原因是他的论文没有着重于对一氧化二氮可使痛觉消失方面的描述。相反，他描述吸入一氧化二氮引起的欣快感觉却引起了一些人的兴趣，而且还传入了新大陆——美国。

当美国人知道了一氧化二氮能使人欣快，甚至能引起难以控制的狂笑时，就将它用作一种寻欢作乐的新方法。一氧化二氮就被命名为"笑气"并广泛流传了。

在美国的一些乡村和小镇里，经常出现一些杂耍艺人，他们推着装有笑气袋的小车，一村一镇地巡回演出。艺人吸入笑气以后引起兴奋和狂笑等各种各样的怪状，吸引了大量的观众，因此得到不少的酬金。英国化学家的研究变为美国艺人的"生财之道"似乎是可悲的，但是，被"有心人"观察并把笑气发展为外科麻醉药，这可谓是"无巧不成书"了。

美国的大学生、医学生和一些有身份的青年男女，别出心裁地组织"笑气晚会"。参加晚会的人都吸入笑气，然后大笑，如醉如痴，从中得到欢乐，使"笑气晚会"成为"笑的晚会""狂欢晚会"。这种做法在美国曾一度流行，有的地方还成立了"笑气协会"，负责筹办"笑气晚会"和"笑气讲演"。

1844年12月10日，美国29岁的牙科医生韦尔斯（Horace Wells）和他的妻子一同到康涅狄格州的哈特福德去看一次舞台表演，那次表演主要是介绍笑气的制造，同时让参加者也享受一下这种娱乐。表演者吸入笑气后，很快就变得狂躁并跳下舞台在表演厅里追逐一名男子，不慎摔倒在一张椅子上，在胫部划了很深的一个口子。通常受这种伤是很痛的，但韦尔斯注意到表演者若无其事，丝毫没有疼痛和不舒服的表情。韦尔斯上前去和他谈话，问他是否很疼，他却回答说一点也不疼。有心的韦尔斯就想到，笑气也许能应用于牙科。

韦尔斯当时正因为有一颗智齿疼痛而困扰着他。他因为惧怕拔牙的疼痛而迟迟不肯拔掉这颗牙。当天晚上，他就让他的助手去说服组织那次表演的人，让他试用笑气拔牙。第二天组织者带来一袋笑气让韦尔斯吸，在韦尔斯失去知觉后，助手迅速用钳子拔出了那颗智齿。韦尔斯苏醒过来后说："并不疼，就像针扎了一下似的。"他兴奋地说，"'拔牙的新时代'到来了。"这句话被记录在麻醉学的史书中。

（四）过量吸食笑气危害大

据媒体报道，年轻人吸食"笑气"时先将气体冲进气球，然后抱着气球吸食，这种气球被称为"嗨气球"（dizzy balloons）。"笑气"进入血液后会导致人体缺氧，长期吸食可能引起高血压、晕厥，甚至心脏病发作。长期接触此类气体还可引起贫血及中枢神经系统损害等。如果超量摄入，很可能因为缺氧导致窒息死亡。

尽管"笑气"的毒性堪比毒品，但管理却呈现盲区。同国际上很多国家一样，我国并没有把"笑气"列入麻醉药品或精神药品的管制目录，只是将其作为普通的化学品列入了《危险化学品目录》，由安监等部门负责对"笑气"的生产、运输、储存等环节实施安全监管。对于买卖"笑气"的行为，由于无法可依，各地只能使用行政手段或者地方性条例责令商家下架。

2018年4月4日，全国首例"笑气入刑"案宣判，被告获刑两年。4月4日上午，云和县人民法院开庭审理了殷某某涉嫌非法经营罪一案。法院审理认为："被告人殷某某违反国家规定，在未取得危险化学品经营许可证的情况下，非法经营一氧化二氮（俗称'笑气'），销售额共计30余万元，违法所得人民币3万余元，扰乱市场秩序，情节严重。根据《中华人民共和国刑法》第二百二十五条第一项之规定，其行为构成非法经营罪。"

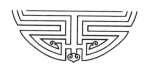

种豆得瓜，伟哥"称霸"

2009年5月19日美国诺贝尔奖科学家罗伯特·弗奇戈特在西雅图去世，终年92岁。他有关一氧化氮有助扩张血管的研究，促成治疗阳痿的药物"伟哥"的诞生，外界一直称他为"伟哥之父"。

弗奇戈特的研究证明，一直被视为污染气体的一氧化氮，原来在心血管系统扮演重要角色，具有扩张血管、中和血压等功能。由于研究是首次证实气体能在人体产生生化功效，让他与伊格纳罗博士、穆拉德博士分享了1998年诺贝尔生理学或医学奖。

弗奇戈特出生于美国的查尔斯顿，从小喜欢阅读科学书籍。他在北卡罗来纳大学获得化学学位，在西北大学获得生物化学博士学位。

他在1956年前往纽约州立大学任教前，一直在科内尔大学和华盛顿大学从事教学科研工作。

"伟哥"（Viagra）乃是取自"Vigor"和"Niagara"两个英语词汇的人造合成词，前者为精力旺盛之意，后者为尼亚加拉瀑布（Niagara Falls），合起来的意思就是说"精力旺盛得有如尼亚加拉瀑布般的汹涌澎湃"。其实，伟哥（Viagra）是商品名，它的化学名称是枸橼酸西地那非（Sildenafil Citrate）。

自从1998年3月，一种蓝色小药丸问世，数以百万计的男女生活，几乎是在一夜之间起了变化。伟哥闪亮登场，被誉为是20世纪留给21世纪最有价值、最激动人心的遗产。据2008年的有关统计，"伟哥"面市10年，依旧是风头最健的治阳痿药物，全球已有3500万名男子靠它重振雄风，而寻求治疗不再是一种避忌，疗法也比以前更方便容易。

遥想当年，伟哥初问世，有一个关于伟哥诞生的"种瓜得豆"的故事广泛流传。多年来，这个故事肯定已经被重复了无数遍。故事大致是这样的。

伟哥原是一种试验中的扩张冠状动脉、改善冠心病的新药，但临床实验进行了 10 年（1980—1991），证明其疗效并不明显。当主持这项研究的特雷特博士沮丧地对他的新药志愿试验者宣布将中止这项研究，停止发放实验药品时，意外地遭到志愿者的集体反对。一位 72 岁的老翁指着自己的裤裆大嚷："它对心脏不起作用，却对这儿起作用！"原来，他每次服药后都会感到一种强烈的内心冲动，消失了多年的青春骚动再现了，他建议特雷特与他的妻子去谈谈这种"副作用"给老年夫妻带来的生理奇迹。于是，这一药物治疗男性勃起障碍以及启动性欲的方案浮出水面。药理学家最初推想它的作用是松弛肌肉，扩张血管，使局部供血加快，从而改善因冠状动脉硬化而导致的心脏缺血缺氧，缓解心前区疼痛，谁知这种期待落空了，该发生作用的地方没有作用，不曾想到的器官阴茎海绵体却敏感地充血膨胀起来。看来竟是歪打正着！

随后又经过 7 年的研究，一种男性阳萎新药横空出世了，它就是"伟哥"。

伟哥神话中，还包括了对它造福人类的惊人期许。

医学史家希格·杜蒙德曾认为，"性无能或许是男性自我意识的最后一道脆弱的防线"，因此"对性无能的超越，也是人性中最后一丝光明的希望"。

据现代婚姻专家推测，离婚男女中有 1/3 起因于性关系的冷漠与失败。

特别是，对于那些"功成名就"的中年男人来说，总算有了地位，有了财富，有了名声，好不容易熬到了能够得到年轻女性青睐的份上了，偏偏自己却"不行"了！这不是人生最大的憾事吗？

那些年轻一些的白领们日子也不好过。职场险恶，压力重重，自己功尚未成，名还未就，财富还未积累够（几乎永远没有够的时候），"成家立业"看上去还遥遥无期，种种压力和焦虑，折磨着他们年轻的躯体，竟早早就与阳痿和早泄结下了不解之缘。

现在，伟哥能够点燃卧室里的生命之火，让这些被迫"病理性禁欲"的人们，重新享受到性的欢乐，对个人，对家庭，应该说是多大的功德啊。

在伟哥背后，昂然挺立的不仅仅是一个男性器官，还有男人的尊严，还有性爱中的欢乐。据说是上帝创造的两条自然法则之一：男性性兴奋的时段性与自然衰减律，因伟哥的问世，已被彻底颠覆。这颗令无数男性"众里寻她千百度"的蓝色小药丸，将给我们的燃情岁月带来无边春色。对于这个时代的芸芸众生来说，将是一种多大的幸运啊。

不过，伟哥也不是没有任何危险或副作用的。伟哥问世之初，在美国就有关于服用伟哥导致牺牲在性爱前线的报道——做爱时过于亢奋导致心脏病发作而死。其实这种死法，和中国古代色情小说中死于服用春药没什么不同。

伟哥也会有副作用。有如下9种可能出现的副作用。

1. 头痛

临床试验中发现，约有13%的人服药后出现头痛，且服用剂量越大愈烈。

2. 眼花

约有3%的服药者可发生短暂的视力模糊，有的还会出现看见蓝光的幻觉。

3. 头昏

可能造成血压骤降，如同时服用硝酸甘油等药物，常会立即头昏甚至晕倒。

4. 阴茎异常勃起

将伤及阴部肌肉组织，甚至加重阳痿。

5. 掩盖心血管疾病

阳痿可能是心脏疾病、糖尿病或癌症的先兆，服用该药可能掩盖真正的病情。

6. 血压降低

伟哥可引起血压降低，而含三硝酸甘油或硝酸盐类的心脏病药物也会降低血压，故伟哥与这些药混用时血压会大大降低，有时可能会危及生命。

7. 永久性阳痿

长期服用伟哥可产生药物依赖性，甚至导致永久性阳痿。

8. 青光眼

眼科专家警告，服用伟哥可导致血压下降，但青光眼患者眼压较高，有 3%～5% 的人可能出现急性青光眼，可使人一夜失明，即使治好也不能恢复原来的视力。

9. 不育

美国一些专家认为，年轻人用伟哥可能会影响生殖能力。

然而，尽管有这些副作用，伟哥还是迄今为止最成功的春药。

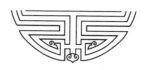

"六〇六"药名之来历

最近，看到几篇文章，提到六〇六是某位科学家经过606次试验才成功的，因此就将此药命名为六〇六。其实，这是来自讹传。有一些中小学、大学教师，为了鼓励学生养成勇于实践和不怕挫折的精神，便讲起了某个科学家在研究工作中坚韧不拔，屡败屡试而终于获得成功的故事。最常提到的例子，便是抗梅毒制剂六〇六，说是六〇六的发明者在研究这种药物时，连续失败了605次，但他毫不气馁，坚持奋斗，终于在第606次试验中获得成功。这个故事先从国外流传，以后传入我国并一直传颂至今。直到目前，有的人还把这讹传当作真实故事。

"六〇六"的发明者是德国科学家保罗·埃尔利希（Paul Ehrlich，1854—1915）。在19世纪70年代，埃尔利希在医学院求学期间，对细胞的观察在德国进入了黄金时代，这得益于德国两大工业发展：一个是德国的光学工业，制造出了越来越精良的光学显微镜；一个是德国的染料业，细胞学家们尝试了种种染料，试图使不同的细胞、细胞的不同结构能不同程度地被染色，以便能在显微镜下区分开来。

埃尔利希从那时起对染料着了迷。他一开始研究的是如何用不同的染料让不同的细胞着色，包括通过染色在显微镜下分辨出入侵人体的病原体，用以诊断疾病。他曾经给自己的唾液染色发现自己得了肺结核。很快地，他想到染料还可以有更直接的医疗用途：如果染料能够特定地附着在病原体上染色，而不附着人体细胞，那么我们是否也能从染料中发现药物，它只攻击病原体，而不攻击人体细胞，因此对人体无副作用呢？

埃尔利希将这种药物称为"魔弹"（魔术子弹）。寻找"魔弹"成了他一生的梦想。1899年，他被任命为新成立的法兰克福实验医疗研究所所长后，开始带领一批人马去实现这个梦想。

埃尔利希一开始想要攻克的是"非洲昏睡症"。当时人们刚刚发现这种传染病的病原体是锥体虫，而锥体虫也能感染老鼠，因此可以用老鼠作为实验动物试验药物。1904年，埃尔利希发现有一种红色染料——后来被称为"锥红"——能够杀死老鼠体内的锥体虫。可惜临床人体试验的效果不佳，因此他开始寻找新的染料。此前，有一位英国医生发现染料"阿托西耳"（学名氨基苯胂酸钠）能杀死锥体虫治疗昏睡症，但是有严重的副作用：阿托西耳会损害视神经导致失明。埃尔利希想到：能不能对阿托西耳的分子结构加以修饰，保持其药性却又没有毒性呢？当时化学家已测定了阿托西耳的分子式，它只有一条含氮的侧链，表明它难以被修饰。但是埃尔利希相信这个分子式搞错了，它应该还有一条不含氮的侧链，这样的话就可以对它进行修饰，合成多种衍生物进行实验。

埃尔利希的助手们并不都赞成埃尔利希的直觉，有的甚至拒绝执行埃尔利希的指导当场辞职。但是实验结果表明埃尔利希的猜测是正确的。助手们合成了千余种阿托西耳的衍生物，一一在老鼠身上实验。有的无效，有的则有严重的毒副作用，只有两种似乎还有些前途：编号"四一八"和"六〇六"的衍生物，但是进一步的实验表明后者并没有效果。

恰好在这时，梅毒的病原体——密螺旋体被发现了，而且，一位年轻的日本细菌学家秦佐八郎找到了用梅毒螺旋体感染兔子的方法。埃尔利希邀请秦佐八郎到自己的实验室工作，让他试验"四一八"和"六〇六"是否能用于治疗梅毒。1909年，秦佐八郎发现"四一八"无效，而"六〇六"能使感染梅毒的兔子康复。随后举行的临床试验结果也表明"六〇六"是第一种能有效地治疗梅毒而毒副作用又较小的药物，所以很快推向市场。作为第一种抗菌类化学药物的发明者，埃尔利希因此被公认为化学疗法之父。

与一般的说法相反，"六〇六"并不是某个人简单地重复606次试验的产物，而是在合理的假设、丰富的经验、良好的直觉的指导下，许多人分工合作，从上千种化合物中筛选出来的，"六〇六"是产物编号而不是试验次数。其中又有一定的偶然因素，最初的实验目的甚

二、药物发现的故事

至不是为了治疗梅毒，对此其实只试了 2 次。

从上面谈到六〇六药名的由来，说明六〇六不是该药的试验次数。而且事实上，没有一种数字代号命名的药物、杀虫剂或农药，是以获得成功的试验次数为代号来命名的。这些"数字名称"的来源主要有三类：其一是化合物的编号；其二是化学分子式；其三是研制成功的年月。现分述如下。

（一）来自化合物的编号

已如上述，"六〇六"和"九一四"是德国科学家保罗·埃尔利希发明的，药名"六〇六"并不是试验次数的记录，而是化合物的编号。

在这些药物中，现有文献常提到的大约有 5 种，这就是埃尔利希命名的五号、五九四号、六〇六号、九一四号、一二〇六号，其中"六〇六"号化合物就是驱除梅毒的良药叫作胂凡纳明。以后，"九一四"号研制成功，便叫它为新胂凡纳明，这"新"的驱梅毒剂，其商品名叫"九一四"。

有几种抗结核药也是以化合物的编号作为商品名的，如 20 世纪 60 年代使用的"1314th"（乙硫异烟胺）、"1321th"（丙硫异烟胺）等，数字后面有"th"显然是序数词。

有机磷农药，大家多数熟悉以数字命名的商品名的有 1059、1605 等等，其实，都是化合物的编号。如 1059，乃系德国研究单位内部编号 E-1059 的序数，它也是"内吸磷"的商品名。1605 也是德国研究单位的内部编号 E-1605 的序数，亦为"对硫磷"的商品名。此外，1240（乙硫磷）、3911（甲拌磷）、4049（马拉硫磷）等都是编号的序数。

（二）来自化学分子式

农药（杀虫剂）666，既不是试验次数，也不是化合物的编号，这个数字作为商品名则源于它的化学分子式。666 这种农药是用一种叫做苯的化学物质，在紫外线照射下和氯气作用生成的：$C_6H_6+3Cl_2=C_6H_6Cl_6$ 从其生成"666"粉的分子式，便可看出它是由 6 个碳原子、6 个氢原子、6 个氯原子组成的，所以叫做"666"粉，其化学名称为六氯环己烷（即六氯化苯）。

二二三是杀虫剂"滴滴涕"的别名，系一种有机氯杀虫剂，其化学名为二氯二苯三氯乙烷（dichloro-diphenyl-trichloroethane），缩写为DDT，按汉语谐音译为滴滴涕（每一滴都能让害虫痛哭流涕，含泪而亡）。二二三即二氯二苯三氯乙烷之简称。

（三）来自研究成功的年月

654-2是大家比较熟悉的常用药物，它的化学名叫山莨菪碱。它是1965年4月从我国特产植物山莨菪中提取的一种生物碱，故以研制成功的年月而取代号为654，其天然制品称为654-1。因药源有限，提取工艺也很繁琐，成本又高，后来采用了人工合成的方法生产出合成制品，取名为654-2。

以研制成功的时间命名的药物，有"84消毒液"，"84"这一数字代号即1984年。因为这种消毒液是北京地坛医院（原北京第一传染病院）于1984年研制成功并投放市场的。

抗休克和扩容的血浆代用品羟乙基淀粉，又称"706代血浆"，乃因其系我国20世纪70年代开发研制的。治疗痔疮的"603消痔液"为江苏省中医院于1960年研制出来的。

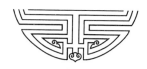

"捞油水" 捞出凡士林

我国有句贬义语："捞油水。"而凡士林的来历和命名却跟"捞油水"有关。

很久以前，从欧洲移居到美国的移民，在新大陆上见到冰凉的山溪汇流成湖泊，然后潜流到数英里外再流出地面，这重新流出的水，在水面上漂浮着一层层薄薄的油，从地面涌出的泉水聚成水塘，水面上也有一层油。当地的印第安人把这层油撇出来贴敷烧伤、切伤或划破的伤口，移民也学会了这种方法，并且有人将油装入瓶内作药出售，称其为印第安油。

100 年后，一位年轻的英格兰教师齐治·比斯尔对这种油甚感兴趣，他想，"油"从地下冒出来，也许通过钻探能够取出更多这种油。于是他与好友埃德温·德雷克商议，并在宾夕法尼亚的泰特斯维尔附近开始钻探，当钻入地下约 25 米时，石油就冒出来了。不久，钻探石油也变成了一项大工业。一位纽约的年轻化学家罗伯特·切斯堡也改行来开采。他前往宾夕法尼亚的一处石油井做调查。当时正处石油工业的初期发展阶段，切斯堡和其他很多人一样，希望从中获利。

当切斯堡在那里的时候，他发现了一种胶状物质俗称"抽油杆蜡"给钻油平台的工人造成了麻烦，因为它会黏在钻油设备上，经常导致机器卡住。切斯堡也发现了当工人们从机械上清除那些残渣的同时会抹在他们的皮肤上，而且这些物质似乎还可以帮助他们修复缺损伤口和烧伤。充满好奇心的切斯堡随即取了一些抽油杆蜡回到家中进行实验。经过几个月的测试，他成功地提炼出了可以使用的石油膏石化制胶状物，类似果酱般的物质。

本来这种类似果酱状石油膏，早在 1859 年已被发现，其原名为"petroleumjelly"，其中"petroleum"是石油，而"jelly"则是像果酱般的胶状物，乃系石油探钻的副产品之一。后来，罗伯特·切斯堡将其命名为凡士林（Vaseline）。1870年，切斯堡向美国专利局申请了专利，并于该产品的美国专利书上申述："我，罗伯特·切斯堡，自石化物中发明了一种全新且非常有助益的产品，命名为凡士林。"凡士林（Vaseline）之名，源于德语"水"（wasser）及希腊语"油"（elaeon）二词合并而来。

自1870年切斯堡获得凡士林的发明专利后，在此后的10年间凡士林产品销量爆炸式的增长，流行到几乎每一个美国家庭都有一瓶凡士林。

此后切斯堡将自己的生意扩展到了加拿大、英国和全球的英殖民地。许多新妈妈用它来防止和治疗尿布疹。一些在极寒地区的专业工作者用它来修复他们干燥爆裂的皮肤。甚至探险家罗伯特·皮瑞（Robert Peary）当他成为第一个到达北极点的人（也是普世承认的）的时候都随身携带一瓶凡士林，因为它不会冻结。

1880年代后期，切斯堡以每分钟卖出一瓶的速度在全球销售凡士林石油膏，大多数专业医生都认为凡士林是修复皮肤问题的一个标准选择。

到1911年，公司开始在欧洲、加拿大和非洲开设运营机构和制造工厂，提高生产和产品分销的效率。

在第一次世界大战期间，凡士林被美军士兵用来治疗切口、瘀伤和用来防晒。很多战地医生都会携带一瓶凡士林来治疗轻微的伤口和烧伤。

第二次世界大战时期，凡士林被委托生产一种含有石油膏的清创消毒剂。最后，凡士林品牌，自然成为了美国的爱国标志。

事实上科学家对凡士林进行了仔细研究，发现凡士林里除了极具化学惰性的碳氢化合物之外，一无所有。但它不亲水，涂抹在皮肤上可以保持皮肤湿润，使伤口部位的皮肤组织保持最佳状态，加速了皮肤自身的修复能力。另外，凡士林并没有杀菌能力，它只不过阻挡了来自空气中的细菌和皮肤接触，从而降低了感染的可能性。

凡士林的很多"疗效"都和这两个特性有关。比如，妈妈们喜欢在婴儿屁股上涂一层凡士林，避免因湿尿布长期接触皮肤而引起湿疹。

二、药物发现的故事

鼻子流血的人也可以把凡士林涂在鼻孔内壁，这样可以阻止继续出血。甚至口腔溃疡的患者也可以先用纸巾擦干患处，然后涂上一层凡士林。凡士林能防止溃疡接触口腔内的酸性物质，加速溃疡的愈合。

凡士林非常便宜，很多爱美的女士因此对它不屑一顾。事实上，与市场上其他更加昂贵的护肤品相比，凡士林的化学惰性使得它对任何类型的皮肤都没有刺激作用，因此凡士林属于广谱护肤品，谁都能用。正因为如此，廉价的凡士林仍然是目前全世界使用最多、性价比最高的护肤品。

药物的故事与事故

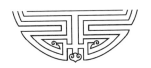

巴比妥缘起芭芭拉

巴比妥自 1903 年问世以来，为解除患者的疾苦做出了极大的贡献。此类药有催眠镇静作用，虽然目前新一代安眠药相继出现并被患者应用，但是，这类药物仍然还被某些疾病如癫痫所应用。

巴比妥类催眠药为巴比妥酸的衍生物，巴比妥酸是脲与丙二酸的缩合物，而巴比妥（Barbiturate）这一名词是由"芭芭拉"（Barbara）与"尿酸"（uric acid）两个词组合而成的，即 Barbituric acid ＋ -ate。

巴比妥是由德国化学家贝耶尔（Adolf von Baeyer，1905 年诺贝尔化学奖得主）发现的，一次他在旅途中，有位化学家送给他一盒特别的药物，其中有些是从尿液中提取的。贝耶尔利用这些药物着手一个新项目的研究，在研究中需要大量纯净的尿液，但解决供研究的尿液对他倒是一个难题。当时，贝耶尔正和慕尼黑咖啡馆的女招待芭芭拉小姐处于热恋之中，为此，贝耶尔就找芭芭拉商量，结果得到这恋人的大力支持，多次提供她自己的小便供他研究。之后，贝耶尔的研究终告成功，从尿液中提取出了一种白色结晶。为了感激芭芭拉的支持和帮助，遂定名为巴比妥酸。按德文的含义系"芭芭拉的尿酸"，Barbiturate 即是由芭芭拉（barbara）和脲（urea）组成的新词。然而，虽然巴比妥酸可以衍生出一大类新的化合物，叫作巴比妥酸盐，但是贝耶尔没有发现它的药物用途，于是就把它放在了一边。

直到 1903 年，德国化学家菲舍尔（Emil Fischer）和梅林（Joseph von Mering）发现了巴比妥酸盐的医学价值。他们发现合成的二乙基巴比妥酸让狗很快沉睡。巴比妥酸于是就成了睡眠的保护神。1904 年德国拜耳公司将二乙基巴比妥投入市场。

后来人们又发现巴比妥可以作为一种有效安全的治疗癫痫的药物。（在这之前溴化钾是控制癫痫发作的药）它由英国医生洛可克（Sir

Charles Locock）于 1857 年发现。虽然有严重的副作用，到 20 世纪初巴比妥投入使用前，溴化钾是唯一的控制癫痫的药物。

巴比妥酸盐（Barbiturates）是巴比妥酸在 C5 位上进行取代而得的一系列衍生物。取代基长而有分支（如异戊巴比妥）或双键（如司可巴比妥），则作用强而短；以苯环取代（如苯巴比妥）则有较强的抗惊厥作用；C2 位的 O 被 S 取代（如硫喷妥），则脂溶性增高，静脉注射立即生效，但维持时间很短。

1912 年，苯巴比妥（Phenobarbital）由拜耳公司上市。它不仅是一个安眠药，而且有良好的抗惊厥效果，并且没有溴化钾的毒性。于是苯巴比妥很快打败当时的溴化盐类安眠药。成为 20 世纪初到 20 世纪 70 年代最广为使用的安眠药。有关它的作用机制，研究发现，苯巴比妥在非麻醉剂量时能够抑制大脑中枢神经单突触和多突触传递，抵制导致癫痫的异常放电冲动外扩散。

经过临床使用，苯巴比妥被发现还有降低黄疸的作用，可以有效治疗新生儿黄疸。新生儿高胆红素黄疸是一种常见病。胆红素是红细胞破坏降解的一种产物，由于新生儿肝功能还不健全，不能将胆红素很快排除，使血液中胆红素高于正常所致的黄疸。使用苯巴比妥后，可以诱导肝细胞微粒体的药物代谢酶，使其代谢增加，而促进胆红素的代谢，降低了血液中胆红素的浓度，使黄疸消退。还有应用苯巴比妥治疗急性黄疸型肝炎的报道。到了 20 世纪 50 年代，光照疗法被偶然发现能够安全有效地降低婴儿胆红素水平，于是苯巴比妥药物很快被取代了。

然而巴比妥类药物并不是一种原来预想的"奇药"。它有很多的副作用，主要有让人嗜睡以及一定程度的行为改变。而且巴比妥类药物都有耐药性问题。长期服用，需要提高剂量以维持药效。它的有效浓度接近中毒浓度。稍不小心，剂量就会超过治疗剂量而达到致死剂量，偶然的过量或者和酒同服有可能就会致命，这被认为可能就是玛丽莲·梦露的死因。到后来，随着巴比妥盐的普及，它被越来越多的人用来自杀。

如今，苯巴比妥已经不是一线安眠药。作为一种普遍性中枢抑制药，它仍然是一种重要的抗癫痫药，它甚至还被用来治疗宠物的癫痫。经过了近一个世纪的历程，苯巴比妥到现在还很有市场。它的一个重要吸引力，尤其是对发展中国家来说，是它的低廉的价格。一个30天的疗程只要不到10美元。

苯巴比妥还在一个早期的严重药物事故中有份，而且间接地促成了现在制药公司广泛使用的《良好生产规范》（good manufacturing practices，GMP）的建立。1940年12月，温斯洛普化学公司（Winthrop Chemical）不慎生产了一批混有苯巴比妥的磺胺噻唑片，每一片大约有350毫克的苯巴比妥，而引起成人嗜睡的剂量只有100～150毫克。作为一种治疗细菌感染的常用药，磺胺噻唑由于它的低毒性而通常被大剂量的服用。这起事故后来导致了数百人的死亡。

食品药品管理局的调查发现，苯巴比妥混入磺胺噻唑，发生在温斯洛普公司的药片的制作过程中。温斯洛普公司的磺胺噻唑片和苯巴比妥片的生产是在同一个车间，且生产线相邻，尤其是两个药物的生产机器有时候还被互换。当公司于12月发现药片污染的情况以后，公司甚至还拖延了3个多月才开始从市面上召回被污染的药片。

温斯洛普公司的糟糕的质检系统，没有及时向食品药品管理局报告事故，以及发现后又未能迅速有效地回收污染的药物是造成这次惨痛事故的原因。这起事故促使美国食品药品管理局决定对温斯洛普公司的磺胺噻唑片进行严格的监管，也促使美国于1962年对1938年的《食品、药品及化妆品法案》进行大幅修改，严格对药品的管理，并且开始强制推行《良好生产规范》。可以说，苯巴比妥间接地推动了药品生产和管理的革命。

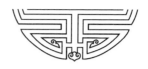

艾克曼与维生素 B_1

在 100 多年前，脚气病是一种可怕的顽疾。得了这种病的人全身浮肿，肌肉疼痛，四肢无力，吃不下，睡不着，走路艰难。医生对脚气病没有什么好办法。

在当时，日本海军中脚气病患者很多。1882 年，日本军舰从东京驶向新西兰，在 272 天的航海中，有 169 人患了脚气病，25 人死亡。为此，日本军医高木兼宽着手调查：他发现脚气病的发生与吃精白米有关。1884 年，又有一艘军舰走这一条航线。高木兼宽改变了船员的食谱，增加了面粉、牛乳和蔬菜等，结果在 287 天航行中，只有 14 名船员患脚气病，没有人死亡。由此，高木兼宽找到了一个有效地预防脚气病的办法。但是，高木兼宽并没有进一步研究脚气病的产生原因。因此，脚气病的病因仍是医学界的一个未解之谜。

几乎在高木兼宽开始研究脚气病的同时，荷兰一位名叫克里斯蒂安·艾克曼的军医也加入了研究脚气病的队伍。那时，在"荷属东印度"（现在的印度尼西亚）的爪哇岛，暴发了脚气病，每年死于脚气病的人多达数万人。为此，荷兰政府在 1886 年成立了一个专门研究脚气病的委员会。28 岁的艾克曼自告奋勇加入了这个委员会。

委员会经过两年的调查、研究，似乎取得了较大的成果，确认脚气病是一种多发性的神经炎；从脚气病患者血液中分离出一种球菌，确认它是引起多发性神经炎的元凶。委员会绝大多数人员班师回国了。可是艾克曼总觉得对于脚气病还没有彻底弄清楚。比如，它会不会传染？要如何防治？等等。艾克曼决定独自留在巴达维亚（现在的雅加达），把这些问题弄个水落石出。

1890 年，艾克曼发现了一个有趣的现象：鸡群中突然暴发了一种病，许多小鸡精神萎顿，步态不稳，严重的甚至死去。经病理解剖，艾克曼确认这些鸡也得了脚气病。可是，实验室换了一个喂鸡的雇员后病鸡慢慢地恢复了健康，鸡的脚气病不治而愈了。

"这是什么原因呢？如果脚气病是病菌引起的，为什么并没有进一步传染呢？"艾克曼陷入了沉思之中。为了证实脚气病是否具有传染性，艾克曼把从病鸡胃中取得的食物喂给正常的鸡吃。照理说，如果脚气病的病原是细菌的话，那么被喂的鸡一定也会得脚气病，可实验结果并不是如此。显然，脚气病的病原是细菌的说法是站不住脚的。

那又是什么原因引起脚气病的呢？艾克曼百思不得其解。

有一天，他偶然经过实验室附近的一个军医院的病房，听见几个"老病号"在那儿闲聊：

"那个实验室喂鸡的雇员好久没来了。"

"是啊！白花花的精米饭的剩饭倒掉真可惜。"

"喂鸡？"艾克曼一下子警觉起来，他连忙上前打听这件事的始末。"老病号"告诉艾克曼：以前那个雇员每天都要到医院来捡剩的精米饭。艾克曼想，这也许与脚气病有关。他不想放过任何一条与实验室里的鸡有关的线索。艾克曼找到原来的那个雇员，询问他原来饲喂鸡的食物是什么。那个雇员以为自己克扣实验室里的鸡粮，用医院剩精白饭喂鸡的事已暴露，只好低头承认。接着，艾克曼又找到新雇员，憨厚的新雇员告诉他："我都是用实验室里发的饲料喂鸡。"

"莫非鸡脚气病与饲料有关？"艾克曼想起了几年前日本军医高木兼宽关于预防脚气病的报道。艾克曼决定就这一问题做深入研究。

他跑了许多监狱，调查结果表明，吃糙米的囚犯中每 1 万名只有 1 名脚气病患者。他将小鸡分成两组，一组饲喂精白米饭，另一组饲喂糙米，结果三四周后，前者得了脚气病，后者却安然无恙。他用糙米饲喂患有脚气病的小鸡，结果过一段时间，小鸡恢复了健康。他让患有脚气病的人吃糙米、喝米糠水，结果患者很快就康复了。经过这一番的研究，艾克曼断定糙米的米皮里含有一种物质，这种物质可以防治脚气病。

这种物质究竟是什么东西呢？艾克曼着手这种物质的提取工作，但以失败告终。1911 年，波兰生化学家卡西米尔·冯克，在艾克曼等人的实验基础上，采取了一种独特的提取方法，从米糠中成功地提取到一种晶体物质。这种物质含氮，为碱性，属于胺类。因此，冯克把它称为"生命胺"。这就是艾克曼所说的可以防治脚气病的物质，现在我们称它为维生素 B_1。后来科学家还发现了许多种维生素。

1929 年，艾克曼获得诺贝尔生理学或医学奖。

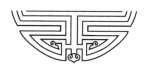

发现维生素 K 同获诺奖

074

　　1943 年，丹麦哥本哈根工艺研究所的亨利克·达姆（Henrik Dam）与美国圣路易斯大学的爱德华·阿德尔伯特·多伊西（Edward Adelbert Doisy）共同分享了该年度的诺贝尔生理学或医学奖。达姆是维生素 K 的第一位发现者，多伊西则测定出维生素 K 的化学结构式。

　　1929 年，达姆正在进行一项有关动物自身能否合成胆固醇的课题研究。他设计了一种特别的饲料配方来喂养实验用小鸡。可是才喂了几天，就发现小鸡皮下开始出血。用针轻轻刺一下小鸡的皮肤，小鸡就会出血不止，并很快死去。这一情况令达姆困惑不解。直到 1934 年，达姆改变配方，在饲料中加入猪肝和麻子油再次进行实验，奇迹出现了——小鸡的出血被止住了。他心想一定是猪肝和麻子油中含有一种前所未知的、有助于血液起凝固作用的营养成分。取"凝固"一词的德语原文"koagulation"第一个字母 K 来命名，就成了"维生素 K"。这就是它得名的由来，并不像有些人想像那样，维生素是按 A、B、C、D、E……排列下来的。

　　时隔 3 个月，远在千里之外的美国，一位名叫多伊西的科学家也提取出维生素 K，不过来源不同，他是从腐败的鱼肉中提取出维生素 K 的。论资排辈，达姆所发现的称之为 K_1，多伊西所发现的就成为 K_2。如今维生素 K 家族有了四兄弟。其中 K_1、K_2 来自天然，K_3、K_4 则是人工合成品。虽然它们的主要化学结构相同，但止血的作用却大有差别。按止血能力大小，K_3 名列第一，其止血功能每毫克为 1000 单位，故被载入多个国家的药典和基本药物品种当中。

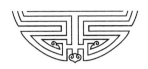

陈克恢发现麻黄素

1929 年，一位年仅 30 岁的中国科学家成为了礼来公司药理研究部主任，并在此后长达 34 年的时间里执掌礼来药物开发，并最终成为 20 世纪国际药理学的一代宗师。他，就是陈克恢。正是他，发现麻黄的有效成分为麻黄碱。

麻黄收录于《中国药典》，因《本草纲目》说"其味麻，其色黄"而得名。有"发汗散寒，宣肺平喘，利水消肿"之功效。是谁最早发现麻黄碱的作用呢？他就是现代中药药理学研究的创始人，药理学家陈克恢教授。

陈克恢，字子振，1898 年 2 月 26 日出生于江苏省青浦县金泽长街（现为上海市青浦区的古镇）。幼年丧父，5 岁时由做中医大夫的舅父周寿南教他读书写字，学习四书五经，10 岁时才进入公立学校。1916 年中学毕业考入依靠庚子赔款修建的留美预备学校清华学堂，两年后赴美国威斯康辛大学插班于药学系三年级，于 1920 年获得药学学士学位。毕业后，他进入该校医学院，并于 1923 年获生理学博士学位。

由于陈克恢教授的舅父是位名中医，他幼年时常在中药房里读书玩耍，因而对中药十分感兴趣。正是从舅舅那里，他知道了中药麻黄。1918 年，他赴美留学，即立志用科学方法研究中药。1923 年，因母亲病重返回北京，受聘任协和医学院药理系助教，开始着手研究中药麻黄。他与同事斯密特教授合作，用狗进行实验，证明麻黄碱与肾上腺素和酪胺具有同样的作用。后来，他从麻黄之中提取到一种生物碱结晶，即左旋麻黄碱。但遗憾的是，通过查阅文献，他才得知日本学者长井长义早于 1887 年即已分离此碱，命名为 ephdrine。但当时只知道它能扩大瞳孔，不知道其他药理作用。

他日夜奋战，仅用了 6 个月就得到不少成果，并在美国实验生物与医学学会北京分会上做了初步报告，宣布麻黄碱有拟交感神经作用。后来，他的助手冯志东继续深入研究，提取了麻黄素和右旋伪麻黄碱。1924 年，陈克恢发表了关于麻黄碱药理作用的第一篇论文，此后他还分析了世界各地产的麻黄草，确认只有中国和东南亚地区产的含左旋麻黄碱。对麻黄碱药理作用的研究很快进入临床观察，并证明它可以治疗过敏性疾病、干草热和支气管哮喘，还可用于脊椎麻醉，以防血压下降。

这一成果也受到了礼来公司的认可。1926 年，礼来将麻黄碱推向市场，此后，礼来中国上海办事处成吨的收购中药麻黄作为制药原料。

自此，麻黄成为经典药物，用于治疗支气管哮喘及预防支气管痉挛。1889 年，拉顿伯格与奥尔萨格尔提取到了麻黄碱的异构体伪麻黄碱。而今，伪麻黄碱成为了感冒药物的主要成分之一，可以迅速缓解感冒时的鼻塞、流鼻涕和打喷嚏等症状。但是，一些别有用心的人将伪麻黄碱经过并不复杂的化学转化，就制成了俗称"冰毒"的甲基苯丙胺，这使得许多国家对销售含有伪麻黄碱的感冒药进行限制，以防止不法分子大量收购感冒药，用来提炼毒品。而世界各大药厂也在逐步改变感冒药的配方，用去甲肾上腺素等药品替代伪麻黄碱。

凭借对麻黄碱的系统研究，陈克恢教授一举成名。进入 20 世纪 40 年代，陈克恢教授在麦角、磺胺、维生素、雌激素、抗甲状腺药物和降血糖药物的研究与开发方面都做了大量工作；20 世纪 50 年代以后，他又进行了多种抗生素如红霉素、万古霉素和环丝氨酸等的药理研究，并取得优异成绩，开发出了一系列新药。

陈克恢和同事们进行的更有意义的研究是关于急性氰化物中毒解救。这项研究临床意义很大。他们发现两个无机盐（亚硝酸钠和硫代硫酸钠）静脉注射可有效地解除急性氰化物中毒。至今，这个办法还在应用，而且效果很好。

第二次世界大战后不久，陈克恢得到从德国缴获的美沙酮（Methadone）样品，并肯定了它的镇痛作用。在此基础上，他和同事们在礼来药厂合成并开发了丙氧芬（Propoxyphene），此药临床效果虽仅与可待因相当或稍差，但因其成瘾性小，所以畅销了近 20 年。

陈克恢还进行了蟾蜍毒素的研究，为此，上海办事处在中国大量购买蟾蜍，第一批通过海运到美国的蟾蜍全部死于途中，无法进行研究，礼来上海办事处的经理不得不学习提取蟾酥的方法，在上海提取蟾酥后再发往美国。虽然大量的研究最终没有任何新药发现，但陈克恢对400多种强心苷和甾类化合物进行了构效关系的研究，发表了大量文章，丰富了药物化学资料库，并为其他药物的研究提供了宝贵经验。

除了学术才华，陈克恢也展示了中国学者的风度和修养。《印第安纳波利斯新闻报》曾描述说，拜访陈克恢夫妇如同翻阅一本神奇的书。他们爱好网球，家中有照片冲洗室，而陈太太精通厨艺和园艺，把她的化学技术应用到博大精深的中国菜肴中。

陈克恢教授从事药理学研究半个多世纪，其成就为药理学界所敬重。他曾任美国药理与实验治疗学会主席（1951—1952）和美国实验生物学联合会主席（1952—1953），1972年，又被选为国际药理联合会（IUPHAR）名誉主席。他也曾任中国药学会、中华生理学会和中华医学会的会员，并曾任中华医学杂志的国外编委。陈克恢教授身居海外数十载，但时时刻刻心系祖国，很多留学生前往他的实验室参观，他都热情接待，并给予亲切指导。

1988年12月12日，因脑溢血合并感染，陈克恢教授不幸逝世，享年90岁。陈克恢教授是20世纪国际药理学界的一代宗师，也是中国药理学界引以为荣的现代中药药理学研究的创始人。

二、药物发现的故事

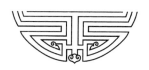

屠呦呦攻克青蒿素

2015年10月5日，瑞典卡罗琳医学院宣布，将2015年诺贝尔生理学或医学奖授予中国药学家屠呦呦以及爱尔兰科学家威廉·坎贝尔和日本科学家大村智，表彰他们在寄生虫疾病治疗研究方面取得的成就。

屠呦呦的获奖理由是"有关疟疾新疗法的发现"。这是中国科学家在中国本土进行科学研究并首次获诺贝尔奖，是中国医学界迄今为止获得的最高奖项，也是中医药成果获得的最高奖项。2015年诺贝尔生理学或医学奖奖金共800万瑞典克朗（约合92万美元），屠呦呦将获得奖金的一半，另外两名科学家将共享奖金的另一半。

屠呦呦是诺贝尔生理学或医学奖的第十二位女性得主。20世纪六七十年代，在极为艰苦的科研条件下，屠呦呦团队与中国其他机构合作，经过艰苦卓绝的努力并从《肘后备急方》等中医药古典文献中获取灵感，先驱性地发现了青蒿素，开创了疟疾治疗新方法，全球数亿人因这种"中国神药"而受益。目前，以青蒿素为基础的复方药物已经成为疟疾的标准治疗药物，世界卫生组织将青蒿素和相关药剂列入其基本药品目录。

诺贝尔生理学或医学奖评委让·安德森说："屠呦呦是第一个证实青蒿素可以在动物体和人体内有效抵抗疟疾的科学家。她的研发对人类的生命健康贡献突出，为科研人员打开了一扇崭新的窗户。屠呦呦既有中医学知识，也了解药理学和化学，她将东西方医学相结合，达到了一加一大于二的效果，屠呦呦的发明是这种结合的完美体现。"

屠呦呦，1930年生于浙江宁波。"呦呦鹿鸣，食野之苹"，《诗经·小雅》中的名句寄托了屠呦呦父母对她的美好期望。

1951年，屠呦呦考入北京大学医学院（现为北京大学医学部），选择药物学系生药学专业为第一志愿。她认为生药专业最可能接近探索具有悠久历史的中医药领域，符合自己的志趣和理想。在大学 4 年期间，屠呦呦努力学习，取得了优异成绩。在专业课程中，她尤其对植物化学、本草学和植物分类学有着极大的兴趣。

1955 年，屠呦呦大学毕业，分配到卫生部直属的中医研究院（现中国中医研究院）工作。

1969 年，屠呦呦所在的中医研究院接到了一个"中草药抗疟"的研发任务。同年，正值越南战争，耐药的恶性疟疾在越南流行，引起双方部队严重的非战斗性减员，中国在越共的请求下开始在军内开展抗疟药的研究，并成立了"全国疟疾防治研究领导小组办公室"（代号"523 办公室"）。屠呦呦毕业于北京大学医学院药学系，又有从事中医药研究工作的经验，当时在大多数学术权威都被打倒的情况下，她被委任为组长，负责重点进行中草药抗疟疾的研究。

耗时 3 个月，从包括各种植物、动物、矿物在内的 2000 多个方药中整理出 640 个，再从中进行 100 多个样本的筛选，最终选出的胡椒"虽然对疟原虫的抑制率达 84%，但对疟原虫的抑杀作用并不理想"，而"曾经出现过 68% 抑制疟原虫效果"的青蒿，在复筛中因为结果并不好而被放弃。

其后，屠呦呦在重新复习东晋葛洪《肘后备急方》时，发现其中记述用青蒿抗疟是通过"绞汁"，而不是传统中药"水煎"的方法来用药的，她由此悟及用这种特殊的方法可能是"有忌高温破坏药物效果"。据此，她改用低沸点溶剂，果然药效明显提高。经过反复试验，最终分离获得的第 191 号青蒿中性提取物样品，显示对鼠疟原虫具有 100% 抑制率的令人惊喜的结果。

1971 年下半年，屠呦呦由用乙醇提取改为用沸点比乙醇低的乙醚提取，1971 年 10 月 4 日成功提取到青蒿中性提取物，获得对鼠疟原虫、猴疟原虫 100% 的抑制率。

1977 年，她首次以"青蒿素结构研究协作组"名义撰写的论文《一种新型的倍半萜内酯——青蒿素》发表于《科学通报》，引起世界各国的密切关注。1980 年屠呦呦被聘为硕士生导师，2001 年被聘为博士生导师。她多年从事中药和中西药结合研究，突出贡献是创制新型抗疟药——青蒿素和双氢青蒿素。

2011 年屠呦呦获得了仅次于诺贝尔生理学或医学奖的大奖——拉斯克奖，这是中国生物医学界迄今获得的最高级别的国际大奖。

拉斯克奖是美国最有声望的生物医学奖，也是世界上最有声望的大奖之一。拉斯克奖设有 4 个奖项：基础医学奖、临床医学奖、公共服务奖和特殊贡献奖。屠呦呦获得的是临床医学奖，获奖理由是"因为发现青蒿素——一种用于治疗疟疾的药物，挽救了全球特别是发展中国家的数百万人的生命"。

目前有超过 300 人次获得了拉斯克奖，其中有 80 位后来获得了诺贝尔奖，因此拉斯克奖在业界向来被看作是诺贝尔奖的风向标。2011 年，当屠呦呦作为第一个获得美国拉斯克医学奖的中国人，将金色奖杯高高举起之际，海外舆论即称之为"距离诺奖最近的中国人"。这份迟到的殊荣，给屠呦呦的人生添上了一抹浓重的夕阳红。

从青蒿到抗疟药，各种各样人的贡献肯定少不了，但拉斯克奖并没有颁给整个团队，这是因为作为一个鼓励科学发现的奖项，拉斯克奖倾向于只授予最初始的发现者。在拉斯克奖评审委员会的描述里，屠呦呦是一个靠"洞察力、视野和顽强的信念"发现了青蒿素的中国女人。屠呦呦因此被称为"青蒿素之母"。

2015 年 10 月 5 日，瑞典卡罗琳医学院的诺贝尔大厅内，挤满了来自世界各国的记者。诺贝尔生理学或医学奖在这里宣布。于是，世界认识了一张"中国面孔"——大屏幕上出现的照片中，屠呦呦戴着眼镜，嘴角微微带笑，简介中写着"生于 1930 年，中国中医科学院，北京，中国"。

诺贝尔生理学或医学奖评选委员会主席齐拉特说："中国女科学家屠呦呦从中药中分离出青蒿素应用于疟疾治疗，这表明中国传统的中草药也能给科学家们带来新的启发。"她表示，经过现代技术的提纯和与现代医学相结合，中草药在疾病治疗方面所取得的成就"很了不起"。

屠呦呦是诺贝尔生理学或医学奖首位中国得主，也是该奖项的第 12 位女性得主。有人说，屠呦呦获诺奖的伟大之处不仅在于获奖，而且更在于她获得诺贝尔奖之前的几十年的沉默。屠呦呦无论在获得拉斯克奖之前还是之后，都遭遇了种种争议和非议，但屠呦呦不作回应、不说废话，只管干好自己的工作，几十年如一日，用实际行动回应争议和非议。

屠呦呦一无博士学位、二无留洋背景、三无院士头衔，被称为"三无"科学家。然而，她却成了全世界科学家的榜样、中国科学界获得诺贝尔奖的第一人。

从幕后走到舞台中央，屠呦呦平静地说："总结这么多年来的工作，我觉得科学要实事求是，不是为了争名争利。"屠呦呦当年发明青蒿素，并不是冲着获得诺奖而去的，而是为解决现实的医学难题。盯着功利的获奖目标去搞科研，只会与奖项渐行渐远。踏踏实实做研究的屠呦呦获得诺贝尔奖，会给中国科学界、学术界带来更多的信心。

屠呦呦获诺贝尔奖，空前不该绝后。她获奖，给中国科学界带来的绝不应只是一座奖杯，更为中国的科学研究和科研评价机制提供了指引和反思空间。作为首位获得诺贝尔科学奖项的中国人，她标志着一个石破天惊的开始，也标志着一个无限可能的未来开启……

二、药物发现的故事

张亭栋砒霜治癌症

20 世纪 70 年代初，哈尔滨医科大学附属第一医院中医科主任张亭栋受黑龙江省卫生厅委托，到大庆市林甸县民主公社去调查当地的一个偏方。据传，那里有一名老中医的母亲得了皮肤癌，老中医使用"以毒攻毒"的方法，奇迹般地治好了母亲的癌症。老中医由此开始，通过肌肉注射的方法，治愈了许多癌症患者，很多外地患者也都慕名前往。老中医的偏方是真是假？张亭栋的一番调查，引出了后来被一些学者誉为诺贝尔奖级别的发现。

张亭栋于 1950 年毕业于哈尔滨医科大学，本科学习的是西医，后来转修中医，并致力于中西医结合的研究。1971 年，他带了一组研究人员，包括一名中医、一名西医、一名中药师和一名西药师来到林甸县民主公社。他们在那里看到，传说中的老中医在农村的乡卫生院里确实有 20 多张床，但任何像样的检查设备都没有。

"他是根据什么诊断癌症呢？就是一些患者从外地转去的，有哈尔滨诊断的，有上海诊断的，有北京诊断的。"张亭栋回忆说，"我到那儿一看，他们都有诊断书，诊断的有肝癌、宫颈癌、食道癌，这些患者都有。我问他们病情，他们都说有好转。"好转的表现就是，肝癌患者的肝不疼了，宫颈癌患者的分泌物减少，大肠癌患者的便血也减少了。

有一个患者看到张亭栋等人，马上就坐起来了。"你不是赵教授吗？"患者认出了他们其中一人。赵教授感到意外："你怎么认识我呢？"患者就说："我上你们哈医大治我这食道癌去了，你们说不能做手术了，因为癌症面积太大了，在胸腔里头没法做，我后来听说这个地方能治癌，就上这儿来了。我喝了这个药水，现在我已经能吃饭了。"

所谓的药水，由三味药组成，分别是砒霜、轻粉（氯化亚汞）和蟾酥。起初，老中医把它们做成药捻，塞到淋巴结核所形成的瘘管中，以治疗淋巴结核。随后，发现该药方同样可以治疗癌症。

经患者一提醒，赵教授想起来了，确实有那么一个患者，当时别说吃饭，连喝水都困难。他问患者现在情况怎么样了，患者说现在不但能喝水，而且一顿饭能吃两个馒头。赵教授表示，别的患者我不相信，这个患者我相信，因为当时我给他诊断的，肯定是有这个癌症的。

于是，张亭栋等人将患者转至县医院进行X光透视，发现食道的缝隙扩大了，食物就能过去了。虽然没有完全治愈，但是患者的生理状态有好转了，生活质量提高了，体重也增加了。

张亭栋等人认为，既然这样，就说明老中医的药确实有效，于是他们决定留下来认真研究一番。由于研究是从1971年3月开始的，他们也就把药命名为"713"。研究组的西药师叫韩太云，他把"713"做成了西药剂型的注射剂，并做了许多动物实验。而张亭栋是研究血液病的，他思考的是有没有可能用"713"来治疗白血病。

"713"中含有砒霜，而砒霜的化学成分是亚砷酸（三氧化二砷）。北宋的《开宝详定本草》、李时珍的《本草纲目》都记载了砒霜的药性。在西方，19世纪和20世纪30年代也曾尝试用亚砷酸治疗白血病，但未获普遍承认和推广。

当时，张亭栋等人采取了一个"世界领先"方法——静脉注射。尽管古今中外都有用砒霜治病，但从未有人采用静脉注射的方式。他们将患者分了几组，分别注射不同成分的药剂，以弄清楚砒霜、轻粉和蟾酥中究竟是谁在起作用。除了同时含有3种成分的药，他们还把砒霜和蟾酥做成一种药，砒霜和轻粉又做成一种药，相互比较。

结果发现，这三种药的优缺点很明显，含有轻粉的药会造成蛋白尿，伤肾；含有蟾酥的药会导致血压迅速升高，头疼、头昏。他们认为这两种药不能经常静脉注射了，就单纯使用砒霜，结果单用砒霜治疗的时候，效果仍然很好。

1973年，张亭栋等人在《黑龙江医药》发表论文，报道了他们用"癌灵注射液"治疗6例慢性粒细胞性白血病患者的情况。从论文中可以看出，他们已经明确知道起作用的主要成分是砒霜中的"亚砷酸（三氧化二砷）"和微量"轻粉（氯化亚汞）"。经过他们治疗的 6 例患者症状均有改善。

随后，在 1974 年至 1979 年间，张亭栋及同事多次以"哈医大一院中医科"的署名撰文介绍"癌灵一号注射液"对白血病（包括急性白血病）的治疗效果，包括那篇代表性的《癌灵一号注射液与辨证论治治疗急性粒细胞型白血病》，其中指出 55 例患者的缓解率是 70%。

然而，他们的成果直到 1996 年才被国际医学界知晓。那一年，张亭栋去美国参加了一次血液病的学术会议。当时的上海血液学研究所研究员陈竺在大会上报告了他们用三氧化二砷治疗白血病的情况，并指出发明该药物的张教授也到场了。这才引起了与会人员和国外媒体的兴趣。

然而，时至今日，英文文献中也看不到有人引用张亭栋 20 世纪 70 年代所发表的最原始的论文，说明医学界对他的研究了解依然很有限。

现在，年逾八十的张亭栋仍然还会出门诊，但已经不再做研究。基于他的研究所研发出的药物已经生产了 20 年，中国一个厂，美国一个厂。他仍然在关心，这个药对治疗肝癌怎么样，对治疗其他更多的癌症怎么样。"应该很好地再往下研究。"他说。

长期以来，张亭栋在中国没有得到应有的肯定，在国际医学界更是默默无闻。北京大学教授饶毅认为其原因"可能与他工作地区有关，也和他英文论文较少、缺乏国际视野和国际交流有关。不能完全排除他本人未充分意识到其工作重要程度的可能性"。而张亭栋对此也表示认同，他说："我只是想通过这个中西医结合的方法治好这个病，想着必须要拿出真实的东西。"

和屠呦呦一样，张亭栋也是无博士学位、无留学经历、无院士头衔的"三无"教授，但他开创的白血病砒霜疗法，不仅为全世界白血病患者的治疗带来了福音，而且其进一步研究，还有望对其他癌症的治疗产生积极效果。

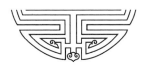

印第安侍女与奎宁

在疟原虫发现之前，不论我国还是西方，都以为疟疾是"污浊空气"所引起的。古代我国称它为"瘴气"，外文为"malaria"，这一词汇乃意大利文，由 mal（不良的）+aria（空气）所组成，可见，东西方对疟疾病因的误解是"不谋而合"的。直至1880年，法国的拉弗兰在疟疾患者的红细胞中发现了病原体——疟原虫，才打破了"瘴气"之说，解开了千年之谜。

然而，在发现疟原虫之前，世界上有些地区已经有了抗疟药物。在西方，最早的抗疟药要算是印第安人发现的一种树皮。传说有一位印第安人患了疟疾，寒热交作，口干舌燥，便在一个小池塘边喝了许多水，水味苦涩。但不久就退烧而痊愈了。他发现许多树皮浸泡在池塘里，使得水味苦涩。从此，印第安人得知苦水是树皮而来，遂采用树皮来治疗寒热病。于是，在南美印第安人中，树皮就作为"祖传秘方"在族人中秘密传用。当时他们立下族规：此药治病，不得外传，凡违规者，全族共诛之。

1638年，时任秘鲁总督的西班牙人辛可（Cinchon）伯爵的夫人安娜·辛可（Ana Cinchon）患了严重的间日疟，她的印第安侍女卓玛照料她。出于好心，她在给夫人服用的汤药中加投了树皮粉末。岂料，被辛可伯爵发现，误认系卓玛在汤药中下毒，遂对她严加拷问。但卓玛不能说出真情，因为说出原委就会因泄密罪而被族人杀死。于是，辛可伯爵手下的西班牙人因卓玛"对伯爵夫人下毒"而准备将她烧死。在千钧一发之际，安娜发现卓玛不见了，追问其他印第安仆人，从而得知真情。她立即赶赴刑场，搭救了卓玛。从此，西班牙人得知树皮的秘密，并将其带回欧洲，而且将这种树皮称为"秘鲁树皮"和"耶稣树皮"。

随后，瑞典科学家林奈塔斯研究了这种树，并把这种树皮以总督夫人的名字命名为辛可那（Cinchona），从而成为欧洲著名的解热药。辛可那的汉译为"金鸡纳"，其霜剂称为"金鸡纳霜"。金鸡纳又称为奎宁。"奎宁"之名来自印第安土著语——kinin，意为"树皮"。而英语、西班牙语则据 kinin 之音衍译为 Quinine。我国是以粤语之音将 Quinine 译为"奎宁"的。

奎宁（树皮）虽然治好了许多疟疾患者，但一直不清楚其有效成分是什么。1826 年，法国药师佩雷蒂尔和卡文顿从金鸡纳树皮中提出奎宁和辛可宁生物碱。自此之后的 100 多年，即 1944 年，化学合成的奎宁才得以问世。然而，化学合成奎宁的工艺甚为复杂，提供临床应用则成本太高，所以，奎宁和其他生物碱仍然完全来自天然药源。虽然目前有众多新的抗疟药物被发现和应用，各有千秋，奎宁因此"退居二线"。但是这个"抗疟老英雄"——奎宁，在"新秀"如林的药坛中，依然占有一定的地位，至今还没有办理"离休"手续。

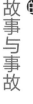

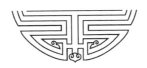

威色灵因爱得良药

洋地黄（Digitalis）用于治疗心力衰竭已有200多年的历史，直到现在，尽管众多治疗心血管病的药物不断问世，然而，在新药如林的"药坛"上，这一久经考验的老药，依然宝刀不老。如今它依旧是治疗心力衰竭和室上性快速心律失常的首选药物。

Digitalis在西方叫指顶花，是玄参科植物，其花如指套，故得此名。指顶花因与中药植物地黄同科，其花也略似，故将其冠以"洋"名，称为洋地黄。

洋地黄的发现应归功于18世纪的英国青年医生威廉·威色灵（William Withering）。有趣的是，这个伟大的发现却跟爱情的驱动有关。原来，威色灵在上中学时，最讨厌植物学这门功课，然而当他成为医生以后，接诊的第一位患者却是才貌双全的花卉画家海伦娜。两人一见钟情，威色灵则爱屋及乌，对植物学由厌恶转变为钟爱。海伦娜让他替自己收集各色花朵，以鼓励他对植物的兴趣。威色灵娶了海伦娜后，迁往伯明翰，并在达尔文祖父伊拉斯穆医生的支持下，进入当地医院。

1775年，威色灵在一次外出行医的旅途中遇到一位严重水肿的妇女，经他检查认为这位妇女已经无法挽救了。但几星期后，他听说这位妇女居然康复了。他感到十分惊讶，亲自前往了解。得知该妇女是服了一位老妪的草药煎汤治好的。威色灵找到那位老妪，要来了一副草药。这种方药竟含有20多种植物。其实，这种治疗水肿的方剂作为秘方早在民间传用。威色灵对这一秘方进行了严格的测试和筛选，最后发现在汤药中，最主要的成分就是指顶花（洋地黄）。他实验了9年，研究在不同生长期间，指顶花各部经过煎熬或制成药丸的效果。他发现，在指顶花花期之前，叶片磨成的粉末最为灵验。用它可以解除心力衰竭引起的水肿。这种药粉有利尿作用，可以排泄积聚在体内的多余液体，同时也挽救了心脏。1785 年，他将研究结果撰写了《指顶花报告书》，这一专著出版后，威色灵立刻闻名医学界。

从此，威色灵就着手进行指顶花的临床实验，并在伯明翰的贫民中试用。起初效果并不肯定，而使他一度有些灰心。但当一位被名医宣布患了不治之症的牛津学院院长经过指顶花治疗而康复时，他感到极大的鼓舞而努力继续研究。功夫不负有心人，威色灵确定了指顶花的适应证，并使制剂标准化，同时还制定了精确的剂量表，挽救了许多心力衰竭患者的生命或减轻了症状。但是，在以后的应用中，由于有些医生对洋地黄的毒副作用不了解，滥用洋地黄，有的患者中毒甚至死亡，洋地黄的名声曾一度扫地。经过 150 年后，洋地黄才作为一种灵药被人们所接受，并制定了洋地黄对心力衰竭及心律失常的应用细节。于是，这种从老妪秘方中得来的药物，便解除了众多心脏病患者的痛苦，挽救心力衰竭患者的生命。

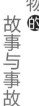

药物的故事与事故

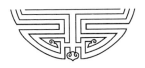

胡文虎发明万金油

提起万金油，现在的中青年人多数只知道它是一种自谦或轻视他人的比喻。把自己或某人比作万金油，通常表示他样样都能对付一点，但是样样都不精通而已。而且更有人编了一个故事，说是过去有两兄弟挑着担子到乡下去卖药，担子里外用内服治疗各种小病的药都有。走到半路两兄弟因为小事情争吵打起来了，结果把担子里的药撒了一地，各种药物都搅到一起了。他们只好把地下的药刮起来，混在一起，分装出售，结果这种药内外科的各种小病都能治，于是给它取名"万金油"——这当然是瞎编的幽默故事。

其实，万金油的创制过程，还是体现了创制人胡文虎发扬祖国传统医药，并付出一番心血和艰苦奋斗的成果。1882年1月16日，胡文虎出生在缅甸的仰光。他的父亲胡子钦，是中国福建省永定县金丰里中川村人，年轻时因为家境清贫，在1861年孤身漂洋过海，来到仰光，行医为生。由于南洋气候炎热，阳光强烈，当地居民容易中暑、头晕、疲倦，而胡子钦从国内带来的一种中成药"玉树神散"，清凉解暑的效果相当好，所以很受欢迎。他逐渐积累起一点资金后，就在仰光一条偏僻的街道上买了房子，开设了一家永安堂药铺，行医卖药。1908年，胡子钦突然身患重病，从此卧床不起。在临终之前，他一再叮嘱胡文虎要和弟弟胡文豹同心协力，发展事业。父亲一死，家庭失去了顶梁柱，药店也失去了支撑。虽然胡文虎和弟弟辛辛苦苦操劳，但永安堂药店的生意还是一天不如一天。迫于生活，胡文虎只得肩挑药担走街串巷叫卖，但还是没有多少收入。眼看药铺已经到了破产倒闭的地步。胡文虎母子三人深深地陷入了绝望中。

有一天胡文虎走在路上，看到一个装仁丹的药袋，忽然得到了启发：日本生产的仁丹治疗中暑的效果比较好，又便于携带，所以销售量一直很大，永安堂要想发展，就必须创制出像仁丹这样受欢迎的药品来。他和弟弟胡文豹在过去"玉树神散"的基础上，增加了山苍子、薄荷、樟脑等中药原料，吸收祖国药品传统的膏、丹、丸、散的优点，采用科学的方法进行研究，经过3个多月的呕心沥血，终于创制出一种新药。这种新药既可外用，又可内服，既能治感冒、头痛、鼻塞，又能治晕车、晕船，几乎可说是一种"万能"良药。母子三人商量后把这种药品取名为"虎牌万金油"！并在当地政府办理注册手续后，就开始批量生产，并且把永安堂药铺改名为"永安堂虎豹行"。

当时日本的仁丹在市民和农民中销路很广，比仁丹效果好的万金油却销路不佳。后来，胡文虎发现，仁丹之所以畅销是在广告上下了功夫。具有商业头脑的胡文虎，马上利用各种形式进行广告宣传。不出所料，万金油的销路很快就超过日本仁丹，成为中国和东南亚家家户户的常备药品。

二战结束后的永安堂，与其他行业一样，需从头再来。新中国药业部门将万金油更名为清凉油。其成分和包装仍然相同，只是更换了商标名称。其主要成分依然是薄荷脑、薄荷油、桉叶油、樟脑、丁香油等，这些成分有抗偏头痛、抗抑郁、止呕吐、抗昏迷、抗兴奋和止痛作用。自从万金油问世到更名为清凉油，一直是老百姓的常用药物。它功效多样，携带方便，价格便宜，是每个家庭必不可少的常备用药。尤其是到了夏天，万金油的作用几乎发挥到了极致，头疼脑热，往太阳穴上抹一点；肚子不舒服，往肚脐眼上抹一点；蚊虫叮咬，抹一点止痛止痒；出门在外，备上一盒可防晕车……虽然"治标不治本"，解决不了根本的问题，但是小灾小病，没有它不能干的，所以就有了"万金油"的美称。如今60岁以上的老人，几乎人人都用过万金油，看着不起眼的小铁盒，却作用非凡，为当时的人们做出不小的贡献。

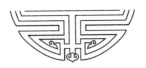

黄楚九人丹战仁丹

19世纪末至20世纪初，日本仁丹公司大量向中国市场倾销仁丹。据当时海关统计，1915年，仅由上海口岸输入我国的日本仁丹和清快丸两种药品就价值约20万银圆。面对日本仁丹的大量倾销，我国民族西药业的先驱、上海著名实业家，时任上海中法药房经理的黄楚九，意欲设法制造国产同类药品，创立中国自己的民族品牌，以抵制日本仁丹倾销。但有人担心地对黄楚九说：仁丹是一种季节性强、市场利润很低的药品，搞不好会成为包袱。还有人提醒黄楚九：日本仁丹已是众人皆知，广告上都说是"环球无二"的药，要与它争夺市场，可不是一件容易的事。而黄楚九回答是："如果只考虑盈利，我不会选择这类药。但我就是想和日本人斗一斗，老百姓需要这种日用小药品，如果我们没有，他们还得去买日本人的，抵制日货岂不成了一句空话。"

黄楚九参考了中国古代药方"诸葛行军散"，以薄荷脑、冰片、丁香、砂仁和麝香为主要原料，自拟了一个药方，取名"人丹"，与日本"仁丹"谐音而不同字。人丹寓意以人为本之药，其意自胜日本"仁丹"一筹。1911年7月，黄楚九在专门为人丹设立的制药作坊里，成功地研制出第一批国产"人丹"。中国第一家民族资本制药厂由此诞生。为了突出中国制造，黄楚九还选定具有典型中国风格的"龙虎"作商标图案。相比日本"仁丹"那个"翘胡子"商标图案，在气势上又胜一筹。

但当时龙虎公司生产规模小，工艺落后，每批药生产周期长约半个月，在产量与价格上都难以同日本仁丹竞争。因此，龙虎公司创立不久，黄楚九就因资金周转困难，将龙虎公司的商标和成品作价4万元，出售给了中华书局的陆费逵和沈知方，龙虎公司的招牌改称为中华制药公司，继续生产和销售龙虎人丹。

日本仁丹公司为了同龙虎人丹竞争，利用其资金雄厚的优势，先后在我国上海、天津、武汉等城市直接建立中心推销点，每个推销点分别掌握着周边几个省的宣传和推销。当时，在我国的一些车站、码头以及铁路沿线一带到处都可以看到绘有日本翘胡子人像的巨大"仁丹"广告牌。他们还采用赊销的方式直接把货发给各经销店，赊销期限最长可达10个月，使各地的经销商不但有利可图，而且还可以套用"仁丹"的货款作为自己经营的实力。

面对日本仁丹公司的强力宣传和广告攻势，龙虎人丹在上市初期，几乎被淘汰出市场。中华制药公司在近3年的时间里，亏损高达6万元。初涉药界的陆费逵和沈知方，对此显得束手无策。1916年，当陆费逵向黄楚九如实告知了中华制药公司的经营状况时，黄楚九明白他的来意，此时，他的资金已周转过来，于是，黄楚九用了2万元把药厂重新盘回来，转为中法药房的一个附属企业，继续沿用中华制药公司的名义生产人丹。

黄楚九重新接手龙虎人丹后，一时难以扭转亏损局面，他用中法药房产品"艾罗补脑汁"的销售盈利补贴人丹的亏损。同时，采取多种经销手段与日本仁丹公司展开竞争。中华制药公司不但在各种报刊上大做龙虎人丹广告，还在车站、码头和铁路沿线一带，凡是有"翘胡子仁丹"的地方，都竖上一块"龙虎人丹"广告牌。黄楚九还组成宣传队，分赴各地城镇，边宣传边推销人丹。甚至在中法药房的来往信函和使用的包装纸上都印上"中国国民请服用中国人丹，家居旅行毋忘中国人丹"的宣传语句。

为同日本人争夺市场，中华制药公司每年2、3月就开始将生产出来的人丹，装船运到江浙两地城镇，以寄售方式先赊给经销商，等销售旺季过后，再派人去向客户结账，以此扩大销路。同时，他还尽可能地降低批零差价，当时，30粒装人丹每包门市零售价是5分，60粒装每包门市零售价是数角，比日本仁丹价钱略低，在市场竞争最激烈时，中华制药公司甚至把批零差价的折扣降到了2折，以吸引更多经销商乐于销售国产人丹。

黄楚九的中华制药公司尽管做了最大努力，但一时还难以与日本仁丹竞争。每年结算时，销售量只有发货量的50%，全公司年销售量也只有 300 箱（每箱 12000 包）左右。而为阻止中国人丹的竞争，日本东亚公司一再以"冒牌"之罪，向中国地方法院提出诉讼，状告中华制药公司生产的"人丹"是日本"仁丹"的冒牌货，要求停止生产。面对日本公司的无理控告，黄楚九底气十足，因为他知道自己的龙虎人丹是货真价实的国货。从诉讼开始之时起，他就专门聘请了律师在法庭上申诉说："龙虎是商标，人丹是药品，并无冒牌仁丹问题的存在。"

为配合法庭上的斗争，黄楚九还在报刊上接连刊登《人丹之发源》《人丹之制造》等文章，使得龙虎人丹的爱国形象跃然纸上。

1923 年 11 月法院开庭，庭审结果，日本东亚公司败诉。这场官司让黄楚九意识到商标的重要性，当年便将龙虎牌"人丹药品"申请了商标专用权。法庭失败后，日本商人又多次使人向黄楚九疏通，愿以巨款收购"龙虎人丹"的商标、牌子和经销权，均被黄楚九拒绝。

此时，全国各地爱国运动日益高涨，不断发生国人抵制日货的浪潮，上海的民族制药工业也得到发展，中华制药公司人丹的销售量逐年上升，最高时曾达到了年销售量 1000 箱以上，公司也一反过去年年亏损的局面。

抗日战争初期，中华制药公司将生产设备内迁到重庆，继续生产。但因原料来源困难，成本增大，产销极不稳定，年销售量一度下降到只有 8 箱，企业陷入十分困难的境地。抗战胜利后，工厂回迁上海，1946 年 1 月，中华制药公司重新改组，脱离中法公司独立。

1954 年，中华制药公司改称中华制药厂。如今，龙虎人丹也早已声誉海内外，成为中国在海外知名度最高的商品。

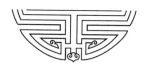

琴纳与牛痘防天花

18世纪末，英国医生爱德华·琴纳（Edward Jenner）为人类接种牛痘以预防天花，标志着疫苗的诞生。琴纳是英国一个叫伯克利的小镇上的医生。在他生活的那个时期，欧洲大陆流行着一种非常可怕的疾病名叫"天花"，它如同死神的阴影，出现在哪里，哪里就要遭殃，即使是侥幸活下来的人，满身满脸也会布满由天花的水疱留下的难看瘢痕，变成令人可憎的丑八怪。当时预防天花的唯一办法是把天花患者身上水疱中的脓液，接种到健康人身上，叫作种"人痘"。种人痘的手术非常复杂，首先要给被接种的人频繁地放血，故意削弱他的抵抗力，然后让他服用一种特制的汤药。为了有利于汤药的吸收，在服药期间，这个被接种的人每天只能吃很少量的食物，最后才能给他接种人痘，整个手术要持续6个星期。即使是这样，许多人后来仍然染上天花，送了性命。琴纳想：能不能找到一种更为安全可靠的方法来预防天花呢？有一天，琴纳偶然听人谈起，牧场里的挤奶女工因为得过"牛痘"，终身不会传染上天花。

他做了调查，证实情况果然是这样。这是什么缘故呢？琴纳去请教一些著名的医学专家，可是他们却勃然大怒："岂有此理，牲畜身上长的玩意儿怎么能够接种到人身上！"于是琴纳打起行装，到乡下去，年复一年蹲在牛棚里面观察奶牛出痘的情况。原来，牛痘是发生在奶牛和其他牲畜身上的一种疾病，症状很像天花，当牲畜发病的时候，身上也会长出许多充满脓液的水疱。女工人在挤奶的时候，手上沾上牛痘的脓液，就会感染上牛痘病。不过，得牛痘病并没有危险，只不过发几天低烧，长一两个小水疱罢了，而且复原以后，可以终身对天花免疫。经过多年研究，琴纳做了一次决定性的实验。1796年5月14日，琴纳找到一个正在患牛痘病的挤奶女工，他把一根细针刺进这个女工手臂上的水疱里，蘸了一点脓液，然后用这个针划破了一个从未出过牛痘也没染过天花的小男孩的皮肤。从第2天开始，小男孩开始发低烧，胖乎乎的胳膊上生出一个小水疱，但是到了第8天，他的体温开始下降，水疱也逐渐消失，只是在原来生水疱的地方，留下一个小小的瘢痕。

6个星期以后，琴纳冒着极大的风险，又用一根刺过天花水疱的针划破这个男孩子的皮肤。他辗转反侧，夜不成眠，提心吊胆地注意着这个男孩子的每一点变化。但是几个星期过去了，小男孩安然无恙，他对天花免疫了。琴纳把他的实验结果写成报告送交皇家学会，可是那些高贵的医学权威们对他的报告却嗤之以鼻。他们发出可怕的预言，说那个接种了牛痘的孩子咳嗽的声音已经像牛叫的声音，脸上已经长出牛毛，眼睛已经像公牛一样看人，变成了一个牛面孩。还有，凡是接种牛痘的人都要染上牛狂症，长出牛角和牛尾巴。但是接种牛痘的方法却在不断地传播。后来，当天花再次流行的时候，许多人都跑去找琴纳接种牛痘，他们从此再没有传染上天花。直到1874年，也就是在琴纳第一次做牛痘接种实验78年之后，德国才作为世界上第一个国家在法律上规定接种牛痘预防天花。这个方法逐渐推行到其他国家。现在，每当孩子出生以后，他们的父母就会自觉地带他们到医院或卫生站去接种牛痘。如果我们看看自己的胳膊，那上面总有几个疤，那就是种过牛痘的痕迹。1823年，74岁的琴纳去世了。

为了纪念这位平凡、伟大的乡村医生，人们给他竖立了一座雕像——一位聚精会神的医生，正在为他抱着的婴儿接种牛痘。雕像下面写着这样一句话："向母亲、孩子、人民的英雄致敬！"琴纳生前写过一本书，书名叫《接种牛痘的原因和效果的调查》。在这本书中，琴纳非常详细地描绘了牛痘病的症状和接种方法，介绍了23个或因接种牛痘，或因自然感染牛痘，从而对天花免疫的病例。但是，牛痘为什么能预防天花？它究竟是什么？琴纳当时还无法解答。这里面的秘密后来是由巴斯德揭开的。

在拉丁语中，牛叫Vacca，牛痘叫Vaccina。因此，琴纳把通过接种牛痘来获得对天花免疫力的方法叫作Vaccination，这就是我们所说的"种痘"。

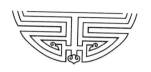

胡开文与药墨治病

"文房四宝"之一的墨，除了用于写字、作画、收藏之外，还是一味良药。关于墨的药用，还有一则动人的故事。相传，唐代易州（今河北境内）有位秀才，因夜读日久，得了鼻衄（鼻出血症）。有一天深夜，鼻衄又发作了，无药应急，忙用棉花絮蘸上墨汁塞鼻，没想到，一会儿鼻衄竟止住了，从此，他见别人鼻衄之症，便也用此法施治，每每获效。这样，墨可治衄，便在民间传开了。民间也早已用墨汁给疟腮患者治病。见他们一边口中念咒语，一边用毛笔在患者疮肿处画符，最后完全用墨汁涂成黑墨窝，外观像黑膏药，并且疗效还不错。

其实，关于墨的药用，在唐代之前已有记载。据考证，第一个将墨的药用载入医书典籍的是晋代的医药学家、炼丹家葛洪，在他的《肘后备急方》中曰："若客忤中恶，多于道间，门外得之，令人心腹绞痛，腹胀，气冲心胸，不急治，杀人。捣墨水和服二钱。"在《肘后备急方》中，还载有"姜墨丸"治疗痢疾。以后，唐代孙思邈在《千金方》中有"研浓墨点眼"治疗"飞丝入目红肿"的记载。《本草纲目》中有"墨气味辛温无毒，主治止血、生肌肤、合金疮、治产后血晕崩中"的记述。

墨以产于安徽徽州的徽墨为最佳。早在唐宋时代，徽墨就以"丰肌腻理、芬芳馥郁、光泽如漆"而名扬中华、誉满四海。用徽墨写字作画，墨色生辉，墨迹经久不变，着水不化，久干不裂，防腐不蛀，实为文房佳品，几百年前出口到西域及东南亚各国。

古墨堪称中药珍品，中医处方名陈墨、京墨和墨汁等。此墨为百年古松燃烧产生的烟炱，加上香料、胶汁等经油化、和剂、蒸杵等工序精制而成。其他木材生成的烟灰是不能代作药墨用的，药用以年深日久的陈墨为佳。古今医药典籍记载，墨性平，入心、肝经。有止血行瘀之妙，内服可治吐血、便血，外涂可止金疮出血。中医认为墨能胜赤，赤见墨止，故许多止血中药都选用炭剂（如止泻药矽炭银）。

中国古代几千年的文明史中，出现过多种药墨，主要有万应锭、集锦墨、凌烟阁古墨、仿古墨、八宝止血墨、奚廷圭墨、曹素功墨和胡开文药墨等，外形有方、圆、长条形等，按形式不同又有锭、枚、螺、量、丸和块等不同名称。其中以胡开文墨最有名气，曾进贡清廷为慈禧治疗背疮，由此驰名中华，扬名世界。

"胡开文"是清代徽墨四大家之一。赵朴初大师曾为"胡开文"题诗："自幼便知胡开文，东涂西抹不肯罢。白首来观老墨庄，黄山松云光四射。学书不成每自惭，要我品题无可话。只道墨家近佛家，摩顶放踵利天下。"在清代同、光年间，胡开文墨已经占领国内大部分市场，以至于在20世纪初世人已经开始将"胡开文"墨与徽墨混为一谈。

可见，徽墨不但是文房之宝，而且还是"药房之宝"。此外，古代还把名贵之墨当作藏品，于是有不少关于"名人之'墨缘'"的故事。兹录述数则以共赏。

（一）王勃饮墨

在我国的俗语中，评价一个人有没有学问，往往说"这个人肚子里有墨水"或者说"此人肚里没有墨水"。这一俗语和成语源于古代的饮墨奇俗。早在南北朝就有饮墨惩误的怪规。在梁朝，考进士落榜者，罚饮墨水一升。北齐时，考秀才卷子上的字写得滥劣者也要罚饮墨水一斗。据宋代吴氏的《林下偶谈》载：唐代大诗人王勃要作诗文时，每先磨墨汁数升，将其饮下，然后盖着被子睡觉，待醒来即挥笔成篇，不改一字，人们说王勃饮墨而眠是在打"腹稿"。可见古代认为饮墨可以去谬匡正，墨水喝多了学识就会提高，连王勃也相信喝墨水能启迪文思，调动灵感。

（二）桐轩食墨

清代著名画师高桐轩是我国"年画之都"天津杨柳青人，高桐轩的肖像画和年画在画苑中有着极高的声誉。他画的年画受到广大群众和儿童的喜爱，每当临近年关，不少人家都争相购买他画的年画，以美化居室，增添节日气氛。据记载，有一年大年三十，按照天津的风俗习惯，家家户户都要吃饺子。高家也和别人家一样，也包了鲜美可口的过年饺子，当家里人将刚出锅的热腾腾的饺子给高桐轩送去的时候，只见他正在全神贯注地对着一本画品论著读得入神，家人不敢惊动他，就将一盘饺子和一碗熏醋悄悄地放在他的画案上。后来高桐轩突然发现桌上摆着一盘热气腾腾的饺子，就草草了了地吃起来。他一边吃，一边仍目不转睛地看书，并针对自己的绘画实践认真地思索，等到他把饺子吃完，家人进画室收拾盘子时，才发现碗里的熏醋一点儿也没动过，只见画家嘴边尽是朱墨，可是他自己却一点儿也没有意识到，不禁让人发笑。原来高桐轩看书入了迷，竟将圈文断句用的朱墨当作熏醋蘸着饺子吃了。而高桐轩食墨的轶事也成为一则佳话。

（三）东坡抢墨

历代文人大多有藏墨之好，据记载，三国时期的曹操以及宋代的司马光、苏东坡都爱收藏墨锭。《资治通鉴》的作者、宰相司马光藏墨成癖，他藏有各种名墨数百斤之多，有人感到奇怪，认为一生中怎么用也用不掉。司马光解释说："我要让子孙知道，我用这些墨都写了些什么。"苏东坡对墨的爱好也近乎痴迷。他收藏了许多好墨，还总觉得不够。一次，东坡得知黄庭坚有半锭李承晏墨，引得他眼红，他非常想要，但是黄庭坚也很爱惜这块墨，舍不得让给苏东坡。最后，苏东坡绞尽脑汁，终于得到了这锭墨。于是苏东坡夺墨的故事一直被后人传为美谈。

像守财奴爱数点财宝钱币一样，苏东坡在闲暇时也常把自己收藏的数百锭墨拿出来把玩。除此之外，他还和墨商潘衡合作制墨。有一年的腊月二十二日夜，墨灶失火，差一点把他住的房子烧掉。至此，他才罢手不制墨。

大概是"近朱者赤，近墨者黑"吧，苏东坡的几个朋友也藏墨成癖。他的好友李常，见到墨就眼馋，总要弄到手。当时的文人滕达道、苏浩然等在研墨弄笔之后，还常常把多余的墨水当饮料品啜，俨如品尝美酒一般，可见其爱墨情深。

（四）羲之吃墨

书法家王羲之小时候练字十分刻苦。可是每当他高高兴兴地把自己写的字交给老师卫夫人时，老师总是摇摇头说："你的字写得太死！"王羲之为此十分苦恼，但他一时也找不到解决的办法。一天，王羲之在家里练字，他写了许多"之"字，可就是写不好。母亲叫他去吃饭，他也顾不上了，顺手拿了一个馒头就又来习字。但是写了几个字，还是觉得不好，王羲之就停了下来。他想着想着就想到了自己从小就喜欢的鹅：白白的羽毛，红红的脚掌，在水中自由自在地游动，不时还引颈高歌……此刻，王羲之猛然想到，那引颈高歌的姿势不就是个活生生的"之"字吗？他兴奋地拿起笔，在纸上写下了一个神采飞扬的"之"字。他又一连写了十几个，都十分传神。

这时，王羲之才觉得饿了，于是，他一边继续研究字，一边津津有味地吃着馒头，不时还蘸一下酱，嘴里还在说："今天的馒头真好吃啊！"一会儿，母亲走了进来，她看见王羲之的样子，吃惊地说："天啊！你在干什么？你的嘴怎么这么黑？"

原来王羲之写字太入迷了，把馒头蘸上墨就吃了。尽管如此，他还是十分高兴，因为他终于把"之"字写活了。因为王羲之的勤奋刻苦，加上他善于动脑筋，能从生活中发现书法的奥秘，所以他进步很快。长大后，他成了中国历史上伟大的书法家。

（五）近代名人吃墨

近代也有名人吃墨的趣事，其一是黄侃误把墨汁当小菜——1915年，著名学者黄侃在北大主讲国学。他住在北京白庙胡同大同公寓，终日潜心研究"国学"，有时吃饭也不出门，准备了馒头和辣椒、酱油等佐料，摆在书桌上，饿了便啃馒头，边吃边看书，吃吃停停，看到妙处就大叫："妙极了！"有一次，看书入迷，竟把馒头伸进了砚台、朱砂盒，啃了多时，涂成花脸，也未觉察，一位朋友来访，捧腹大笑，他还不知笑他什么？

其二是陈毅糍粑蘸墨汁——陈毅的家里有很多藏书，这为陈毅幼年的学习和成长提供了良好的条件。陈毅到了八九岁时，就开始大量阅读自己家里收藏的各种书籍，他读书简直到了入迷的程度。有一次，陈毅到一位亲戚家去过中秋节。他一连走了几十里路，到了亲戚家后，发现一本自己很想看的书，他不顾疲劳立刻躲到书房里读了起来。吃饭的时候到了，主人请他到桌上吃饭，他不肯，主人只好把糍粑和一小盘红糖端到书房的桌上。桌上还摆着些笔墨纸砚和书籍，砚台里的墨汁还没有全干。陈毅一边读书，一边吃糍粑蘸"糖"，谁知他一遍又一遍地把糍粑蘸上砚台里的墨汁往嘴里送，弄得满嘴都是墨，他还一点儿也没觉察到。不一会儿，亲戚又给他端过一碗面条来到房间里，见此情景，大吃一惊，随后又哈哈大笑起来，赶忙叫他洗漱干净。事后，大人们不免有点恼怒，陈毅却笑笑说："喝点墨水没关系，我正觉得肚子里墨水太少哩！"

（六）淡墨夺魁

　　清代有一桩"王以衔淡墨夺魁"的轶事。王以衔，字署冰，号勿庵，菱湖人。乾隆五十四年（1789年）举人。其弟以吾也于乾隆五十九年（1794年）中举。弟兄双双于乾隆六十年（1795年）赴京会试。主考官是左都御史窦光鼐，试题是："民之所好，好之。"揭榜后，竟是王以吾第一，王以衔第二。事有凑巧，窦光鼐在未任主考前，曾以学使身份来湖州视察学政并讲过学。此番考试王氏弟兄竟囊括第一第二，因此疑窦丛生，议论纷纷。适值权相和珅与窦光鼐有隙，闻有此事，正中下怀，便趁机向乾隆参奏一本，说窦光鼐考试舞弊。乾隆信以为真，便贬谪了窦光鼐的官职，取消王以吾考试资格，改由和珅任殿试主考。到了殿试那天，王以衔因为恩师蒙冤，兄弟被逐，心灰意冷，估计自己也不会有什么希望，因此只用淡墨水写卷，敷衍了事，草草收场。谁知当时和珅有个幕友，也将参加殿试。就对幕友说："只要用淡墨水写卷，作为暗号，我可包你得中状元。"到了和珅批阅考卷时，看到王以衔的淡墨考卷，就以为幕友的考卷，瞎猫捕死鼠，立即填为一甲一名状元。乾隆阅后，对淡墨写卷，认为不恭而甚为犹豫。和珅在旁竭力赞扬："此人敢以淡墨写文，足见其能，且有胆略，今后必成朝廷栋梁。"乾隆为其所动，遂点为状元。到启封唱名时，竟是：王以衔。乾隆拍案而起，对和珅厉声曰："这次难道也是窦光鼐作弊呀？"和珅大惊失色，如堕五里雾中，无言以对。结果，由和珅导演的闹剧，虽以悲剧始，却以喜剧终。窦光鼐官复原职，王以吾赐庶吉士，王以衔中状元。

三、药物的奇闻轶事

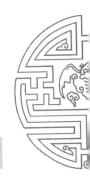

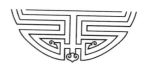

阿托品"杀人"也救人

颠茄的拉丁文学名为 *Atropa belladonna*。就这一学名引出两种药物和两段趣话。应用颠茄为药，已有悠久历史，颠茄根曾作为格林制剂用于麻醉镇痛等已有数个世纪。古代印度人已知此药。中世纪的谋杀者用颠茄作为毒药使人致死，而阿托品之名就与此有关。阿托品（Atropine）是从颠茄中提取的生物碱，其名字取自颠茄植物拉丁文学名的第一个字——Atropa，而 Atropa 正是纪念它作为一种能杀人的毒物而来的。

在希腊神话故事中，Atropus、Clotho 和 Lachosis 是掌管命运的三位女神，Atropus 是长者，她的妹妹 Clotho 和 Lachosis 昼夜不停在纺织生命之网，而 Atropus 却专司用剪刀剪断由她妹妹织就的网，以致人于死地，因此可谓其为凶神恶煞也。

阿托品（Atropin）系由 atropus ＋ in 两部分构成。in 为后缀，含有"素"之意。与阿托品相反，颠茄之外文名 belladonna，此词为意大利文，bella 含有"美的，漂亮的"意思，donna 意为"女人，女郎"，这一药名意译为"漂亮的女郎"。颠茄有此雅称，系因昔时欧美妇女用此植物煎剂滴眼，以其扩大瞳孔，秋水盈盈，从而增加女人之魅力。

颠茄，植物分类学家林奈是根据它的毒性来命名的。在其叶、果实和根部含有毒性成分颠茄生物碱，包括莨菪碱等。颠茄里面的致命毒素，如果吸入足够的剂量，将严重影响到中枢神经系统，这些毒素神不知鬼不觉地麻痹侵入者肌肉里面的神经末梢，比如血管肌、心肌和胃肠道肌里面的神经末梢。致命的中毒症状包括瞳孔放大、对光敏感、视力模糊、头痛、思维混乱以及抽搐。因此，以凶神恶煞——三姐妹中老大 Atropus 命名，而我国则以其在中毒剂量时呈现明显的中枢兴奋、不安、激动、幻觉及谵妄等表现，而命名为"颠茄"，乃指令人发狂之茄科植物。

颠茄素属于乙酰胆碱能受体阻断药（M-受体阻断），同类药品有常用的阿托品、东莨菪碱、后马托品等，在现实中常用于有机磷农药中毒，一般与解磷定联合用药。具有解除呼吸肌抽痉，兴奋心脏、大脑的作用。阿托品还是抢救感染性休克时解除微循环衰竭的要药，因此说阿托品也是一种救命药物。

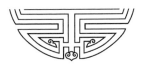

华法林原系毒鼠药

华法林是目前最常用的抗凝治疗药物，它能预防房颤、心瓣膜病等患者的心脏内发生血栓，进而引发脑卒中。然而，大家未必知道，在发现它能够为人类治病之前，人们只是把它当作毒鼠药的。下面就谈谈"毒鼠灵"华丽变身为救命药的故事。

（一）牧草中走出的"耗子药"

1921 年，一种奇怪的现象在加拿大和美国北部的很多牧场中逐渐蔓延开来。牛羊们突然之间变得非常脆弱，伤口出血之后血液无法正常凝固，一些平素看起来不足以威胁生命的操作，比如阉割或去角，这次却让它们流血不止而死去。奇怪的是，这些牲畜的生活环境和所吃的饲料与往年并没有两样，这让牧场主们百思不得其解。

为揪出离奇事件的元凶，加拿大兽医病理学家弗兰克·斯科菲尔德（Frank Schofield）对此进行了调查。他发现在这一年，天气异常温暖，以至于农场储存的牧草（为豆科草木犀属植物，俗称野苜蓿）发霉腐败，因此推测这些发霉的牧草造成了牲畜的凝血功能障碍。斯科菲尔德把新鲜和发霉的牧草分别喂给兔子，结果吃发霉牧草的兔子发生了异常出血，而吃新鲜牧草的兔子则安然无恙，由此证实了自己的猜想。

1940 年，化学家卡尔·保罗·林克（Karl Paul Link）从这些发霉的牧草中最终分离出了具有抗凝血作用的物质，并确定了它的结构。这是一种双香豆素类的物质，由两分子香豆素类物质结合而成。

香豆素类物质在植物中非常常见，草木犀的甜美香气就来自这些物质〔这也是它被称为"Sweet Clover"（香甜的三叶草）的原因，这种植物其实尝起来是苦的〕。单体的香豆素分子本身并不会引起凝血障碍，而当两分子结合在一起形成双香豆素结构时（这也是牧草发霉之后会发生的反应），这种作用就出现了。此后几年中，人们陆续发现了几种分子结构类似的物质。不出所料，它们都具有抗凝血的作用。

这种物质发现以后的最初几年，人们并没有想到把它当作药物使用，倒是把它做成了老鼠药。这或许是因为牧场里牛羊惨死的事件给人们留下了"双香豆素＝毒药"的印象。为了让老鼠药的药劲更大，林克对双香豆素进行结构改造，于1948年得到了一种更强效的抗凝物质，并把它命名为华法林（Warfarin）。然而此后的若干年内，华法林一直被作为老鼠药使用。之所以命名为Warfarin，是由于林克的项目由威斯康星校友基金会（Wisconsin Alumni Research Foundation）资助，Warf就取自首个字母而来，arin则取自香豆素（Coumarin）。

老鼠生性警惕，一旦发现同类吃过某种东西之后立刻死掉，其他老鼠就不会再碰这种食物，这使得如何让老鼠药长期有效变成了一个难题。不过，据说老鼠吃下华法林后并不会立刻死掉，使健忘的同类难以将华法林和弟兄的死直接挂钩，于是这种鼠药就能保持更长时间有效。因此，在很长时间内，华法林都是颇受欢迎的鼠药，直到现在仍有使用。

人类用毒鼠药自杀的事件曾有发生，华法林也不例外。1951年，一名失意的美国士兵吃下华法林鼠药企图自杀。不知是他的幸运还是不幸，这位老兄被送到医院，经过维生素K治疗以后就完全康复了（原来华法林是香豆素类抗凝剂的一种，在体内有对抗维生素K的作用。可以抑制维生素K参与的凝血因子Ⅱ、凝血因子Ⅶ、凝血因子Ⅸ、凝血因子Ⅹ在肝脏的合成。对血液中已有的凝血因子Ⅱ、凝血因子Ⅶ、凝血因子Ⅸ、凝血因子Ⅹ并无抵抗作用。因此，不能作为体外抗凝药使用，体内抗凝也须有活性的凝血因子消耗后才能有效，起效后作用和维持时间亦较长。故其主要用于防治血栓栓塞性疾病。）这个意外事件使得人们发现，这种老鼠药用在人身上意外地还挺安全。而临床上也确实有不少患者需要抗凝血物质来预防血栓形成。于是，人们开始了将华法林开发成抗凝药物的研究。1954年，华法林被正式批准用于人体。从此，抗凝药物的历史翻开了崭新的篇章。

（二）口服抗凝，独一无二

凝血是一个十分复杂的过程，把这个过程全部背下也曾深深困扰过许多学习生理学的学生。这个过程由一系列环环相扣的反应构成，常被形象地称为"凝血瀑布"。凝血的关键在于将凝血酶激活，然后凝血酶就可以使纤维蛋白凝块形成。而激活凝血酶就需要多个凝血因子的通力合作。

在众多的凝血因子中，相当一部分需要维生素 K 的参与才能形成和活化。维生素 K 在体内需要在维生素 K 环氧化物还原酶的帮助下不断循环利用，而华法林则可以通过抢占维生素 K 环氧化物还原酶，妨碍这一循环。这样一来，依赖于维生素 K 的凝血因子们就失去了"靠山"，血液就变得不容易凝固了。华法林的临床地位相当重要，甚至可说是无可替代。许多患者由于疾病的原因，血管内容易发生不正常的凝血，也就是血栓。血栓不只可以在原地堵塞血管影响供血，还可能脱落，然后顺着血流栓塞到其他部位——无论哪一种情况都可能很危险，尤其是当它发生在心脏、脑、肺这样非常重要的器官时。这时候就需要抗凝药物帮忙预防血栓。

在华法林上市之前，临床使用的抗凝药物是肝素（人体内原本就有的一种抗凝物质，至今仍在使用），这种药物只能注射，对于需要长期使用的患者而言就显得非常不便。华法林的出现解决了这个问题，吃几片药显然比天天挨针要容易接受得多。而且，在华法林上市后的几十年之内都没有新型的口服抗凝药出现，这也使得它经久不衰。虽然近年也出现了一些使用更方便的新型口服抗凝药，如利伐沙班、达比加群，将来可能会逐渐替代华法林的位置。但目前来看，华法林价格便宜，临床使用经验也很多，在未来若干年内仍会是主流。

（三）钢丝上的平衡

毫无疑问，华法林是非常有效的药物，只要用上几毫克就足以预防血栓的形成。但它同时也会带来一些麻烦。华法林的治疗窗比较窄，剂量少了就达不到预期的效果，而剂量大了则会增加出血的风险。出血是华法林最常见的副作用，同时也是很危险的副作用，与血栓一样可以危及生命。这就使得华法林治疗如同走钢丝一般，必须要小心翼翼保持平衡，才能平安达到治疗目标。更麻烦的是，这个平衡的条件并非一成不变。华法林的药效会受到很多因素的影响。

　　首先，维生素 K 的摄入量就是一个问题。维生素 K 可以减弱甚至完全抵消华法林的作用，而一些食物中富含维生素 K，比如菠菜（90 克烹调过的菠菜中含维生素 K 444.2 微克，为一般人每日需要量的 555%）、羽衣甘蓝（67 克生羽衣甘蓝中含维生素 K 547.4 微克，为每日需要量的 684%）等。这样的食物如果吃得太多，华法林自然不能发挥作用。

　　其次，华法林的药效还受到很多药物的影响。许多药物在人体内都要经过肝脏的代谢转化成无活性的代谢产物再排出体外，华法林也是这样。而药物代谢酶并不是"一对一服务"，许多药物都与华法林共用相同的酶。当它们与华法林在体内并存时，就会与华法林争抢代谢酶，导致华法林代谢变慢，药物浓度升高。此外还有一些药物可以促使代谢酶的合成增加、活性升高，这时候反而会使华法林的浓度和药效降低。这些能影响华法林药效的药物数量相当惊人，而且还包括一些中草药（如人参可降低华法林作用）。

　　最后，人与人之间的基因差异也不能小看。近年来，基因差异造成药效差异的现象逐渐为人们所知，一个新的学科——药物遗传学也因此得以发展。可以影响华法林药效的基因主要有编码其作用靶点酶的基因和药物代谢酶的基因，它们都有活性高低不等的多种等位基因，携带不同等位基因的人对于华法林的敏感性差别相当大，需要的剂量也各有不同。

　　面对这样那样数不清的影响因素，把它们一一考虑清楚足够让医生和药师都头疼很久。幸好我们有"以不变应万变"的解决方法——监测疗效，然后调整剂量。华法林的疗效可以由凝血功能直接反映，而凝血功能只要抽血就能监测，相对比较简单。只需要先从一个较小的剂量开始治疗，然后频繁监测凝血功能，按照结果不断调试，使结果最终趋于平稳。不过即使疗效平稳之后，仍需要定期监测。这样的监测确实有些麻烦，也使华法林作为口服药的便捷打了折扣。但有了它的护航，才使华法林能够在钢丝上尽情舞蹈，成为长盛不衰的抗凝药物。

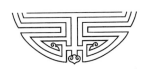

判罪"物证"毒扁豆碱

尼日利亚旧加拉巴区生长着一种有毒的扁豆（又称为裁判豆），属于多年生木本攀援植物。这种加拉巴毒扁豆含有一种叫毒扁豆碱（依色林）的成分，被医学工作者广泛用于眼科的测定中。关于它的发现，曾有一段有趣的故事。

1846 年英国军医丹尼尔向爱丁堡民族协会报告：他发现西非的民族团体，在对犯人审判和定罪的时候，强迫犯人喝毒扁豆的水提取液，如果出现中毒症状就宣布受试者有罪，并假托说这是神的审判。据说无罪的人不怕神的裁判因此吞食很快，就刺激胃引起呕吐，起了保护作用，从而不会中毒；有罪的人因害怕审判而服食得慢，结果引不起呕吐而吸收中毒。丹尼尔的报告引起爱丁堡生物学教授克里斯蒂森的兴趣。他请求一名传教士在当地采集来一颗加拉巴的毒扁豆，将它在爱丁堡培育。采集了足够的种子后进行动物活体试验。试验结果表明，这种豆的提取物能够使实验动物的心脏停止跳动而引起死亡。接下来克里斯蒂森教授又在自己身上进行了试验。在服食了一定量的毒扁豆后，教授亲身经历了身体感觉极度虚弱的中毒症状，但他很幸运地活下来。克里斯蒂森于 1855 年发表了这项实验结果。1863 年，他的学生和继承者弗雷泽从加拉巴豆中分离出一种无定形粉末，称为"依色林"。1864 年，化学家约斯特和汉斯制备得到结晶的纯品，并将此产品命名为毒扁豆碱。

弗雷泽和爱丁堡眼科医生鲁宾逊合作，将毒扁豆碱用于眼科的试验。结果表明毒扁豆碱能抵抗阿托品对瞳孔的作用，也就是说阿托品能够放大瞳孔，而毒扁豆碱能收缩瞳孔。1875 年由拉魁尔将毒扁豆碱应用于降低眼压以防止青光眼引起失明的治疗上。

1925 年，爱丁堡大学的药物化学家斯坦德曼和伯格阐明了毒扁豆碱的化学结构。1931 年埃斯克林曼根据毒扁豆碱结构母核而合成了一种新的生物碱，叫新斯的明，其缩瞳作用比毒扁豆碱好。1934 年，在伦敦的阿尔芬格医院中，沃克医生用毒扁豆碱治疗重症肌无力的瘫痪患者获得成功。

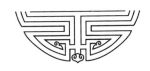

神秘箭毒与肌松剂

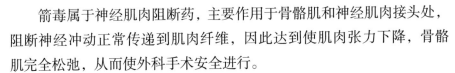

　　箭毒属于神经肌肉阻断药，主要作用于骨骼肌和神经肌肉接头处，阻断神经冲动正常传递到肌肉纤维，因此达到使肌肉张力下降，骨骼肌完全松弛，从而使外科手术安全进行。

　　之所以称为箭毒，是因为其最早是将某些植物的浆汁涂于箭头毒杀动物而得名。箭毒是南美洲和非洲各种箭毒的总称。印第安人用箭毒毒杀野兽已有几百年的历史。早期的探险家和植物学家对这种传奇性的箭毒产生了兴趣。流传于南美印第安人中关于箭毒的发现传说是这样的：一个男子去打猎。他用一根木棍去捅一只藏在山洞深处的狐狳时，将洞底的一些植物根扫断。其中一根碰到了他腿上的伤口，猎人便死掉了。后来人们发现这是由于箭毒的作用。

　　在亚马孙河流域各个部落所使用的箭毒都有极强的毒性，人畜一旦中毒都毫无解救的希望。今天在安第斯地区，仍然流传着这样的话："在药用大戟属植物——野生小苹果树下睡觉是危险的。"印第安人制造箭毒的技术掌握在巫医的手中，常有极强的神秘色彩，伴随着种种仪式和妖术，并加进了许多材料，如毒蚂蚁、荨麻、毒鱼、蛇血和蛇头等，使配方变得非常复杂。煎药的工作由妇女专门负责，煎药时发生的气味可使煎药人死亡。因此，常常有妇女在煎药时中毒死亡，而印第安人则认为这时候的毒药最具威力。还有些印第安人在箭毒中加入蟾蜍、蜘蛛、蝎子的毒液，以及木薯、小辣椒，这样，可使箭毒更快地侵入肌体。这不一定是迷信，可能是毒性相加，或者是发生某些化学变化所致，至今机制还没有搞清楚。

　　关于箭毒的研究一直吸引着人们的注意力。1857年，克劳德·伯纳德就打算用箭毒来挽救狂犬病患者的性命。同年，伏尔皮安宣布箭毒是一种马钱子碱。1925年后，法国和英国用箭毒治疗肌肉张力亢进症、痉挛症和其他强直性痉挛症。1935 年，英国的哈罗德·金分离出一个季胺 D 型箭毒，并确定了它的化学分子式，从此也就取得了迅速的进展。1942 年，加拿大人格里菲思和约翰斯在一次艰难的外科手术中用箭毒成功地达到了肌肉松弛的目的，为外科手术提供了良好的方法。著名的埃塞尔·博维特由于对箭毒生物碱的研究而获得了诺贝尔奖。

在箭毒发现历史中，还有一段有趣的小插曲。

1865 年，苏格兰著名的传教士利文斯顿在非洲旅行时，随行的有一个叫库克的人，从当地土著中得知，他们的牙齿锐利是由于使用了箭毒的煎煮物所制成的粉末来涂牙齿所致。库克就决定自己亲自做试验。他将一些粉末放在牙刷上刷自己的牙。过了一会儿，他发现这种粉末除了能清洁口腔外，还有一种能显著地使心跳缓慢的副反应。库克认为使用这种粉末刷牙，若剂量控制不好，则会发生危险。他将此事告诉了利文斯顿，并记录在报告中。

以毒攻毒制服顽症

"以毒攻毒"一词，出自明代陶宗仪的《辍耕录》，其中有"骨咄犀，蛇角也，其性至毒，而能解毒，盖以毒攻毒也"的论述。所谓"以毒攻毒"乃指用有毒的药物来治疗毒疮等因毒物而起的疾病。唐代的张鷟在他的笔记小说集《朝野金载》中记录了一则毒蛇治病的故事，说是陕西商县有人患麻风病，被家人所逼，搬到山里筑茅屋而离群独居。有乌蛇坠酒罐中，其不知晓，但饮酒后病情逐渐改善，喝到酒罐底见有蛇骨，方知是蛇毒之治疗作用。这可能是我国历史上"以毒攻毒"疗法取效的较早"病例报告"。我国古代采用某些毒物治疗顽症的例子不少。近代国外采用世界上最毒的毒物——肉毒素 A 用作面部除皱的"毒针"，风行世界。"毒针"除了除皱，还可用于治疗面肌痉挛及顽固性偏头痛。美国科学家从毒蝎中提炼药物治疗脑癌（脑神经胶质瘤）初见成效。当前，临床上采用"以毒攻毒"的方法治疗各种顽症并取得较好的效果。兹举有代表性的几种现代"以毒攻毒"疗法如下。

（一）阿托品治疗有机磷中毒

阿托品（Atropin）乃大家熟悉的药物，而"阿托品"之名乃是因其有致命毒性而起的（详见本书第三章药物的奇闻轶事——阿托品"杀人"也救人）。

有机磷农药的中毒机制是通过抑制胆碱酯酶活性，导致体内乙酰胆碱聚积，从而引起一系列临床症状。阿托品为节后抗胆碱药，能阻断节后胆碱能神经支配的效应器中的乙酰胆碱毒蕈碱型受体，从而抑制胆碱能神经过度兴奋，消除和减轻毒蕈碱样症状，兴奋呼吸中枢，抑制多种腺体分泌，松弛平滑肌，使心跳加快。它能有效对抗急性有机磷农药的中毒所致的呼吸中枢抑制、支气管痉挛、肺水肿、循环衰竭及其他毒蕈碱样症状，从而抢救患者生命，发挥"以毒攻毒"的效应。

（二）氮芥治疗恶性肿瘤

氮芥是目前治疗恶性肿瘤的药物，它的开发和应用是从杀人的毒气——芥子气而来的。芥子气乃"毒剂之王"，是一战期间德国首先使用的化学武器。这种气体因具有芥末味而得名。它能引起皮肤红肿、起疱，以至溃烂，如侵入人体也可引起全身中毒。1917 年，德军将其制成炮弹，于同年 7 月 12 日夜间用这种炮弹轰击英军阵地，造成英军大量伤亡。尸检发现，死者的皮肤、黏膜和呼吸道糜烂坏死，还有全身中毒现象。伤者造血系统抑制、淋巴组织溶解，这一现象引起医学家们的注意，并据此推测这种毒气能"以毒攻毒"，可用于治疗造血系统和淋巴组织的肿瘤。

1935 年，美国科学家终于合成了一种毒性较低，但作用与芥子气相似的氮芥。经过动物实验证明其对淋巴肉瘤及白血病均有疗效。自此，各种氮芥制剂相继问世，用其治疗慢性粒细胞性白血病、霍奇金淋巴瘤及头颈部的肿瘤都取得肯定的疗效。

（三）箭毒治疗心衰

治疗急性心力衰竭特别是急性左心衰竭，往往首选毒毛旋花子苷 K（strophanthin K）简称"毒 K"，其后的"K"源于地名 Kombe（音译为康毗或孔贝），系非洲喀麦隆的一个地名，为昔时毒毛旋花这一植物之产地，当地土著将此植物浆汁涂于箭头射取猎物，中箭的动物往往因毒力攻心而致死或倒地被擒，故以往称"毒 K"为康毗箭毒。作为强心苷，"毒 K"的作用与洋地黄类毒苷相似，这种毒苷只要掌握适当的剂量就有强心作用，因此"毒 K"和洋地黄是治疗心衰的首选药物。

中药中也有一种具有类似洋地黄作用的箭毒——乌头，《三国演义》中关公刮骨疗毒，就是他在攻打樊城时，右臂中了乌头箭毒之故，因乌头致其心律失常而使他中箭落马。乌头主根之侧而生的稚根称为附子；若主根不附生稚根者称为天雄，这些"乌头家族"的成员，均含大毒。在中药方剂中附子常以其强心作用而被配伍，发挥"回阳救

三、药物的奇闻轶事

逆"作用。

（四）砒霜雄黄治疗白血病

砒霜是家喻户晓的毒药，其化学名称为三氧化二砷。砒霜中毒可引起胃肠道、神经、循环及泌尿等系统的症状。一般认为其致死量约为每千克体重 2 毫克。应用砷剂"攻毒"早有先例，在青霉素普遍应用之前，治疗梅毒主要就用砷剂。20 世纪末，国内外就开始研究用砒霜治疗白血病。我国运用砷剂治疗急性粒细胞性白血病开展较早，且成绩显著。近年来国内专家采用另一种砷剂——雄黄治疗白血病，其效果比砒霜更佳。国内一项历经 6 年之久的研究成果显示，采用中药雄黄的主要成分四硫化四砷可成功治疗急性早幼粒细胞性白血病。目前，110 位接受治疗的患者已全部生存了 5 年以上，实际无病生存率达到 95.8%。

（五）蛇毒溶栓治"脑梗"

从 20 世纪中叶就开展的蛇毒溶栓，如今已在临床上广泛应用。蛇毒主要有神经毒、心脏毒、出血毒及溶血毒等，由于蛇的毒液中含有丰富的酶，其中有些酶与蛇毒的毒性关系较大。毒蛇咬伤如不及时处理和治疗往往会因此而致命。

毒蛇毒液的主要成分为蛋白水解酶、精氨酸酯酶、激肽释放酶、蛋白质、毒素和各种氨基酸。目前比较常用的蝮蛇抗栓酶就是从蝮蛇蛇毒中分离出来的以精氨酸酯酶为主要成分的一种酶制剂，它能降低血液黏度，降低血浆中的纤维蛋白原、血脂，并能减少血小板数量及抑制其黏附和聚集功能。对脑血栓形成、脉管炎和高黏血症均有显著的疗效。国外有人用蛇毒治疗癌症，发现它具有很强的止痛作用。

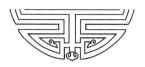

生吞水蛭反解宿疾

水蛭，俗称"蚂蟥"，是人所共知的吸血动物。然而，我们平常说的蚂蟥是几种水蛭的通称，包括医用蛭、宽体金线蛭和茶色蛭，后两种蚂蟥是不吸血的。这里说的"水蛭疗法"，指的是医用蛭。医用蛭是蛭纲动物，体狭长而扁，后端稍阔，黑绿色。生活在池沼或水田中，吸食人畜的血液。水蛭虽然是令人厌恶的"吸血虫"，但它却能够治病，而且既可医用，又可药用。中医、西医都把它当作"良医"和良药。

提及水蛭入药治病，还有一则楚王吞蛭解瘀的故事。春秋战国时期，楚国的国君楚惠王在一次进御膳时，发现腌酸菜中有一条水蛭，他就夹起把它吞下去了。之后，他出现腹痛，以致不能进食。他的令尹（掌管军政大权的大臣）问他："大王，请问您是怎样患上这病的？"楚惠王说："我在吃腌酸菜时吃了一条水蛭。当时我想，如果我只是责备厨房里的人，而不定他们的罪，那么就是废弃法律，放弃威严，我不想让老百姓听到竟然有这样的事情发生。如果追究起来，那些厨子和试菜的人统统都要被杀头，我又不忍心这样做。我怕旁边的人看见，所以便把水蛭吞下去了。"当天晚上，惠王去解大便，发现水蛭排泄出来了。久患的心腹胀痛病及腹内的包块也消失了。一位有心的医生得知这一情况，觉得是水蛭把惠王的病治好了。他认为惠王所患的心腹胀痛病是瘀血阻滞所致。过去，他治疗心腹胀痛病总是苦于没有良药，现在惠王吞食水蛭后却突然病愈，因此考虑与水蛭有关。他特地捉来一些水蛭将其晒干，试治了一些有瘀血积聚的患者，结果证明水蛭确有破血逐瘀的功效。

水蛭性味辛、咸、平，有小毒，入肝经，具有破血逐瘀、通经消症的功效。既可内服又可"外用"。作为药用（内服）乃用其晒干的干燥品；作为医用（外用）则是用其活体的吸血、吮毒的功能。水蛭的干燥品，主治血瘀经闭、症瘕积聚、膀胱蓄血，以及跌打损伤肿痛等症。本品破血力大，用量不宜过多，每次 1.5 ~ 3 克，每日 1 ~ 2 次。将干品为末或微火炙黄入丸散剂用，可配桃仁、三棱、莪术、当归等同用。妇女月经期忌用，孕妇禁用。

现代医药学对水蛭作用进行研究，发现有多方面的作用。

1. 抗凝血作用：水蛭素有防止血液凝固的作用，因此有抗血栓形成的作用。

2. 溶栓作用：水蛭素有抗血小板聚集和溶解凝血酶所致的血栓的作用。水蛭素是甲醇提取物，在体外和体内均有活化纤溶系统的作用；水蛭的唾液腺分泌物给大鼠静脉注射后有较强的抗栓作用。

3. 抗血小板作用：水蛭素能抑制凝血酶同血小板结合，促进凝血酶与血小板解离，抑制血小板受凝血酶刺激的释放和由凝血酶诱导的反应。

4. 对血液流变学的影响：给动物灌服水蛭提取物 0.45 克 / 千克，可使血液黏度降低，红细胞电泳时间缩短。水蛭煎剂灌胃，也能使血液流变异常大鼠的全血比黏度、血浆比黏度、血细胞比容及纤维蛋白原含量降低。

5. 降血脂作用：对食饵性高脂血症家兔，每日灌服水蛭粉 1 克 / 只，无论是预防和治疗用药，均能使血中胆固醇和甘油三酯含量降低，同时使主动脉与冠状动脉病变较对照组轻，斑块消退明显，可见胶原纤维增生，胆固醇结晶减少。

6. 对心血管功能影响：水蛭素 30 克 / 千克腹腔注射，能明显增加小鼠心肌摄取 ^{86}Rb 的能力，表明有增加心肌营养血流量的作用。

7. 终止妊娠作用：宽体金线蛭对小鼠早、中、晚期妊娠均有终止作用。用水蛭煎剂 2.5 ~ 3 克 / 千克，于妊娠第 1、第 6 或第 10 日，皮下注射上述剂量 2 次，对小鼠有极显著的终止妊娠作用。

8. 对实验性脑血肿与皮下血肿的影响：水蛭提取液对家兔实验性脑血肿有促进吸收的作用。实验表明，水蛭能促进脑血肿及皮下血肿的吸收，减轻周围炎症反应及水肿，缓解颅内压升高，改善局部血液循环，保护脑组织免遭坏死及促进神经功能的恢复。

9. 对实验性肾损害的影响：用 30% 水蛭液 15 毫升/千克，灌胃 2 次，对肌注甘油所致大鼠初发急性肾小管坏死有明显防治作用，使血尿素氮、血肌酐值的升高明显低于对照组。肾组织形态学改变明显改善。其作用机制可能与改善血液流变学和高凝状态，从而改善肾血液循环有关。

10. 其他作用：水蛭对蜕膜瘤也有抑制作用。低浓度水蛭液对家兔离体子宫有明显收缩作用。水蛭素尚能抑制凝血酶诱导的成纤维细胞增殖及凝血酶对内皮细胞的刺激作用。

活体水蛭外用有特殊功效，我国古代就已经使用这一方法，现代更进一步得到发展。隋唐时代的著名医学家孙思邈，曾用活体水蛭吸血法治疗一例眼部血肿的患者而名扬遐迩。宋代则将活水蛭吸吮脓血、肿毒的方法治病，称为"蜞针法"。现代医学对水蛭进行了系列研究，发现水蛭唾液内含有水蛭素，具有抗凝血作用，0.5 克的水蛭素就足以阻止 5 毫升兔血的凝结。一条水蛭一次可吸血 30 毫升。同时水蛭唾液中还含有一种麻醉物质，因此，人畜被其叮咬时没有痛感。目前，在西医内外科都采用活体水蛭吸血法来治疗多种疾病。其中，在显微外科，如断指（趾）再植手术出现局部瘀血、肿胀时，往往各种方法都难奏效，并容易导致手指因瘀血而坏死，使得手术失败。但是，用水蛭在瘀血肿胀的部位吸血，则可使得微循环疏通、肿胀消失而使得再植手术成功。有些内科疾病也应用活体水蛭吸血法来进行治疗。近年来，国外应用活体水蛭治疗拇指骨关节炎取得良好的效果，既减轻了关节的疼痛，又使关节的运动得到恢复。德国医生麦可森经过研究发现，用吸血水蛭治疗膝关节炎也很有效，与用阿司匹林和其他物理治疗的方法相比，水蛭疗法的效果更佳。可见，水蛭疗法的研究将会不断发展，并在临床治疗上发挥更大的作用。

三、药物的奇闻轶事

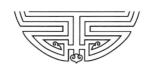

误服桐油治愈膈症

据《清朝野史大观》载：有位姓童的医生住在仁和县（今属浙江省杭州市）独山村。有一天，谢村有人请他去出诊看病。他坐船前往。到了患者家里，患者自诉一个月来胸中饱闷而腹中甚饥，食之即吐，米食不能下。童医生诊为膈症，遂开了处方，用开膈调胃之剂治疗。诊毕，患者家人留童医生吃饭饮酒。酒甚香冽，而童某平素嗜酒，遂开怀畅饮，不久一瓶都喝光了，童某已有醉意。此时太阳已经落山，他被众人送至河边。登船时，船工对他说："我刚才买了一瓶桐油，放在头舱，您要小心，切勿绊翻。"童医生闻听，一边用手将油瓶提起，放到隐蔽处，一边念叨着"桐油、桐油"。此时，前来送行的患者家人恰好正要询问用何药作药引，见童医生醉念"桐油"，以为作答。童医生睡后酒醒，船工提起刚才之事，他才知贪杯酿祸，心想：这个患者因病不能进食已久，现身体虚弱，若再用催吐之桐油，势必耗散元气，加重病情。他本想返回去告知患者，而船已走远，又想时候已久，恐患者已将药服下，只能听天由命。

次日天刚亮，患者家人即来告知，说患者服药后大吐，吐出浓痰无数，胸膈渐宽，并能食粥，再请童医生复诊。童医生之妻恐是诓骗之辞，怕丈夫到谢村后被他们追究和羞辱，于是谎称童医生不在家，说他早上出去了，过一会儿他回来就去谢村。然后差人尾随来人前往谢村打探，当得知患者果真渐好，童医生才放心去复诊，再投清理之药，药尽病愈。

原来患者积痰于上膈，诸药不能取效，非峻猛之药不能祛除。因得桐油催吐而使积痰吐出而久病得解。童医生治好久病膈症患者的事很快传开了，于是，慕名前来找他看病的人络绎不绝。

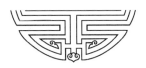

名医妙用奇异药引

中医治病，讲究调节情志，重视身心兼治。传统中医在开具处方时，除了开列药名、用量和煎服方法之外，往往还注明需要取一物为"药引"。所谓药引，乃系引导诸药进入病灶之物。药引如导游，亦似攻击敌营的带路人。

古今名医，有采用奇异药引疗贫祛病的轶闻，这奇异药引，以时髦的说法，应属"另类"。兹选录四则共览。

（一）傅青主煮石软心肠

明清时代的名医傅青主，精于妇科，并擅长治疗"心病"。一次，有一位男子向他求医，说是他与妻子本来相亲相爱，偶因小事发生口角，妻子颇感委屈而怏怏不乐，数日来不吃不喝，终于病倒而卧床不起。傅青主听完陈诉后，即嘱这男子在河滩拣一鹅卵石，交代他将这石头放在锅里煮，待煮软后作为药引使用。并嘱他煮石时要不断加水，且不可离人。这当丈夫的遵医嘱日夜不断地熬煮卵石，连续几天下来，人也累瘦了，眼也熬红了，但他记住名医的嘱咐，仍旧不间断地煮石。妻子见此情景，不禁化怨为爱，转怒为喜，下床主动替丈夫看火煮石，并嘱丈夫再去问问医生，这卵石为什么煮不软。丈夫向傅青主询问后，傅先生笑着说："你回去吧，她的病已经好了！卵石虽煮不软，但你对她的一片至诚，却把她的心肠软化了。"傅青主的"煮石息怨"的药引故事，一直为后人所传颂。

（二）叶天士榄苗疗贫疾

民间流传着一则叶天士用橄榄苗为药引"治愈"一位"贫病"患者的故事。这"贫病"用现代名词来说就是"缺衣少食综合征"。

说的是有一位衣衫褴褛、形体羸瘦、面容憔悴，似患重病的老者来向叶先生求医。他对叶氏说："先生是名医，什么疑难杂症都能药到病除，小人所患的是贫穷病，先生能治疗吗？"叶先生笑着答道："既是病，就能治。"然后他叫老人拣些橄榄核来育苗，并对老人说："待榄苗长出来，你将会摆脱穷困。"老人遵照叶天士的吩咐，种下了不少榄核，待到榄苗出来后，竟有不少豪门大户前来购橄榄苗，购时并出高价。老人颇觉新奇，前去问叶天士。为何榄苗能卖出如此高价，且富豪们争相购买呢？叶天士告诉他，凡豪门大户来求医，开出处方后，我都嘱咐病家必须用上好、高价之榄苗作为药引，药方才能发挥效应。很快，老者的树苗卖完了，他赚了一大笔钱而治好了"贫病"。橄榄苗性平无毒，既无药效，也无害处，叶天士以其为药引，富豪皆因其"名人效应"而深信该物为治病之妙药。这样，既救人贫穷于水火，又惩豪门大户为富不仁，实系一举两得的善行。

（三）施今墨碎瓶起沉疴

施今墨是现代名医。民国期间，有军阀阎某，因酒色过度，身体虚弱，精神萎靡，偶感风寒即卧病不起，曾请多位医生诊治均不见效，遂求治于施先生。施先生切脉察舌并略询数语后，对其病情便心有定数。施先生得悉阎某收藏有一个明代宣德年间的古瓷瓶，乃其心爱之物。施先生开过处方后，对其家人讲，处方中的药不难配齐，但有个药引子却少不得。家人问，什么药引子？施说："远在天边，近在眼前，就是这个古瓷瓶，必须打碎，用它煎汤后，再下其他药物，你们要是舍不得，那就另请高明。"家人只好照办。阎某服药后，发现他心爱的古瓷瓶被打碎作了药引子，顿时心疼得冒出一身大汗，病情竟然因此而逐渐好转，不久便痊愈了。原来施先生以碎古瓷瓶为药引是对阎某进行精神刺激的心理疗法。

（四）冉雪峰"参灰"治官亲

冉雪峰是近代名医，凡经其诊治者大多能妙手回春，因而誉满遐迩。冉先生治病很重视患者的精神状态，强调"医人"比"医病"重要。

1920年，安徽省某官员其母高烧不退，请了许多名医诊治都不见效，甚至请了日本大夫、德国医学博士施治也不见好。后闻冉先生是六代祖传世医，有"起死回生"之神功，遂来求治。冉先生诊察病情后开的处方是：北柴胡、丹皮、鲜生地、玄参、花粉、知母等，均为极普通而廉价的药物。但在处方上注明：上好野山参一两，瓦上煅为白灰，煎汤作药引。这一处方不仅一般中医不解，连当时的一位名医也觉得莫名其妙，遂向冉先生请教："伤阴用参出自哪本典籍？剂量高达一两与病症如何结合？人参烤灰是遵哪宗古法炮炙？"冉笑而答曰："这一处方药引并不稀奇，病是害在人身上，不仅要医病，还要医人嘛。"

原来这位老太太平日养尊处优，体质差，缺乏抵抗力。这次偶尔感冒发烧，便恃其系安徽省某官员生母，而小题大做。中医西医请了不少，中药西药杂投齐下，造成阴伤热炽，久治不愈。冉先生开的方子，所遣药物都是便宜中药，而这位安徽省某官员母亲吃惯了进口的贵重药品，怎么会相信这几味便宜中药呢？于是加上一大剂量之野山参以安其心，但其症又不能用参，故将其"烧"成灰让它有其名无其实，结果药到病除。冉先生采取廉药对症，加上心理疗法而取得神奇效果。

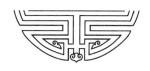

歪打正着发明新药

（一）伟哥——种豆得瓜

美国辉瑞公司的药学专家历时多年，在研究具备扩张血管作用的心血管新药过程中，发现其中一种代谢产物枸橼酸西地那非（Sildenafil），其虽可能具备扩张血管的作用，但经多次降压作用的筛选试验后，却确认其心血管的舒张作用并不明显，遂对志愿试验者停止枸橼酸西地那非的试用。然而，有些参与试药的老汉却表示不满，并主动要求继续服用该药，这让主持研究的专家纳闷。于是对这些老者进行追询，他们的回答令人感到意外，都说是服用该药后，本来疲软的阳根顿然"雄风"大振，性生活过得异常"销魂"。研究人员经过试验发现服用此药后，阴茎海绵体在半小时至 1 小时内充血，达到完全勃起，并能完成性交，总有效率为 60% ~ 80%。这一意外收获让辉瑞公司如获至宝，干脆名正言顺地将其作为治疗阳痿的药物。由于疗效确切，推向市场后引起了世界性的轰动。

（二）酚酞——贪杯致泻

1902 年，匈牙利药学家凡莫西（Z.Vamossy）发现酚酞能够致泻的经过，是十分有趣的。当时，匈牙利出产的红色果酒非常著名，因此，便有不法分子在普通酒中加入少量的酚酞及一些碱性物质，使酒变成深红色，以假乱真。政府为了测定酚酞的安全性，便要求负责卫生的权力机构进行研究，而最后所采纳的正是凡莫西所制定的检测方法。

凡莫西手下有个实验员住的房间内，放置有配酒用剩的酒精下脚料，偏偏这个实验员有贪杯的毛病，他经常吸取这种酒精当酒喝，有时喝得酩酊大醉，影响工作。凡莫西知道这件事后，在酒精中加入了大量的酚酞和一些氢氧化钠，使其变成深紫色，他以为这样就能阻止实验员偷喝这种有害的液体。但是，实验员还是再次偷喝了含有酚酞的酒精，结果第二天早晨便引起了剧烈的腹泻，但没有其他不适反应，因此他照喝不误。过了些时候，凡莫西发现了此事，他本能地认为在酒精中加入酚酞并不会对内脏造成任何的伤害。随后，凡莫西又用兔子来做实验，但却没有取得任何结果。凡莫西自己也曾服用了一些含酚酞的酒精，引起腹泻。后来，临床试验的结果证明，酚酞（又称"果导片"）是一种安全的致泻剂。经研究，它进入肠道内与碱性肠液及胆汁形成可溶性钠盐，刺激肠壁促进肠蠕动而起缓泻作用。这种缓泻剂问世百年仍然名声依旧。

40 年后，科学家路依维（S.Loewe）通过实验指出，酚酞只对人和猴子才具有致泻作用，而对兔子不起作用，这就是凡莫西用兔子做实验为何失败的原因。

（三）654-2——"苦餐"意外

二十世纪五六十年代，我国时兴"忆苦思甜"吃"忆苦餐"。一次，解放军骑兵某分队到青藏高原西部途中，在一个河滩上挖些野菜烹煮"忆苦餐"。岂料，吃过之后，马匹忽然醉倒，官兵像醉酒一样。有的战士跑到河中砸开薄冰在水中跳舞，一时令人不知所措。于是找到当地的藏族老者询问这是何故？老者答道："贵军可过醉马滩？倘若吃了'跳舞草'，就会马醉人癫！"于是急向上级报告。上级急派飞机送来医生。经过观察，原来是用"野菠菜"（即山莨菪）做的饭团。这种"野菠菜"当地人就称为"跳舞草"，后来对山莨菪进行研究，发现引起"马醉人癫"的现象是山莨菪碱的作用。1965 年 4 月从山莨菪中提取了一种生物碱，故以研制成功的年月而取代号为 654，其天然制品称为 654-1。因药源有限，提取工艺也很烦琐，成本又高，后来采用了人工合成的方法生产出合成制品，取名为 654-2。

（四）氨来咕诺——错中得益

20 世纪 90 年代初的某夜，一位年近七十岁的日本老太太，由于视力不好，本想拿口腔清新剂的她，却拿到了氨来呫诺的鼻腔喷雾剂，喷进了嘴里。第二天早上，她才发现昨晚用错了药，心里一阵不安，但却感到口腔溃疡竟然比平常好多了。她干脆一不做二不休，又连续喷了口腔两天，长期不好的口腔溃疡居然痊愈了。位于日本京都的福田药物研究所知道了这个消息。随即进行了实验，发现氨来呫诺能明显促进兔子口腔黏膜损伤的愈合。并把此研究结果发表在了医学杂志上。

很快，位于太平洋彼岸的美国一家叫ACESS的制药公司得到了这个信息。他们知道此项发现的重大价值，重金从日本购买了氨来呫诺的技术资料和专利。又进行了5年的毒理、药理和临床实验研究，取得了圆满的结果。1996年美国FDA批准了氨来呫诺糊剂（5%）用于治疗口腔溃疡。

（五）金刚胺——意外效应

一位澳大利亚老太太患有中度帕金森病，这病又叫"震颤麻痹症"，手和腿不由自主的抖动，当时无药可医。1968年1月老太太患了严重流感，遂服用金刚胺片治疗，结果非但治愈了流感，而且她发现自己的僵硬、震颤、运动障碍的症状得到控制。同年4月，她向医生描述3个月前，她天天服用100毫克的金刚胺出现的奇迹。此后，金刚胺片便摇身一变，竟成为治疗帕金森病的特效药。

（六）溶菌酶——鼻涕"制"药

人体内存在一种自然的溶菌物质，叫溶菌酶，它是人体防卫系统成员之一。溶菌酶的发现说来也是很偶然的。1928年，弗莱明发现青霉素后不久，又废寝忘食地进行新的研究。当时正值冷冬，弗莱明得了感冒，不断流清鼻涕，但他不愿休息，坚持做实验。忽然，一滴清鼻涕落在培养细菌的琼脂平板上，他当时没在意。翌日，他发现清鼻涕四周出现了抑菌环。弗莱明立即想到这可能是鼻涕中含有一种未知的杀菌物质。接着他进行了一系列的研究工作，最后发现了人体的分泌物，如唾液、泪液、呼吸道和消化道的分泌物中都含有这种抑菌物质，他把它命名为溶菌酶。

（七）氮芥——"以毒攻毒"

1945 年第二次世界大战时，英国把芥子气用作战争毒剂。一次，在海上运输过程中，把盛有芥子气的箱子掉到一个海港中。船上的上司要求水手们将箱子打捞上来，结果接触到芥气的水手都中了毒。经军医检查发现中毒的主要原因是体内白细胞下降。后来临床医生用氮芥治疗白血病取得一定疗效，从此氮芥成了第一个用于治疗白血病的药物。

（八）苯海拉明——发现抗晕

1947 年，盖伊（Gay）和卡利纳（Carliner）医生将具有抗过敏作用的苯海拉明送到约翰霍普金斯大学的变态反应门诊部，观察它对荨麻疹的作用。有一位患荨麻疹同时又伴有晕车症的孕妇用药后，晕车和荨麻疹都好转。盖伊和卡利纳得知此情况后，遂在 485 个士兵身上试验。1948 年 11 月，这些士兵乘船从纽约出发横渡大西洋，证实了苯海拉明的抗晕作用。于是，苯海拉明便作为抗晕车、晕船的药物而被应用。

三、药物的奇闻轶事

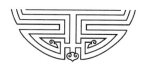

"艾罗补脑汁"本姓黄

新中国成立前和新中国成立初期，各个医院均有一种治疗神经衰弱和记忆力减退的药品，叫作"艾罗补脑汁"，以后国营的药厂将其更名为"维磷补脑汁"。这种药物在 20 世纪 60 年代末已经停止生产。提及"艾罗补脑汁"，必然要谈及该药的发明者黄楚九。

黄楚九，是中国西药业的先驱，中国娱乐业的先驱，一生创业横跨诸多领域，时人称他为"百家经理"。他敢为人先，故创下多个第一：中国第一家民族资本制药企业——龙虎公司（中华制药公司），中国第一家屋顶花园——楼外楼，中国第一家综合娱乐场——新世界，远东第一大游乐场——大世界，中国第一家发行量最大的娱乐企业报——《大世界报》，中国第一个医药"托拉斯"——拥有 21 个医药工商企业的黄氏医药集团，等等。

他运用的新颖多样的广告手段，是中国广告史中重要而精彩的一页；他表现出的超前的品牌意识，是中国企业经营史上具有前瞻意义的理念；他历经的多次维护企业权益的官司，给中国司法史上留下了有价值的案例，其中大家比较熟悉的是他创制的"艾罗补脑汁"。

黄楚九是浙江余姚人，祖辈行医，16 岁来上海的时候，包里就揣着祖上传下来的一本药书。当年，在城隍庙的春风得意楼前，黄楚九摆起了药摊，按着书里药谱，卖起了药丸。城隍庙是老上海最热闹的地方，商贩云集。在这里黄楚九的药摊生意越来越好。他爱动脑筋，渐渐就悟出了出奇制胜的经营之道。

随后，黄楚九向人借钱开了第一家中法大药房，兼卖中西药品。32 岁那年，他终于推出了第一个品牌药——艾罗补脑汁。黄楚九的高明就在于他看透病家心理，他强调艾罗补脑汁可以长智慧、祛百病，这让很多人为之心动。

提起艾罗补脑汁，有三桩趣事值得说一说。其一，是黄楚九采取"洋为中用"的手法取了"艾罗补脑汁"这一洋名，迎合了当时人们的心理。他在推出这一"口服液"时，曾经在报上宣传，有美国艾罗博士发明一种补脑液，其提神醒脑、增强记忆和促进睡眠的功效卓著。他揣摩国人重视脑的心理，认为脑主宰全身，想出补脑的妙法。请人设计一张药方，其中有磷质加上甜味的果汁。他又迎合国人心理，以一张犹太人的照片起名艾罗，放在商标上算是发明人。其实，这位"虚拟"的艾罗博士不是别人，而是他自己。原来"艾罗"二字，是从英文"Yellow"音译而来，"Yellow"乃"黄色"的意思，正合他的姓氏，故"艾罗补脑汁"，也就可以称为"黄氏补脑汁"了。其二，是他请当时的著名作家、《二十年目睹之怪现状》的作者吴趼人撰文给这一药品做广告，发挥了名人效应。吴趼人收到黄楚九300大洋的"稿酬"，写了一篇题为《还我灵魂记》的短文，文中的大意是最近思维迟钝，精神委顿，朋友送来几瓶艾罗补脑汁，服后顿生奇效，精神转佳，文思泉涌云云。他这两招确实收到了预期的效果。其三，是"移花接木，弄假成真"的妙招。且说在强大的广告攻势下面，艾罗补脑汁销路极佳。每瓶艾罗补脑汁的成本仅为4角，售价却高达2元，黄楚九大赚了一笔。艾罗补脑汁终于深入人心，销路大增，供不应求，还远销南洋。真是无巧不成书，就在此时，偏有一个美国人艾罗找上门来，敲黄楚九的竹杠，说那艾罗补脑汁是他的父亲发明的！他是合法继承人。黄楚九一听，吓了一大跳。他到处打听艾罗的底细之后，终于明白了对方的用意。于是，黄楚九决定来个移花接木，弄假成真。在上海一家大饭店里，黄楚九设宴招待了艾罗，给了他1000多元，然后，要求艾罗写下一张收据，证明他的父亲老艾罗的确发明了艾罗补脑汁，而且，交给中法大药房独家经销。艾罗明白了黄楚九的真正用意之后，欣然答应了。于是，艾罗补脑汁真正成为了美国人艾罗的"发明"。黄楚九移花接木后，借西药之名行大肆宣传之实，结果，艾罗补脑汁的销路更为顺畅了。

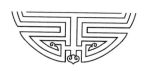

难忘的发冷丸广告

　　梁培基（1875—1947），原名梁缄，字慎余，广东顺德人。民国时著名民族工商家，早年毕业于博济医科学校，是名医、华南著名制药商，自清末便开始从事医疗和医学教育。1897年毕业于外国教会在中国开办的第一所西医学校——博济医院南华医学堂，任广东夏葛女子医科学校药物学教师，同时自设诊所，行医济世。当时华南等地疟疾流行，他便创"梁培基发冷丸"，开广州制药业中西药结合之先河，行销华南及东南亚，成为富商。

　　梁氏的"发冷丸"广告，可谓别出心裁。直至今日，还有不少老年人提及这一独特的药品广告仍然津津乐道。

　　那是二十世纪三四十年代，我国的湖广和云贵地区出现了可怕的疟疾，当时特效的奎宁丸还未普遍使用。边远地区的百姓，多用乞求仙婆施法驱邪，或请巫医服符水来治病，因此死亡率甚高。为解除百姓的病痛，梁培基以他特有的眼光，大胆地推出一种自制的治疟疾药物，命名为"梁培基发冷丸"（广东民间称疟疾为"发冷"）。该药采用中成药丸的剂型，以治疟疾有特效的"硫酸奎宁"为主要原料，再配以中药甘草粉等制成，疗效显著。可是如何让老百姓尽快了解并接受这一新生事物，梁培基动了不少脑筋。

　　不久，在广西、贵州、云南的一些城市、乡村，出现了一批行迹独特的人，他们专在当街闹市醒目位置书写广告，字体大小视建筑物的面积而定，但一般都书写得十分巨大，占满整堵墙壁，远远看去格外显眼。由于他们的广告制作方法奇特，所以给人的印象深刻。一般人出门，走15分钟，忽见对面高墙上出现了"梁培基"三个巨幅宋体大字，却没有下文，再走不到50步，又出现了同样三个大字。15分钟的路程，此三字竟然出现5处之多，人们心中很是疑惑。

过了半个月，这群人又扛着梯子、提着油漆桶和大大的扫笔，在所有"梁培基"三字下面增写上"发冷"两字。这更让路人猜测其用意，一时众说纷纭，甚至有人认为此乃仇家对"梁培基"的攻击行为。自此，"梁培基发冷"五个字在通街大巷的墙上又保留了月余。后来，书写人又在"发冷"二字之后加了一个"九"字，变成了"梁培基发冷九"。而粤语"九"与"狗"同音，故见者初则忍俊不禁，继而捧腹大笑，此事一时成为各地市民茶余饭后的谈资，更坚信有人对梁培基攻击了。谁知，又过了一个多月，书写人突然在"九"字中间加了一点，"九"字变成了"丸"字。至此，人们才明白原来是"梁培基发冷丸"，人们一下子就记住这个药了。

梁培基以其独特的广告手法，再加上此药的功效显著，畅销华南各省区，成为家喻户晓的名药，深受百姓的欢迎。当时，桂、滇、黔一带之穷乡僻壤，好多人不知中国有个蒋介石，却无人不知晓梁培基。后来，梁培基在北方也如法炮制，效果亦佳。与此同时，梁培基发冷丸还远销到美国和南洋等地，年销量最多达 100 万瓶。他的广告绝招就是今天看来，也是不可多得的妙法呀！

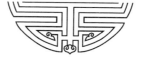

民国名流"诹药"轶闻

现在很多医药广告都会请明星"现身说法"吹捧产品疗效。有的是某某药品代言人，有的是某某减肥药的"形象大使"。其实，种种形式的药品广告，并非现今的新招数，在晚清至民国间，文人、名人"诹药"的现象就已经非常普遍。

（一）萝卜白糖熬成"燕窝糖精"风靡上海滩

晚清上海药界有个孙镜湖，炮制广告花样百出，风行一时，对于近代上海医药广告的塑造影响尤其巨大。除了假借顾客名义发布谢函、刊登来自外埠邮购者的购药金额，更让大大小小的文人名流和达官显贵，帮忙一起"宣传宣传"。

1896 年，孙镜湖开发了一款叫"燕窝糖精"的新补药。为了让这款主要由萝卜和冰糖混合而成的玩意华丽变身为风靡上海滩的高级补品，孙镜湖先找来了当时的著名文人沈毓桂。沈毓桂可不是小人物，他翻译了大量西学著述，撰写过大量报刊时论，最辉煌的是还帮助林乐知编辑了《万国公报》，并一度担任该报的华文主笔长达十余年，在上海文人圈极富有声望。

沈老先生接下任务时年事已高，但也不负所托，发挥文人的想象力，大笔一挥，洋洋洒洒："考其制法，取地道燕窝，以机器去其毛疵，以化学撷其精华，调以真味，制成糖精，功效非常，能开胃健脾，填精补髓，生津液，美容颜，随时酌服，立见应验。尝之有味，服之有益，实非寻常药饵所可及其万一也！"

更有意思的是，沈毓桂还善于把个人平生功业同燕窝糖精建立密切联系，可谓抚今追昔、声情并茂："忆昔美国进士林君乐知，创著《万国公报》，仆实掌华文迨二十载。又立中西书院于沪上，亦已十有四年，聘仆入院，尊为掌教，必孜孜焉栽培后进，夙夜匪懈，不惮劳瘁，然一生心

药物的故事与事故

血，日渐耗散，故饮食起居，慎之又慎。幸承华兴公司惠我糖精，助我精力，尚不致疲乏，皆得力于此。"当然，为燕窝糖精打广告的文人非常多，比如《同文沪报》的主笔周病鸳、小说家吴趼人、《万国公报》主编林乐知、学界领袖俞樾等。他们写的，有刻意贬低孙镜湖竞争对手的评论、有几乎肉麻的赞歌、有"欲扬先抑"的软文、有用对答形式展开，还有充斥各种化学新名词的"科普文"。孙镜湖还把这些文字集合装订成一本《燕窝糖精谱》，再让名流文人或官员品题，到处散发，并附送给购药者。

如此，燕窝糖精在上海迅速走红。于是又有狡黠商家马上仿效，为此开发出诸多以燕窝命名的补品或药品，比如人参燕窝汁珍珠粉、燕窝珍珠牛髓粉之类。孙镜湖的竞争对手甚至把自家燕窝糖精的功能、价格都构建得如同孙镜湖的一样。凡此可见，孙镜湖的燕窝糖精开发得有多成功。

（二）京剧名伶梅兰芳炒作威廉士"红色补丸"

京剧名伶梅兰芳，曾为英国在华药商"威廉士大药房"撰写过亲笔具名、加附照片的广告。1929年2月，梅兰芳在《医界春秋》第32期上毫无保留地称赞该药房出产的两种药品效果很好：

"威廉士大药房台鉴：径启者，兰芳夙知尊处出品家用良药，誉满杏林，良深引领。而红色补丸及婴孩自己药片二种，尤所习用，特敢具书保证。专此布陈。顺颂筹祉！梅兰芳谨启十二月一日。"

之后，梅兰芳又再次为这则广告中出现的"红色补丸"出具亲笔署名广告。这一次，广告以梅兰芳将要从上海离开赴美国演出之际的留言为广告标题，借此炒作威廉士"红色补丸"。在广告中，梅兰芳比此前用了更多的形容词，语气也十分肯定："服用之后，精神日振，体力健强。""红色补丸之功用，匪独补血强身，百病皆可调治，刀圭圣品，实为世界药中之王。"

此外，与梅兰芳同为"四大名旦"的尚小云也为威廉士的"红色补丸"和"清导丸"做过宣传，广告信在《申报》上刊登时还配以尚小云的剧照。

这个被梅兰芳称为"世界药中之王"的红色补丸到底是什么？威廉士药房的广告并没有提及"红色补丸"的真正成分，而根据美国政府的化验表明，该药主要由硫酸铁、碳酸钾等构成，说它可以补血、补脑、包治百病明显是虚假广告。

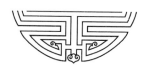

药名为雅号之名医

古往今来，凡临床大家，大多先有经验，后有胆识。其用药无不自有特色。其用药有偏于热者，有偏于寒者，有偏于补者，有偏于泻者，也有对某方某药用有心得而擅用其药加减者，这些就构成了所谓的老名医的"绝招"。历史上一些名医国手，因为擅长应用某种中药，杏林同仁和广大患者往往以某种药名代替其真名，成为他的雅号。有趣的是，有的擅用某药的名医，后人却仅仅记住其姓氏及药名，他的真名实姓倒被遗忘了。

（一）"张熟地"与"余石膏"

明代的医家张景岳被人称为"张熟地"，因其擅用熟地又重用熟地而得此美称，他自幼从师学医，年轻时博览群书，又遍游天下名城，目睹宋金元之后，医界中盲目效仿宋金元大家刘河间、朱丹溪的寒凉攻伐治病方法所造成的危害，认为人之生气应以阳气为主，以真阴为辅，使真阴得生，真阴得固，因此在临床上主张大胆重用熟地、附子等滋阴生阳之品。例如，他在《景岳全书》的"本草正"中以熟地、附子、大黄、人参为药中四维，是支撑中药临床运用大厦中的四面大墙，尤其称地黄为药中良相，称其能帅众药捣敌营而守本镇。所以，在他所创拟的方剂中熟地都是不可缺少的主药或重要的辅药。他不但推崇他的同代名医赵献可的名方八味丸补火、六味丸补水，将上面的两个以熟地为主的方剂删除茯苓、泽泻以防渗利太过，自己创造了左归丸与右归丸以加强其滋阴补阳作用。甚至在他的有些处方中熟地的量竟达两斤，无怪乎人们要称其为"张熟地"了。

而清代的名医余师愚擅用石膏却是不得已而为之，说起来还与张熟地大有关系呢？原来在其悬壶之某一年，民间疫气大作，不少人都因患疫气而染病身亡。余师愚初按当时医界的流行方法，效仿明代名医张景岳（即张熟地）的温补法进行治疗，非但无效反而治者多死，不得已余师愚只好进行自己的辨证施治方案，他发现当地疫气多由温热引起，因此对症采用石膏治疗，获得了很好效果。后来疫气传至京师，余师愚力排医议，坚持使用大剂量石膏为主治疗了许多呼吸将绝的危重患者。一时间，人们纷纷效法，京城患疫者救活无数，由此，"余石膏"之名传遍京城内外。石膏治疗温热病症，也就被传承下来，连我国20世纪60年代用中医药治疗乙脑也采用了重用石膏之法，这也是受了这位"余石膏"的启发。

"余石膏"与"张熟地"的经历，证明了中医"经验"及"绝招"的辨证关系。处方无论寒热，剂量无分大小，只要是病情治疗需要的都可大胆使用。张景岳大用"熟地"，是针对寒凉攻伐的滥用而采用的阴阳双补，余师愚重用石膏是病情中湿热深重的需要。因此，他推翻"熟地治疫气"之法也是正确的。

所以说：知道什么是治病中可以大胆坚持的，什么是必须小心使用的，这就是一个名医与一个庸医之间区别的根本。当然，这有个前提，就是在具有丰富的经验的基础上，遇到疑难怪病，还要善于思考创新。

近代善于使用石膏的名医还有"张石膏"（张锡纯）和"孔石膏"（近代北京四大名医之一的孔伯华，亦因擅长使用石膏，被人们雅称为孔石膏）。在此，有必要说说名医张锡纯擅用石膏和创用"石膏阿司匹林汤"的轶事。

民间有句话，叫"石膏点豆腐，一物降一物"。石膏，不仅成就了豆腐，还是一味良药。古有医圣张仲景擅用石膏，近有名医张锡纯挚爱石膏，并有"石膏先生"的美誉。有人说，石膏是"药品中第一良药，有起死回生之功"，如此种种，似乎都在诉说这平凡的石膏，其实有惊人的魅力！今且分享张仲景、张锡纯用石膏的奥秘。

张仲景用石膏的方剂计16方，其中《伤寒论》7方，《金匮要略》9方。以石膏命名的有3个方，麻杏甘石汤、竹叶石膏汤、小青龙加石膏汤。方名无石膏者13方。

近代名医张锡纯运用石膏有着丰富的经验。《医学衷中参西录》中说："吾国擅用石膏者，除长沙汉方之外，明有缪氏仲淳，清有顾氏松园，余氏师愚，王氏孟英，皆以善治温热名，凡治阳明实热之证，无不重用石膏以奏功。""愚临证四十余年，重用生石膏治愈之证当以数千计。有一证用数斤者，有一证而用至十余斤者，其人病愈之后饮食有加，毫无寒胃之弊。"有人称谓其"石膏先生"。还有人称石膏为"寒温实热证之金丹""寒温第一要药""救颠扶危之大药""退外感实热，诚为有一无二之良药""药品中第一良药，真有起死回生之功"。

张锡纯还是中西医药结合应用的开创人物，在《医学衷中参西录》中最典型的一个方子就是"石膏阿司匹林汤"，看方子的名字就可以想出，是用中医用的石膏和西医用的阿司匹林配合使用的。张锡纯是这样描述的："石膏之性，又最宜与西药阿司匹林并用。盖石膏清热之力虽大，而发表之力稍轻；阿司匹林味酸性凉，最善达表，使内郁之热由表解散，与石膏相助为理，实有相得益彰之妙。"意思是，石膏清热力量大，但发汗作用小，因此配合上发汗力量大的阿司匹林，清热解表的力量就相得益彰了，最适合治疗那些有内热，同时又外感风寒，所谓"寒包火"的感冒。

（二）"严附子"与"徐麻黄"

附子为毛茛科植物乌头的旁生块根，被称为回阳救逆第一品药。附子又能强身健体，所谓通行十二经，内温脏腑骨髓，外暖筋肉肌肤。然而，附子具有较强的毒性，炮制或使用不当就容易发生中毒，故名医恽铁樵说："附子最有用，亦最难用。"

古今许多医生因擅用附子而成名。如明代仁和县（今杭州）名医严观因擅用附子而有"严附子"的美称。严氏常用姜汁制附子。人难之曰："附子性热，当以童便制，奈何复益以姜？"他回答说："附子性大热而有毒，用之取其性悍而行速。若制以童便则缓矣，缓则非其治也。今佐以生姜之辛，而去其毒，不尤见其妙乎？"临证多用此法，皆见奇效。清代四川名医郑钦安，擅用大剂量附（生附子、熟附子）、姜（生姜、干姜）、桂（桂枝、肉桂）等大辛大热药，人称"火神"。

现代名医吴佩衡，亦因擅用附子而有"吴附子"的雅号。有类似美誉的，还有由川至沪，因擅用附子而开一代风气的现代名医祝味菊（人称"祝附子"）；由川入黔，精研《伤寒》《金匮》，擅长补火，擅用附子的现代名医李彦师（人称"李附子"）；以及临证六十余年，擅用附子的浙江名老中医傅梦商（人称"附子先生"）。

麻黄，为中药中的发散风寒药。其性温，味辛、微苦，有发汗散寒、宣肺平喘、利水消肿的功效，可治疗风寒感冒、胸闷喘咳、风水浮肿、支气管哮喘等病症。因为麻黄的发汗力强，故外感风寒轻证、心悸、失眠、肺虚咳喘等均应忌用或慎用。老人、体虚及小儿宜用炙麻黄。曾有传说称，由于麻黄服后可致大量出汗，故因误用而出过事故、闯过大祸、惹过麻烦，遂起名叫作"麻烦草"，后来，又因为这草的根是黄色的，才又改叫"麻黄"。其实麻黄是因为味道和颜色得名的，据《本草纲目》载："其味麻，其色黄。"

麻黄的配伍一为麻、桂相须，发卫气之闭以开腠理，透营分之郁以畅营阴，则发汗解表之功益彰。二为麻、杏相使，宣降相因，则宣肺平喘之效甚著。三为麻、桂与白术相配，以发汗解表，散寒祛湿。四为与石膏配伍，辛凉宣泄，清肺平喘。

徐小圃（1887—1961），名放，上海人。幼承庭训，家学渊源，初受业其父杏圃公，弱冠时即悬壶问世为当代著名的儿科专家，具有丰富的临床实践经验和独具创见的学术思想，尤以擅用温药而名噪沪上。先生能广用伤寒方以治少小疾患，由于认病辨证精确，处方善以化裁，配伍灵活，因此，经先生起沉疴、愈废疾者，实不遑计之。特别在晚年，求诊者日盈门庭，其中不少险逆病例，先生虽明知其险而难治，犹必殚精竭虑，为之立方而后安。使获救者不以为喜，即致不治，亦不辞怨谤，从不肯随俗俯仰，一切从求实出发。尝谓：医乃仁人之术，既要有菩萨的心肠，又要有英雄的肝胆。此语实为绳医之座右铭也。行医之初，他曾偏重于小儿纯阳，无烦益火，阳常有余，阴常不足的理论，以及以小儿热病最多为指导思想，所以治疗用药方面，是按温病学的理法方药为准则的。徐氏擅用小青龙汤、麻杏石甘汤加减，以麻黄宣肺为主治疗，其效卓著，因而有"徐麻黄"之称。因其用药多辛凉，常被认为是清凉派的医家。后来，徐小圃的学术思想却又转变，一跃而转为外感广用麻、桂，里证重用姜、附的崇尚《伤寒论》的一方一药。这是为什么呢？这跟他用一贯的方药治疗自己的长子徐伯远的伤寒病（此"伤寒病"并非西医的伤寒——笔者注）失效有关。下面说说"徐麻黄"拜师"祝附子"的故事。

徐小圃的长子徐伯远，当时正在婴幼儿时期。有一年的夏季，患了伤寒病。徐老亲自为之诊治，但病情日进，恶候频见，几濒于危，家中焦急，徐老亦感棘手。当时，家属及诸亲好友，均向徐老建议，何不请其道友祝味菊先生会诊一决？

徐老慨然叹曰："我与祝君虽系莫逆之交，但学术观点不同，他擅温阳，人称'祝附子'。今孩子患的是热病，若祝君来诊，莫非温药而已，此明知其'抱薪救火'，我孰忍目睹其自焚耶！"是时，徐老因其固有经验判断认为：以附子投之热病，则病益笃。又逾日，患儿几将奄奄一息，亲友竭力敦促，与其束手待毙，何妨一试究竟。徐老至此，当不固辞，但亦无所抱望也。

迨祝老诊毕处方，果然不出所料，第一味主药就是附子。徐老即闭门入寝，等待不幸消息报来。而祝老则为之亲自煎药，守候病榻，自己奉药喂灌，夜未闭目，以观察病情演变。至东方拂晓，患儿身热渐退，两目张开，吞药服汤可自动张口。再给米汤喂服，已表示有饥饿之感。及至患儿安然入睡，祝老才和衣倒榻休息，阖家无不欣喜自慰。徐师母即至徐老寝室，敲门报喜。

当徐老听到门声时，即跃然而起，急问："何时不行的？"迨启门见其老伴脸带春风，喜形于色，并告以病已好转，始知并非自己之所逆料。乃同往病室，细审病情，与昨日之情况，竟判若两人矣。再回顾榻旁，祝老鼻息浓浓，安入梦乡。虽由衷感激，亦不敢扰其清梦。于是含笑回房，加高其枕，坦然无忧地睡其大觉。

徐老在其孩子完全恢复健康后，百感丛生，谓其家属曰："速将我'儿科专家'的招牌拿下来，我连自己的孩子都看不好，哪里够得上这个'儿科专家'的资格！我要拜祝兄为师，苦学三年，学成后再开业行医不迟。"意颇坚决，竟亲自登门执弟子礼。

祝老既惊又敬，扶之上座，曰："我你是道中莫逆之交，各有各的长处，也各有片面之见，兄之治学精神，如此令人敬佩，吾将何辞以对？若对我祝附子有兴趣的话，今后将与兄切磋，相互取长补短。今如此称颂，则将置我于何地耶！如蒙垂青，待令公郎成长后学医，吾必厥尽绵薄，誓不负老兄之厚望也。"所以其哲嗣伯远、仲才后来均受业于祝味菊先生门下。从此，徐小圃先生即由清凉派转为温阳派而名著当时。这就是徐先生在学术思想演变的一段历史。

这其后，徐小圃吸收古人与同道应用温阳药的经验，却不拘泥其法，具有自己的独特经验："温清并用，注重扶阳，重视配伍。"在用药配伍中，灵活全面，尤善于各法和各药之间的联系，对于温与清的结合、剂量轻重尺度等，莫不胸有成竹。

（三）"陆黄芪"与"穆大黄"

清末民初，北京名医陆仲安先生，以擅用黄芪名著医林，绰号"陆黄芪"。是时文化名人胡适患病，朋友们向他推荐请仲安先生来治疗。

仲安先生为胡适治病是在1920年，正是学界"科玄论战"初序之时，胡适是科学派的主将，科学派崇尚西医，这个时候胡适的病竟被中医治愈，在当时引起很大的轰动。

陆仲安（1882—1949），北京人，世医之家，曾任上海神州医学总会常务委员、上海中西疗养院董事。胡适患病，经西医治疗一段时间未见振拔。李石曾向胡适推荐陆仲安，胡适考虑中医治病"无科学根据"，未予同意。后来马幼渔又复介绍，胡适才延医于陆。经过一番诊治，竟霍然而愈。一时之间，腾传众口。时任中华医学会会长的俞凤宾，对此事很为关注，他在上海特地托人到北京找到胡适，抄出全部药方，刊登在丁福保主编的《中西医药杂志》上，其初诊（1920年11月18日）药方为：生芪四两，云苓三钱，泽泻三钱，木瓜三钱，西党三两，酒芩三钱，法夏三钱，杭芍三钱，炒于术六钱，山萸六钱，三七三钱，甘草二钱，生姜二片。胡君之病，在京中延西医诊治，不见效，某西医告以同样之病，曾服中药而愈，乃延中医陆君处方，数月愈。

从这张处方看，陆氏用的是东垣老人治阴火的路子，但每剂以黄芪四两、党参三两是医者的独特经验，不愧为"陆黄芪"。

当年，仲安先生屡次为林琴南及家属诊治，为感谢济世之劳，林琴南亲自画一幅展示儒医正在研读经典的《秋室研经图》，送给陆仲安，并在图上题写颂扬陆氏医术的文字。林氏是清末民初著名文学家，题词是一篇桐城体的文言文。这篇古意盎然、文妙韵雅的佳作，后来录入《畏庐文录》中。陆仲安先生一直将此图高悬斋头。这次陆氏将此图取下，也请胡适博士题上一题，胡适欣然命笔。

中国人有句话："人参杀人无过，大黄救命无功"，说明世人喜进温补而忌攻下的用药心理。临床擅用大黄者喜称"将军"为其正名。大黄是重要的泻下药、清热药和止血药。它功效迅速，常用于危急重症。医圣张仲景就擅用大黄，他的《伤寒论》与《金匮要略》中，有 32 首处方中使用了大黄，而且多用大黄应对当时的急症，最著名的就是"大黄牡丹皮汤"，在西医没有进入中国、没有手术抗生素的年代，这个药是阑尾炎、胃肠穿孔、胆囊炎等各类急腹症的救命药。

在中医史上，有人因为擅用大黄而成名，比如金代的"穆大黄"；近代上海名医焦东海先生，专门从事大黄的临床研究，著《大黄研究》一书，被人们称为"焦大黄"；近代江西吉安名医肖俊逸也叫"肖大黄"。

笔者在开篇时就提及有趣的现象，即历史上一些名医，因为擅长应用大黄，他的真名实姓倒被遗忘了，其中便有金代的"穆大黄"。查阅诸多中医典籍，只查获穆氏乃金元四大家之一的刘完素的弟子，但均未记载其真实名字。

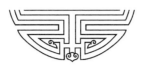

名医擅用峻药案例

所谓峻药，含义大致有三：一者，乃《内经》所谓"大毒之药"，有称为"虎狼药"者，如甘遂、大戟、芫花之属；二者，虽无大毒，但药性偏峻，可称为"霸道"者，寒如石膏，热如附子，攻如大黄，辛如麻黄等；三者，药性虽平和，但用量特重，超于常量多倍者，也可视为峻药，如黄芪用至300克，绝非通常所为。医史上有些名医擅用某种药物，有的投用峻药，似乎并非症之所合，有的剂量恒重，超过常规，以致形成一种鲜明的用药特色和独特的学术风格，这常常是其成为名医的重要因素。例如，张景岳擅用熟地，人誉"张熟地"；祝味菊擅用附子，人誉"祝附子"；严苍山擅用沙参，人誉"严北沙"等。一般而论，平常之症当用平和之药，无须峻药重剂。但当大病重症之际，则非寻常药剂所敌，而需遣峻药，并取重剂方能奏效。喻嘉言所谓："大病须用大药"。王孟英亦云："急病重症，非大剂无以拯其危。"名医杨华亭则言："唯能用毒药者，方为良医。"

（一）大黄

在峻烈中药中大黄是药力颇为猛烈的一味，因此有不少名医遣用大黄而药到病除的案例。由于大黄性情"刚烈"，使用者必须有"勇"有"谋"，既要辨证准确，又要投药果断。清末扬州名医袁桂生治陈某，年约三旬。七月患伏暑病，延某医诊治，服药四五日不效，壮热头疼，胸闷，咽喉作燥，口渴，舌绛苔薄焦燥无津，大便七八日不通，溲赤，脉数。盖暑热蕴伏肠胃热结之病，法当先通大便，以解肠胃之焚，乃以生大黄二钱，元明粉三钱，枳壳、黄芩、麦冬、天花粉各二钱，甘草五分。此药服后，得大便两次，热全退。袁氏指出："大凡应用硝黄之病，绝非他药所能代，若畏而不用，必致缠延误事，但须辨认真切，用之有方，不可颟顸孟浪耳。"（《丛桂草堂医案》）

"将军"是中药大黄的别称，是说大黄药力峻烈，如同将军一样性情暴烈。俗话说，大黄救人无功，人参杀人无过。意思是大黄虽然能救人，因其药峻而无功，人参补益，虽然杀人也无过错。其实这是偏见，火神派宗师郑钦安称："病之当服，附子、大黄、砒霜，皆是至宝。病之不当服，参、芪、鹿茸、枸杞，都是砒霜"。关键是辨证论治。陈修园说："以毒药攻邪，是回生妙手，后人立补等法，是模棱巧术。"吴佩衡说："病之当服，乌、附、硝、黄，皆能起死回生；病不当服，参、芪、归、地，亦可随便误人。"

《经历杂论》载："擅用将军药（大黄），为医家第一能事。"强调擅用大黄对于医家的重要性。实际上，擅用大黄的名医很多，郑钦安曾说："附子、大黄，诚阴阳二症之大柱脚也。"据南京中医药大学黄煌教授对全国500名名医的问卷调查，关于最擅长运用药物一项，大黄竟排名第二，而人参排名第十二。历览各家医案，以大黄治病救人的案例可以说比比皆是，大黄救人是有功劳的，万不可因其峻烈而不敢投用，此"为医家第一能事"。下面选择几例为证。

1. 二两大黄通顽秘

明代张景岳曾治一壮年人，素好火酒，夏日醉后露卧，因致热结三焦，二便俱秘。景岳先投以大承气汤，"用大黄五七钱，如石投水"，丝毫未见功效。又以神佑丸及导肠法，"俱不能通""危剧益甚"。遂仍以大承气汤加大黄2两、芒硝3钱、牙皂3钱煎服。黄昏进药，四鼓始通，大便下而后小便渐利。景岳议曰："此所谓盘根错节，有非斧斤不可者，即此之类，若优柔寡断，鲜不害矣。"

2. "将军"竟救白云夫

大黄救了白云夫——袁枚一命，此中有一段掌故。话说袁枚患了痢疾，很多医生都认为他高年体弱，而又耽于词章，案牍劳苦，故此屡用人参、黄芪类补药，却不见效，反而加重，势见垂危。后有老友张止原诊过，开方只取大黄一味令其服用，因其药峻，众医皆不以为然。袁枚省悟前治之误，毅然服下大黄，竟然药到病除。此后袁枚向张讨教，何以大黄竟能治愈此病？

张止原解释说："君体虽虚，但平日少于劳作，肠胃间有痰食积滞，加之湿热外侵，而成下痢。若积滞不去而妄言补，只能固邪而病必不除也。今用大黄，取其将军之性斩关夺隘，祛其积滞，通利肠道，病自愈矣。"袁枚听了心悦诚服，当场赋诗以致谢意，诗云：药可通神信不诬，将军竟救白云夫。医无成见心才活，病到垂危胆亦粗。

3. 釜底抽薪而泻热

新四军名将罗炳辉将军一生富于传奇色彩，电影《从奴隶到将军》中的主人公罗霄将军就是以他为原型塑造的。1942 年夏，罗将军患了温热病，高烧不退，时时说胡话。当时西药奇缺，致使病势危笃。后来慕名求治于安徽名医戴星甫。戴星甫（1896—1948），幼承庭训，刻苦学医，夜日苦读不辍，视力受损而成高度近视，人称"戴三瞎子"（兄弟中行三）。戴氏识证准确，投药果敢。一诊即诊断罗将军是"阳明腑实证"，直接投以大承气汤釜底抽薪而泻热，生大黄用至 1000 克，一般人用到 10 克就可以了。不料药店惧怕药量太重，吃出人命来，私自改配熟大黄且减少用量。罗将军服后未效，戴氏甚感奇怪，亲自检视药材，发现大黄剂量不够，而且是熟大黄，药力不足，立命另取生大黄 1000 克重煎再服，果然一剂便通而热退，转危为安。此非胆识过人者不能为也。

4. 伤食恶食非大黄不可

淮安大商杨秀伦，年七十四。外感停食，医者以年高素丰，非补不纳，遂致闻饭气则呕，见人饮食则叱曰："此等臭物，亏汝等如何吃下？"不食不寝者匝月，唯以参汤续命而已，慕名远道来请徐灵胎诊治。

徐诊之曰："此病可治，但我所立方必不服，不服则必死。若循君等意以立方亦死，不如竟不立也。"群问："当用何药？"曰："非生大黄不可。"众果大骇，有一人曰："姑俟先生定方，再商其意。盖谓千里而至，不可不周全情面，俟药成而私弃之可也。"徐查觉其意，煎成亲至患者前令其强服，旁人皆惶恐无措，无奈只服其半。是夜即气平得寝，并不泻。次日全服一剂，下宿垢少许，身益和。第三日清晨，徐卧书室中未起，忽闻窗外传曰：老太爷在堂中扫地。徐披衣起询，告曰："老太爷久卧思起，欲亲来谢先生。出堂中因果壳盈积，乃自用帚掠开，以便步履。"旋入卧所久谈。早膳至，病者自向碗内撮数粒嚼之，且曰："何以不臭？"从此饮食渐进，精神如旧。

群以为奇，徐曰："伤食恶食，人所共知，去宿食则食自进，老少同法。今之医者，以老人停食不可消，止宜补中气以待其自消，此

三、药物的奇闻轶事

等乱道，世反奉为金针，误人不知其几也。"

（二）麻黄

宁波名医范文甫（1870—1936）以擅用峻剂著称，尝言："医之运用古方，如将之使用重兵，用药得当其效立见。"他辨证准确，用药果断，如用越婢汤治风水，麻黄常用至18克，治小儿麻疹闭证竟用至24克；用急救回阳汤时附子常用45克，闻者骇然。范氏行医乃南方热带之地，如此大剂应用麻黄、附子等热药更属非常，难怪沪上名医徐小圃（亦擅用麻黄，有"徐麻黄"之称）辈也为之叹服。时医有讥其用药太峻者，范氏大言："不杀人不足为名医"（《近代名医学术经验选编——范文甫专辑》）。意谓不擅用峻烈药者，不足以成名医。他对危重病症用药大胆，常能力挽狂澜，顿挫病势。某年仲春一个晚上，范与徐小圃共同诊治一个2岁病儿，发热数日，麻疹尚未见点，喉中痰声漉漉，咳声破碎，面色青白，闭目不言，四肢厥冷，胸腹略见隐点，脉浮大而紧。二人共曰：此乃病毒为邪所遏，肺金受累，急宜重剂麻黄疏表达邪。范氏书方，遂交家人抓药，不令徐氏阅方。次日，患儿已汗出热退，喘急大减，四肢渐见红点，小圃问曰："昨晚投麻黄几钱？"范曰："一两"。徐氏惊愕："余生平擅用重剂麻黄，然未过5钱，君何如是大胆耶？"范曰："实告君，麻黄只开8钱"，彼此相视而笑。对此2岁稚儿，开手即用麻黄8钱，确非寻常手眼。

（三）附子

吴佩衡（1888—1971），原云南中医学院院长，著名经方大家，擅用附子，有"吴附子"之称。其用大剂附子治疗垂危重症多例，令人惊心动魄，却又拍案叫绝，这里仅举一例。1947年1月，昆明患者秦念祖，13岁，患伤寒重症发烧已20余日不退。其父亲系云南省某医院院长、著名西医，与同道多方救治均不见效，认为已无法挽救。无奈邀请吴佩衡诊治，下面是诊治记录：

1月7日：发热20余日，晨轻夜重，面色青黯，双颧微红，口唇焦躁已起血壳，日夜不寐，人事不省，时而烦乱谵语，双手乱抓，呼吸喘促，食物不进，小便短赤，大便多日不通，舌苔黑燥，不渴，喂水仅能下咽二三口，脉浮而空，重按无力。吴认为系"伤寒转入少阴，阴寒太盛，阴盛格阳，心肾不交，致成外假热而内真寒之阴极似阳证。外虽现一派燥热之象，内则阴寒已极，逼阳外浮，将有脱亡之势。法当大剂扶阳抑阴，回阳收纳，交通心肾，方可挽回。拟以白通汤加肉桂主之：附片250克，干姜50克，葱白4茎，上肉桂15克（研末，泡水对入）。1月8日：热度稍降，唇舌已润，烦乱亦止。处方：附片300克，干姜80克，茯苓30克，葱白4茎，上肉桂15克（研末，泡水对入）。1月9日：热度稍降，神情淡漠，不渴饮，夜间烦燥复作，认为药不胜病，尚须加量。处方：附片400克，干姜150克，茯神50克，炙远志20克，公丁香5克，生甘草20克，上肉桂20克（同前法），昼夜连进2剂。1月10日：身热退去十之八九，黑苔退去十之六七，唇舌回润，脉已浮缓。病似转安。此后，以上方出入加减，但附子用量一直是400克，且昼夜连进2剂，直至13日，病情稳定向好，到此危症终至痊愈。观本案开手就用附子250克，真乃大将法度，而且是昼夜连进2剂。第3剂时附子已用到400克，昼夜连进2剂即是800克，用量可谓惊人。

擅用大剂附子可谓吴氏一贯风格，他还曾用附子治愈许多大病重症，如八年阴黄伴腹水（附子用量100～150克）、肾结石（附子60～100克）、重症肺脓疡（150～200克），真擅用附子大家也。

（四）黄芪

民国年间名医陆仲安以擅用黄芪著称，而且用量颇大，每至8～10两，有"陆黄芪"之称，曾为孙中山及汪精卫治病。1920年11月，胡适患病，在北京协和医院久治不愈，判为"无法挽救，速备后事"。胡适主张全盘西化，反对中医。病重无奈，胡适才请来陆仲安诊治。陆诊毕说："此事易耳，饮我此药如不愈，惟我是问。"处方中黄芪用至300克，党参用至180克，普通药壶装不下，只好用砂锅来煎，剂量之大，"许多人看了，摇头吐舌"（胡适语）。但胡适的病竟由此治愈，协和医院的专家会诊确认无疑。

另有医家擅用黄芪则较陆氏有过之而无不及。河南南阳张翰，字骏声，光绪甲午举人，精于医，有"神医"之称，袁世凯之兄长袁清泉有病，闻张之声名急迎来诊。开药不过四五味，而有黄芪2斤。袁世凯之子袁寒云疑误，持方问之。张举笔改为32两，仍为2斤，袁寒云私改为半斤。次日复诊，张起身欲去，说："不信医者不治，吾用黄芪2斤，病者只服8两，迁延贻误，谁任其咎！"寒云谢过请复开方。张说："无庸，即按前方服三贴痊愈矣。"既而果愈。后询之，张说："虚弱老病，非黄芪不能补，理甚易明，惟分量须有把握耳。"

（五）柴胡

晚清福建寿宁名医郭彭年（1843—1908），光绪年间悬壶台江，有一举子温冠春，因日夜苦读而成鼻衄，有时出血盈碗，长时方止，多方延医不效。延郭诊视后，开一处方：柴胡250克，水煎当茶频饮。有医惊曰："柴胡性升发而动肝阴，怎能一下用半斤呢？"病家自忖别法都已试过，权服一剂再说。岂料，鼻衄竟止住了。如期赶考，竟然高中。郭解释曰：举子因功名心切，肝郁化火，上扰鼻窍，以致衄血。前者多以泻心汤直折火势，与其扬汤止沸，何若釜底抽薪？经云"木郁达之"，木达则火自平，故重用柴胡而取效。鼻衄而用如此大剂柴胡，非名家难以有此手眼。

（六）石膏

张锡纯擅用石膏是从小剂量开始的。他初次重用石膏是从7岁儿子开始的：第一次用30克热稍退，加至60克热又再退，再加至90克病遂痊愈，一昼夜间共用石膏180克。张氏示人曰："世之不敢重用石膏者，何妨若愚之试验加多，以尽石膏之能力乎。"他擅用峻药亦从亲身尝试得来，首先"验之于己，而后施之于人"。

当然，应该强调指出，名医擅用峻药，绝非一味蛮干，初学者切勿轻用。首先，须胆识兼备。考上述名医投用峻药，皆为学验俱丰之辈，有识才能有胆。范文甫云："临证处方胆欲其大，而辨证审因，务须细心。"吴佩衡擅用大剂附子总结了辨识阴证的16字诀：身重恶寒，目瞑嗜卧，声低息短，少气懒言。所以认症准确，胸有定见，方可放胆投用峻药，所谓"艺高才能胆大"是也。其次，"屡用达药"。范文甫曾云："余平生用药大多有据，绝非漫无目的。"其用药经验是从屡次应用中积累而得。

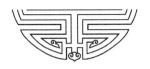

中药中毒西药解救

中医和西医都能治病救人，前者是"古为今用"，后者是"洋为中用"。然而，人们常说：中医治病，西医救命。此话虽然有些片面，但是也有一定的道理。比如，对于各种药物中毒的抢救，采用西医方法和西药制剂进行救治，即能迅速起效，往往能够起死回生。

中药中毒，虽然也有解救的中药，但是，多系口服药剂，使用最广的解毒方剂为甘草煎剂、绿豆汤、生姜汁和蜂蜜之类，这似乎属于"广谱"解毒药，不但起效慢，而且针对性不强，对重度中毒则因不甚"给力"而难于"解毒"和救命。有人会问，在武侠小说或电视剧上诸多起死回生的"解药"不是十分灵验吗？告诉诸位"看官"，可别把"戏说"当真，其实绝大多数是虚构的情节——小说上的描写是"编的"，电视剧上的表演是"装的"。

实践证明，在抢救中药急性中毒，西药是"主角"，因此，中药中毒西药救的措施，不仅综合性医院普遍应用，就是中医院也是以西药为主进行救治。有些人发生了中药中毒，往往单纯服用甘草、绿豆、姜汁、蜂蜜之类进行"自治"，或用道听途说的偏方"自制自救"，而不上医院急诊就医，结果耽误了病情而酿成恶果。

（一）中药减毒，西药"抗毒"

中药中毒几乎均系误服，包括吃错药或吃过量所致，药物经口进入胃肠，吸收入血而发挥"毒性作用"。

当发生中药中毒时，中西医均同样会采取催吐和导泻的方法让误服的药物排出体外以避免或减少其吸收入血而使人中毒。催吐的方法采用筷子、手指等刺激咽部引起呕吐反射往往能够应急并行之有效。导泻可用中药大黄、芒硝，西药可用硫酸镁。然而，西医采用洗胃、灌肠却更胜一筹。为了促使已经吸收入血的药物通过肾脏从从尿中排出体外，中西医均会采取大量饮水的办法，而西医采用静脉输液则"更高一招"。

中药的解毒方剂，其作用主要在胃肠。口服的解毒方药，其实只是对付尚未吸收入血的药物，对于业已吸收入血的"药毒"却不起作用。如甘草、绿豆、姜汁、蜂蜜等，其实都是中药炮制时使用的药材。比如有些有毒或药性猛烈的中药，往往使用"蜜炙"或"姜制"之法进行炮制，所以，这些解毒方剂只是起到"减毒"之效。因此说，中药的解毒方剂在于缓和药性，拿"用药如用兵"的比喻，属于防守的"保卫战"。

西药的解毒药物则是跟中药中毒后发生的药理作用相对抗，乃是起到"抗毒"作用，从而消除中毒症状。这些药物常用肌注或静注（或静脉输注）的方法输入体内，能够迅速入血而起效。拿"用药如用兵"的比喻，属于进攻的"歼灭战"。

（二）常见中药中毒的西药"解毒剂"

1. 乌头类中毒

乌头类中药，是指来自毛莨科植物附子、川乌、草乌等中药材，其主要毒性成分为乌头碱。

不少汤头均有乌头类药物入药；有些中成药也含有乌头类药物，如大活络丹、小活络丸、玉真散、三七伤药片、祛风舒筋丸、虎骨木瓜丸、附子理中丸等。汤头中乌头类药物配药过量或中成药服用过量，均可发生乌头中毒。

民间有不少人用乌头泡酒治病强身，由于没有掌握适当用量而发生中毒者甚多。有些地区用草乌炖肉补益身体，亦因超量而中毒。因此，多年来，由此而发生乌头碱中毒者不少，因此而致命者并不鲜见。

乌头碱中毒主要殃及心脏和神经系统。过量的乌头碱可使感觉和运动神经麻痹、迷走神经兴奋，可造成心动过缓、心律失常乃至心跳骤停。作为乌头类中药的解药是肌内或静脉注射（或输注）阿托品以对抗乌头碱引起的心动过缓和心律失常，经阿托品治疗后心律失常仍不能纠正者可用抗心律失常药物（如利多卡因）。

2. 蟾酥类中毒

蟾酥是蟾蜍表皮腺体的分泌物，白色乳状液体，有毒。干燥后可以入药。有的汤头组方中有蟾酥，有的中成药亦含有蟾酥，如六神丸、六应丸、喉症丸、蟾酥锭、蟾酥丸等。蟾酥中毒有不少是滥用六神丸所致，小儿服用过量六神丸中毒的报道时见报端。另一种情况是不少癌症患者偏信民间偏方，采用蟾蜍炖服，取"以毒攻毒"来治疗癌症，结果发生中毒，蟾蜍中毒就在于蟾酥的毒性。

蟾酥的药性和毒性类似西药洋地黄，小剂量具有强心作用，大剂量则可减慢心率甚至导致心脏停止收缩。蟾酥可引起迷走神经的兴奋，遂可引起心动过缓、房室传导阻滞和心律失常，因此，对付蟾酥中毒的解药亦是阿托品。若出现室性心动过速时可加用利多卡因，以防止发生室性颤动。

3. 马钱子中毒

马钱子又名番木鳖，含番木鳖碱（西药称此为士的宁），它既是有效成分，也是有毒成分。其功用主要是祛风湿而入药汤头，中成药如九分散、舒筋丸、疏风定痛丸等也含马钱子。

马钱子的主要毒理作用是对中枢神经有兴奋作用。由于脊髓反射性显著亢进，引起肌肉强直性痉挛，对延脑的呼吸中枢和血管舒缩中枢也有兴奋作用，但中毒量则抑制呼吸中枢。中毒后可出现阵发性、强直性惊厥，角弓反张，牙关紧闭，苦笑貌，两手握拳，呼吸肌强直收缩而发生窒息，以上症状可因光、声刺激而加剧，极似破伤风患者。兴奋过后，继而麻痹，可因呼吸麻痹而死亡。

其解药主要是安眠镇静剂如静注戊巴比妥钠、异戊巴比妥钠或给水合氯醛等，以制止痉挛。有的还应吸入乙醚作轻度麻醉。中毒症状可因二氧化碳增高而加剧，应予氧气吸入。

4. 雄黄中毒

雄黄是一种含硫和砷的矿石，加热到一定温度后在空气中可以被氧化为剧毒成分三氧化二砷，即砒霜。雄黄中毒的表现即出现砷中毒的症状，主要是神经系统刺激症状和肾、肝、心等脏器功能障碍。含雄黄的中成药甚多，较为常用者有牛黄解毒丸（片）、六神丸、安宫牛黄丸、牛黄清心丸、牛黄镇惊丸等。

雄黄中毒（即砷中毒）的特效解毒药为二巯基丙醇或二巯基丁二酸钠，它们进入人体后能与毒物（包括锑、汞、铅、砷等）结合形成无毒物质而起到解毒作用。

5. 朱砂中毒

朱砂是硫化汞（化学品名称：HgS）的天然矿石，主要成分为硫化汞。中医主要用于清心镇惊和安神解毒之用。

含朱砂的中成药有朱砂安神丸、磁朱丸、安神定志丸、朱黄镇惊丸等。朱砂中毒（即汞中毒）可出现神经系统、消化系统、泌尿系统和心血管系统的毒性症状。其"解药"亦为二巯基丙醇或二巯基丁二酸钠。

（三）综合救治也不可忽视

虽然中药中毒应以西药进行解毒为主，但是对于急性中毒的综合措施也不可忽视，包括催吐、洗胃、导泻、灌肠、补液、吸氧，以及不同药物中毒出现的中毒症状的对症治疗等。中药方剂也可作为辅助措施加以使用。

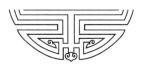

孙大夫连夜追牛膝

20世纪80年代，某医院曾有过一起"追牛膝"的逸事——某日傍晚，有一位妇女提着一扎中药从医院出来，匆匆地回家。这妇女走了片刻，接诊她的孙大夫赶紧追了出去，但是，女患者已经搭公交车走了。孙大夫急得如热锅上的蚂蚁，赶快打的去追赶一辆公交车。待赶上后，车上竟未见这位妇女。估计她是搭乘另一个方向的公交车回家了。

孙大夫为什么这样火急火燎地四处寻找她呢？原来，这位医生在开出处方后，突然有所省悟，意识到此方可能有误，特别是方中的"牛膝"这一味药。于是急忙起身找患者，却已不知去向。偏偏患者病历上又没有填写她的单位和住址，急得他马上出去查找，直至次晨总算找到了患者。所幸药尚未下锅，追回了牛膝，他才松了一口气。

这位孙大夫方已出手，为何又如此急迫地追回呢，是药不对症吗？不是。牛膝是苋科多年生草本植物牛膝的根。味苦、酸，性平。具有活血通经、强筋骨、利关节和引火（血）下行的功效，不仅可治腰背痛、下肢关节痛、妇女经闭、痛经等，对虚火上炎所致的齿龈疼痛、吐血、咯血、衄血等症亦颇灵验。这位妇女齿龈疼痛已数天，辨证恰属牛膝的适用范围。但是，我国历代医籍都有记载：孕妇忌牛膝。现代药理研究也证实：牛膝对已孕子宫有强烈的收缩作用。孕妇服牛膝很可能引起胎动不安和破血流产。孙大夫在诊病时从面容、脉象和轻度妊娠反应中已隐隐察觉患者可能有孕，但因一时疏忽，未及细问，待定神追忆，方觉处方失误。后追问患者，果然怀孕一个多月了。牛膝被追回，也就避免了一场可能发生的不幸事端。

常言道：医生处方遣药，有如将帅调兵遣将。用兵不善，往往会酿成溃败结局，甚至全军覆灭。处方遣药失误则常常加重病情，甚至危及生命。因此，医生出具处方，应当十分谨慎。然而，由于患者病情较为复杂，或医生考虑不周，偶然也会发生处方有"失"、遣药有"误"的差误。对于此等差错，有些医生常常不知不觉；有的却不以为然，认为出不了什么大问题而将错就错。但是有的医生却将患者的健康和生命放在首位，一旦发现自己处方用药有些差池就紧急纠错，从而避免了意外事故发生。

与孙大夫"追牛膝"的逸事相仿，昔时名医王琢章由于悟"错"回访而歪打正着的逸事却成为医界的一段佳话。说是福建有位叫王琢章的名医，诊疗工作非常耐心，对患者很是谦和。患者来就诊，他总是不厌其烦地向患者认真交代注意事项，对待患者就像对待自己的儿女一般。遇到疑难病例，在拟方遣药时更加慎重，往往再三推究，有所增减。为了患者能够按医嘱服药，有时放心不下，便在深夜敲开患者的家门，再三嘱咐。或者觉得自己开的方子还有某些不当之处而把处方加以改动，从不掩饰自己。

有一天，他应邀到一个患者家中诊病，他给患者开了寒凉的方剂。然后便回家，快到家门，他忽然觉得这个患者应该投用温药，于是马上折回患者家去，准备更改处方。到了患者家门，患者的妻子便出来道谢，说："吃了你开的药后，患者显得安静，病情明显减轻了。"王琢章觉得十分奇怪，便叫拿药罐子来看一看。患者的妻子把药罐拿来，但见这药罐子积满灰尘和蜘蛛网，患者家人煎药时不留心没有盖好盖子，积尘和陈旧的蜘蛛网也掉进药罐与药一块煎了，而家人也没有发觉。王琢章顿时知道患者的病情好转主要是积尘和旧败的蜘蛛网在起作用。于是，他再开处方，特别加用蜘蛛网和积尘共煎，结果患者很快就痊愈了。

四、中西药物的奥秘

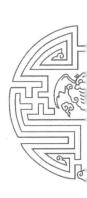

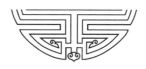

悬壶与蛇徽之由来

在我国古代，行医或出售药者都用一条红绸悬挂着一只葫芦作为标志，这种医药行业的标志一直沿用下来，并谓之"悬壶"。至今，中医提到行医时，仍以"悬壶若干年"来表明"医龄"。俗话里也有"不知他葫芦里卖的什么药"之语。

"悬壶"来自古代的神话故事，这在《后汉书》及晋代葛洪撰写的《神仙传》中都有记载。故事提到，有一位外来的老翁，不知其姓名，人们都称他为"壶公"。他来到汝南（今河南上蔡县）入肆卖药。当时有位名叫费长房的在汝南任市椽（街市小官），见壶公从远方来，卖药从不让还价，但吃其药者皆甚灵验，没有服药无效者，就很佩服。而且，他发现壶公卖药治病，皆悬一空壶于屋檐，待到日落市散，壶公即跳入葫芦中，人们皆莫能知。唯有费长房在楼上见及，故知壶公并非凡人，遂将悬壶处的街前清扫，摆上供品，恭请壶公，而壶公也不客气，受而不辞。如此日久，壶公知道费长房可信，便对费说："到天黑无人，见我跳入壶中时，你也随着我跳进去。"费当晚按壶公所言，纵身一跳，不觉已入壶中。壶内有侍者数十人。壶公对长房说："我是仙人，请勿外传。"

有关壶公与费长房的故事，一直流传下来，"悬壶"这一医药标志，如今虽已少见，但中医把行医称作悬壶的说法，至今仍被沿用。

牛鬼蛇神在我国被认为是丑恶的怪物，但在西方，蛇神却受到尊敬。西方人把蛇看作"医学之神"，并且用它创造一个形象：一根垂直的柱子，上面盘绕着一条长长的蛇，以此作为徽记。西方许多有关医学的文件、证书，如医学生毕业证、医生开业证以及卫生机构的信笺头、文件头，都常以这一"蛇徽"作为标记。世界卫生组织（World Health Organization，WHO）的会徽就用了这一形象。

在西方，行医者的标志是：一条蛇缠绕在一只高脚杯上。

蛇为何成了医学之神呢？这要追溯到几千年以前。大约五六千年以前，人类的先民出于对超自然力的向往、敬畏，有过一个长时间的"造神运动"。先民认为，人之所以生病，一是邪恶势力作祟，二是神的惩罚。战胜邪恶或免受惩罚都得祈求神的帮助或宽恕。蛇长年以地洞为家，巨蟒和眼镜王蛇形象十分威猛。于是它便成了地府之神，掌握人类生死存亡的大权。蛇神经过长时间的演变，便成为具有人形的神，其名字叫阿斯克勒庇俄斯。他体格健壮，身材魁梧，手里经常拿着一根木杖，杖上缠绕着一条蛇，非常威严。他是希腊神话中的医药之神，蛇就是他具有治病驱邪权威的象征。这就是"蛇杖"。直到今天，在西方的医书上还可以见到希腊人挂着一根手杖，杖头盘着一条蛇的图案。

阿斯克勒庇俄斯的女儿希吉厄亚是健康之神，她手拿高脚酒杯，每到一处，总有蛇做伴。在造型艺术上，她与父亲——医药之神常常同时出现。医药之神手执蛇杖，健康之神则是身穿白色短袖长衣，头戴祭司冠，手拿一只缠蛇的高脚酒杯或持一饭碗喂一条蛇。由希吉厄亚（hygiea）派生出来的医学词汇，如 hygeian（健康的、卫生的）、hygiene（卫生学）、hygienist（卫生专家）等，都与健康之神的名字相关。

从蛇柱、蛇杖、蛇杯（或蛇碗），可见蛇已成为医药卫生保健行业的重要标志。至今，在伦敦、巴黎、罗马、维也纳、柏林等大城市繁华的大街上，许多药店还保留着古代行医者的这一标志。

四、中西药物的奥秘

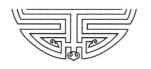

两个神秘医药符号

　　在医疗文件中有两个怪符号：一个是医生在书写病历、签发报告单时常用的"θ̶"（是英文字母 O 往后平行带个尾巴）；另一个是处方左上角的符号"℞"（好似 RX 拼成的符号，即 R 的右下一撇呈 X 状）。这两个符号是怎么来的、代表什么意思呢？可能医生们天天看着处方左上角的怪符号，天天在病历或报告单上画上"θ̶"，但知其然而不知其所以然，更不知道它们的来历。先说说"θ̶"，这个符号应该是写英文字母 O 时，从 O 的右上顶部起笔，逆时针方向写个 O，转回 O 的右侧中部往左侧拖一笔（拖个尾巴），也就是通常写英文字母 O 后往后拖个尾巴。不少人认为是"阴性"的代号，甚至连许多医生也以为"θ̶"可以代表阴性，其实，"θ̶"与（—）是有区别的。"θ̶"这个符号来自德文字母"O"，原本应该写作 oB，系德文 ohne Befund 的缩写（o 为小写，B 为大写），意思是"无异常"（ohne 是无或没有的意思，Befund 是异常所见或病变的意思）。因此，凡是没有异常发现都画上"θ̶"。但是写这个符号是有讲究的，即按照上面说的写法。有的医生则是画个圆圈，中间画一道横杠（⊖），这种写法并不规范。在医疗文件上记录阴性是以（—）来标示的，阳性为（＋），可疑阳性为（±），可见"θ̶"和（—）是不同的。"θ̶"常常用于体格检查，如心肺无异常或肝脾未发现异常则可写作心肺θ̶、肝脾θ̶；身体其他部位没有发现异常也可写作"θ̶"，如颈部θ̶、四肢θ̶等。X 线、B 超、CT 等检查结果，如果检查部位无异常也可以用"θ̶"，如胸透：心肺（θ̶）。而皮试阴性就不能用"θ̶"，必须用（—）。

　　再谈谈"℞"，乍看起来，"℞"似乎是英文 R 和 X 拼凑起来的。但是它的历史却比英文字母要久远得多。它来自于古埃及神话，代表医神荷拉斯的眼睛。据传，发明和最早在处方中使用这个符号的人，是距今约 1800 年前古罗马名医盖伦。他历任几代罗马国王的御医，又是个博学多才的文学家和哲学家。他模仿古埃及神话中招福驱祸的"医神"荷拉斯的眼睛，别出心裁地创造"℞"符号当作个人处方标记，以后便被沿用下来。

近代，有些医院在处方左上角改用 R 或 Rp 符号，这种符号与"℞"并非相同的含义。R 或 Rp 是来自拉丁文 Recype 的缩写（英文为 Rcipe）意思为：取！这是医生给药师下达的指示，即是嘱（命令）药师"取"下列药物。

医神的眼睛

不知道您是否注意过，医生处方的左上角都有一个类似英文大写字母 R 的特殊符号——℞。它是什么意思呢？

其实，这个符号的渊源十分久远，它来自于古埃及神话，代表医神的眼睛。

古埃及人信奉多神的原始宗教，在他们所尊奉的名目繁多的诸神之中，有一位鹰头神，名叫荷拉斯。据说荷拉斯童年时代，在与恶魔塞斯的斗争中，眼睛受了重伤，失去了视力。他的母亲、生育女神艾西斯急急忙忙向医神索斯求助。

索斯以神力治好了荷拉斯的眼伤，恢复了他的视力，因此，在古埃及人心目中，荷拉斯这位鹰头神的眼睛，就成了一种神力的标记，一种驱魔辟邪的护符，被描画或镂刻在墙上、门额上、远航的船只或出征的战车上，而荷拉斯本身也成了另一位医神。

被用作护符的荷拉斯神的眼睛的形状，逐渐衍变，到公元 2 世纪，古罗马大医学家盖伦将它作为自己处方笺的专用标志，其形状与现代处方笺所印的"℞"已基本相同了。

医神荷拉斯的眼睛被古埃及人用作护符，是距今大约 5000 年前的事。从那时起，直到现在的时间大体相当于世界医学史的时间。

知道了这一典故，再拿起处方笺，看到这个特殊符号时，就会想到：医神的眼睛，正在注视着我们，于是心中充满了庄重。

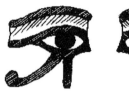

医神的眼睛

（"R"符号的来历）

药物的
故事与事故

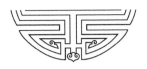

解读医院药械颜色

人们生活在色彩缤纷的世界，几乎每时每刻都在"彩色语言"的引导下行动。比如，在马路上，你会听从白色斑马线和红黄绿色指示灯的指挥；在赛场上，运动员会遇到黄牌警告或红牌处罚等。同样，在医院，也有"彩色语言"，我们了解这些彩色标志，就会增加某些诊疗知识并能更好地配合医护人员的业务工作。

（一）红十字——倒转瑞士国旗的底色

红十字作为救护团体（即红十字会）的识别标志始于 1863 年 10 月，当时采用"白底红十字的臂章为伤兵救护团体志愿人员的识别标志"。随后的《日内瓦公约》更以具体化，明文指出红十字标志系倒转瑞士国旗的颜色（红底白十字）而成。之所以这样做是为了对瑞士表示敬意，因为瑞士的日内瓦是红十字会的发祥地。

（二）白衣天使——白衣不再统一医院

医护人员的工作服是白色的，故称他们为"白衣战士"，对护士则有"白衣天使"的美誉。白色代表圣洁，表明医务工作者肩负着救死扶伤的神圣使命。然而，产科和儿科的护士一般穿粉红色的工作服，因为这是一种柔和的、温暖、和谐的颜色，儿科住院的孩子一般都对白色充满了恐惧，粉红色带来的视觉效果就好得多，可以减轻孩子住院时的恐惧心理。

那么，手术室为患者开刀的医护人员为什么却穿着淡绿色的手术衣帽，"白衣天使"为何变身为"绿衣天使"呢？那是"补色平衡理论"在医疗实践中的应用。根据视觉色彩互补平衡的原理，医院手术室、手术台、外科医生护士的衣服一般都采用绿色，这不仅因为绿色是中性的温和之色，更重要的是绿色能减轻外科医生因手术中长时间受到鲜红血液的刺激引起的视觉疲劳，避免发生视觉残像而影响手术正常进行。

（三）分级护理——彩色标志作提示

患者入院后，医生根据病情决定护理级别后，患者一览表上便有分级护理标志。① 特别护理（特护）：特护一般会用大红色标记，其护理的对象是病情危重或重大手术后的随时可能发生意外，需要严密观察和加强照顾的患者。② 一级护理：一级护理会用粉红色标记，表示重点护理，但不派专人守护。③ 二级护理：二级护理用蓝色标记，表示病情无危险性，主要是照顾病情稳定的重症恢复期患者，或年老体弱、生活不能完全自理、不宜多活动的患者。④ 三级护理：三级护理是普通护理，不作标记。

（四）医疗文件中的"颜色"——实用的色彩鉴别

在绘制或书写医护文件中，特定的颜色往往能够起到提醒或警示作用。上级医生修改下级医生的病例记录使用红色；护士给患者作皮肤过敏试验，若系阳性则用红色（＋）标示。一些医疗护理文件的记录也有各种不同的颜色，例如 TPR 曲线表，蓝色代表体温（T），红色代表脉搏（P），黑色代表呼吸（R）。处方笺，红色的是开毒麻药用的，白色的是开普通药品用的。卫生部和国家中医药管理局曾经制定的《处方管理办法（试行）》，要求从 2005 年开始使用红、黄、绿、白 4 种颜色的处方笺以区别不同类处方。麻醉处方为淡红色，急诊处方为淡黄色，儿科处方为淡绿色，普通处方为白色。

（五）药片的颜色——约定俗成的色彩归类

糖衣片的颜色，国际上并无统一的规定，但是有约定俗成的习惯。一般情况，消炎药常选用黄色；镇静、镇痛、安眠、降压等药选用蓝色或绿色；营养补益药常选用红色或咖啡（棕）色；而驱虫药常用白色。中成药糖衣片，如寒凉性的清热解毒剂，常选用黄色或浅绿色；止咳化痰剂常选用橘黄色；养血补益药剂选用红色。服用糖衣片时，可先看看外边的颜色。

（六）压缩气体钢瓶的彩色标记——保证安全用气

高压气瓶的颜色和字样要求醒目易于识别而不会发生错误。医疗上常用的压缩气体包括氧气、压缩空气、二氧化碳、一氧化二氮、氮气等。① 氧气瓶颜色为淡酞蓝（天蓝），字样"氧"，字颜色为黑色，当压力为20兆帕，为白色环一道，当压力为30兆帕，为白色环二道。② 空气瓶颜色为黑色，字样"氧"或"空气"，字颜色为白色，当压力为20兆帕，为白色环一道，当压力为30兆帕，为白色环二道。③ 二氧化碳气瓶颜色为铝白，字样"液化二氧化碳"，字颜色为黑色，当压力为20兆帕，为黑色环一道。④ 一氧化二氮，为白瓶黑字，字样"一氧化二氮"。⑤ 氮气瓶颜色为黑色，字样"氮"，字颜色为淡黄，当压力为20兆帕，为白色环一道，当压力为30兆帕，为白色环二道。

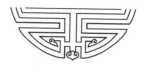

维生素代号代表啥

维生素是维持人体正常生理功能和健康所不可缺少的营养成分。维生素（Vitamin）这个词是波兰化学家卡西米尔·冯克最先提出的。1911年冯克鉴定出在糙米中能对抗脚气病的物质是胺类（即化学名为硫胺素的维生素 B_1），所以他建议命名为"Vitamine"。这个名词是由拉丁文"Vita（生命）"和英文"amine（胺）"拼合而成的，中文意思为"生命胺"。然而，以后陆续发现许多Vitamine类物质却根本不含胺，因此"Vitamine（生命胺）"之称便有"名不正，言不顺"之嫌，但冯克创用的名称已经广泛采用，因此这种叫法并没有废弃，而仅将"amine"的最后一个"e"去掉，以表明其不属胺类，遂成为"Vitamin"。

目前已知的维生素有20余种，一般可分为脂溶性和水溶性两类。脂溶性维生素包括维生素A、维生素D、维生素E、维生素K等。水溶性维生素包括B族维生素和维生素C等。而B族维生素中又有维生素 B_1、维生素 B_2、维生素 B_6、维生素 B_{12}、烟酸、叶酸等。国际上均统一用拉丁文字母当代号，然而其中也有德文和英文字母。这些字母不应称为"编号"，我们可以注意到，从维生素A到维生素U，中间却缺了维生素I、维生素J、维生素N、维生素O、维生素Q、维生素R、维生素S。不少人误认为维生素A、维生素B、维生素C、维生素D、维生素E……是按发现先后"论资排辈"的，其实并非如此。维生素A就不是"老大"，维生素B也不是"老二"，前者较后者晚发现一年，故B才是"老大"。据《不列颠百科全书》记载，冯克在创用"Vitamine"一词后就进一步提出以某种维生素的功能之缩写字母当注脚来为维生素分类，所以维生素A和维生素B均是按其功能之缩写字母为代号的，可称为"论功授衔"或"论功授号"。其中维生素C、维生素D、维生素E未有适当的功能"授号"，只能凭"虚位"入座，不过这三者倒有先来后到的顺序，其发现时间维生素 C（1918）、维生素 D（1921）、维生素 E（1922）。我们对维生素并不陌生，然而，对于其外文字母的代号之含义倒相当陌生。因此对其代号含义进行解读，便可从中获知它的某些身世和主要作用。

维生素 A——"A"源于"干眼病"的外文词首。干眼病的德文为 augendarre，因为维生素 A 可以防治干眼病，故取"augendarre"的词首字母称为维生素 A。

维生素 B——"B"源于"脚气病"的外文词首。脚气病的拉丁文为 beri-beri，故把米糠中提取的抗脚气病因子（硫胺素）称为维生素 B。"beri-beri"一词来自僧伽罗语，意思是"我不能！"因患了脚气病会引起肌肉萎缩、神经麻痹等症状而无法做事和行动困难。

维生素 F——维生素 F 也叫亚麻油酸、花生油酸，属于一种脂溶性维生素。亚麻油酸不能在体内合成，同时又是体内不可缺少的不饱和脂肪酸，故又称维生素 F。脂肪酸的英文为"fatty acid"取其第一个字母"F"而得名。

维生素 G——是维生素 B_2 的曾用名。"G"不是该维生素的功效简写，而是人名。为纪念对研究 B 族维生素有卓越贡献的美国科学家哥德柏格（Goldberger），乃以他的名字第一个字母"G"来命名。

维生素 H——维生素 H 又称为生物素，缺乏生物素会发生皮炎，皮肤的德文为"haut"，故以其第一个字母称之为维生素 H。

维生素 K——1935 年，丹麦科学家达姆发现这种维生素可以使血液凝固而防止实验动物出血，就用德文"凝固（koagulation）"一词的首位字母为代号给它"授号"，遂称为维生素 K。

维生素 L——维生素 L 又叫催奶维生素，是 1938 年日本生物化学家中原氏发现的。它的主要功能是促进乳汁的分泌。"L"乃英文"lactation（乳汁分泌）"一词之第一个字母。

维生素 M——维生素 M 和维生素 Bc 均为叶酸的曾用名。叶酸是广泛分布的一种 B 族维生素，1941 年由米切尔从从菠菜叶中提取纯化的，故而命名为叶酸。然而，此前它还被称为"维生素 M"和"维生素 Bc"——1935 年在肝脏及酵母菌中，发现一种可抗猴子贫血的物质，因猴子的英文为 monkey，故取"monkey"第一个字母而把它叫作"维生素 M"。1939 年，又在肝脏中发现一种可抗小鸡贫血的物质，将其称为维生素 Bc。因为其属于 B 族维生素，小"c"乃系小鸡的英文为"chicken"。事实上"维生素 M"和"维生素 Bc"都跟叶酸是同一种物质。

维生素 P——维生素 P 又称芦丁和柠檬素，为渗透性维生素，它对毛细血管的脆性和渗透性有改善作用。渗透性的英文为 permeability，取其词首字母而称为维生素 P。

维生素 PP——"PP"两个字母是"预防糙皮病"之缩写。1937 年发现烟酸（又称为烟酰胺、尼克酸）缺乏可患糙皮病（pellagra）。烟酸属于 B 族维生素，即维生素 B_3，它之所以又称为维生素 PP 乃表示其有"预防糙皮病（prevention pellagra）"的功效。

维生素 T——维生素 T 有帮助血液凝固和血小板形成的功用，故其对贫血症和血友病的预防是很重要的。之所以称为维生素 T，乃血小板的英文名词为 thrombocyte，取其第一个字母，遂命名为维生素 T。

维生素 U——维生素 U 因为有防治消化性溃疡（英文为 peptic ulcer）的作用，故取溃疡"ulcer"的第一个字母命名为维生素 U。

有意思的是目前国外把并非维生素的伟哥，口头上称它为维生素 V，这是因为伟哥的英文为 viagra，取其第一个字母 V。对它美誉为维生素，可能是把跟"性事"相关的药物表达得更儒雅和隐秘一些。

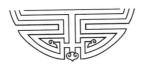

吗啡及其"梦神"世家

被誉为英国医学之父的汤姆斯·西德纳姆（Thomas Sydenham）在1680年说过："在全能的上帝赐予人类能解除痛楚的种种药物之中，从没有像阿片那样全能、有效的。"然而，阿片作为毒品，在中国近代百年史上，给我国人民带来深重的灾难和难忘的伤痛。

阿片是罂粟果实浆汁的干燥物，为 opiam 的音译名，其字源为希腊文 opion，含"植物汁"之意。阿片之色棕黑，如乌鸦的羽毛颜色，我国南方"阿"与"鸦"谐音，所以又称其为鸦片。在医学上以"阿片"为名，但因俗称"鸦片"，1840 年发生的抵抗英国侵略的战争则称为鸦片战争。

罂粟属蒴果类，成熟后果实自行裂开，果状"罂"（罐子），内含许多细如粟米的种子，故取"罐子里装着粟米"之意，取名罂粟。罂粟之外文名为 papaver，系古希腊文，含义是"幼儿之粥"，乃因昔时该地有一习俗，为使小孩睡得好，便在粥中加入掺有罂粟之乳汁喂之。罂粟去籽得壳，中医称其为罂粟壳或粟壳，也可作药用或吸食。

几千年前人类就发现罂粟果有镇痛和迷幻的药效。苏美尔人早在公元前 4000 年就把阿片用作麻醉药。到公元前 3400 年，在两河流域的古巴比伦，人们已经大面积地种植这种作物了，而且给它以"快乐植物（joyplant）"的美名。公元前 2 世纪的古希腊名医盖伦，就记录了阿片可以治疗的疾病：头痛、目眩、耳聋、癫痫、中风、弱视、支气管炎、气喘、咳嗽、咯血、腹痛、黄疸、肝硬化、肾结石、泌尿系疾病、发烧、浮肿、麻风病、月经不调、忧郁症，以及毒虫叮咬等疾病。在《圣经》与荷马的《奥德赛》里，阿片被描述成为"忘忧药"，上帝也使用它。有关阿片的使用和上瘾在罗马时代就已经很普遍了。16 世纪的瑞士医生和炼金师帕拉塞尔苏斯（1493—1541）发明了阿片酊（opium tincture），一种阿片的酒精制剂，促使阿片在欧洲广泛使用。

　　我国隋代印行的《五藏经》记载："神方千卷，药名八百中，黄丸能瘥千疴，底野迦善除万病。"黄丸实是阿片，可见阿片制剂在隋代（公元581年）前已经传入我国。底野迦（Theriaca）也是最早知名的阿片制剂之一，于唐乾封年间（公元666—668年）由大秦（东罗马帝国）作为贡品献入中国。但是在较长的历史时期里，中国人民并不知道黄丸和底野迦里含有阿片，也不知道罂粟的医药用途。南宋末年（13世纪初），一些方书初次记载用粟壳治痢。明代中叶（16世纪），乃有真正的阿片由阿拉伯人通过葡萄牙人输入中国。李时珍以罂粟花美如芙蓉，而阿拉伯人称其为Aphion，故以阿芙蓉之名载入《本草纲目》，并言明其药效，于是在中医药方上逐渐得到普遍使用。直到18世纪末，英国人从印度向我国大量运销鸦片，也带来吸食方法。从此，月黑风高，一灯如豆，毒雾漫遍神州，终至酿成鸦片战争的历史悲剧。

　　阿片的主要成分是吗啡（morphine）。以往医用都只是阿片的粗制品。直至1803年，德国药师Friedrich Sertumer从阿片中分离出吗啡生物碱，并在自己和3个青年身上试用，观察到药物可引起大脑抑制和肢体痉挛，以及解除牙痛。于是，他根据古希腊的神话，将该药定名为Morpheus。

　　"morpheus"的希腊文有"梦神"之意，这正与吸食吗啡后可出现欣快的梦幻般的感觉相契合。在古希腊神话里，有个统治睡眠的魔鬼之神，名叫Somnus，Morpheus就是这个鬼神的男孩，他肥胖可爱，长着两个大翅膀，手里持着罂粟果，日夜站在挂着黑色帘幕的安乐床边，守卫着酣梦的父亲，免得他从吵声中惊醒。哪怕是小声的咳嗽，也在Morpheus的禁止之列。

　　他手中的罂粟果，其罂粟头（kodia）有强烈的镇咳作用，可待因（codeine）就是源于罂粟头（kodia）。鉴于阿片有止咳效应，因此，1814年巴登（Barton）医生创制了阿片与甘草等配成的止咳合剂，并以合剂的颜色命名为棕色合剂（brown mixture）。于是，从罂粟—阿片—吗啡—可待因，堪称是"梦神世家"了，它们在镇痛领域疗效卓越，在镇咳方阵中也名列前茅。除了可待因、棕色合剂之外，杜佛氏散（Dover's Powder）也在 18 世纪初作为镇咳剂而被广泛应用。杜佛氏的全名是汤姆斯·杜佛（Thomas Dover），据说他本是英国著名的海洋冒险家，早年曾经经营一艘海盗船，退休后从事医学实践，他创制了阿片与吐根粉配制而成的镇咳镇静剂——杜佛氏散。因此，这位杜佛船长，也就成了"梦神世家"的亲戚了。

商品吗啡有很多形式，如一水合的碱，或者是盐酸盐、硫酸盐的形式。吗啡可口服，也可注射。有强烈的麻醉、镇痛作用。吗啡的镇痛作用是自然存在的任何一种化合物无法比拟的。它的镇痛范围广泛，几乎适用于各种严重疼痛包括晚期癌变的剧痛，并且镇痛时能保持意识及其他感觉不受影响。此外还有明显的镇静作用，能消除疼痛所引起的焦虑、紧张、恐惧等情绪反应，还能引起某种程度的惬意和欣快感。吗啡的副作用也是明显的，它可以导致便秘、抑制呼吸、头晕、呕吐，在大脑皮层方面，可造成人注意力、思维和记忆性能的衰退。吗啡极易成瘾使得长期吸食者无论从身体上还是心理上都会对吗啡产生严重的依赖性，造成严重的毒物癖，从而使吗啡成瘾者不断增加剂量以收到相同效果。

这里还得对吗啡的一种著名的衍生物作简略的介绍。这种衍生物就是海洛因。海洛因的化学名为二乙酰吗啡，是吗啡加了两个乙酰基的产物。我们知道，这世界上还有大量的非法种植生产的鸦片。全球非法鸦片的产量是合法鸦片的 10 倍。从这些鸦片里提取出来的吗啡都被用来做成了海洛因。

在 1874 年，伦敦圣玛丽医院的英国化学家怀特（C.R.Wright）在吗啡中加入醋酸而得到一种白色结晶粉末。当时在狗身上试验，立即出现了虚脱、恐惧和困乏等症状。曾经成功研制出阿司匹林的德国拜耳公司的化学家霍夫曼（Felix Hoffmann）发现这种化合物比吗啡的镇痛作用高 4 ~ 8 倍，以后人们发现它不仅止痛效果好，且迷幻极乐感更强，同时更兼有非凡的提神作用。1898 年，在没有经过彻底的临床检验的情况下，拜耳公司将它以非上瘾性吗啡大批量生产投入市场，当时的目的是为了治疗吗啡成瘾者，并且作为强度麻醉剂去推销。这种新药被正式定名为海洛因（Heroin），该名取自德文"heroisch"，意思是"英雄式的新发明"。

　　和人们希望吗啡能治好鸦片造成的毒瘾的想法一样，起初人们又把海洛因当成戒除鸦片及吗啡毒瘾的药物，海洛因甚至还曾经被用作儿童止咳药。但是人们很快就发现海洛因比吗啡的水溶性更大，吸收亦更快，且其脂溶性也较大，易通过血脑屏障进入中枢发挥作用，而它本身的成瘾性更强烈。它对个人和社会所导致的危害后果，已远远地超过了其医用价值。各国很快取消了海洛因在临床上的应用。1912年在荷兰海牙召开的鸦片问题国际会议上，到会代表一致赞成管制鸦片、吗啡和海洛因的贩运。然而，海洛因并没有就此而消失，这种鸦片家族中的最纯精品因其效价高、用量少和走私方便，成为非法使用最多的毒品，从而吸引着越来越多的瘾君子，它的踪迹已遍布全世界。海洛因的合成，不仅没有成为药品造福人类，反而成了危害人类的"白色瘟疫"。

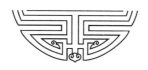

因帝名改名的中药

在数以千计的中药中，有些中药却跟皇帝的名讳相关。有的是由于避讳而改名，有的却又因尊讳而得名。

（一）避讳改名的中药

我国古代有避讳的陋规，举国上下都要避皇帝和皇亲的名讳。例如，"秀才"这一名词，昔时因避汉光武帝刘秀的名讳，遂避"秀"讳而改称"茂才"，这在古代小说中就经常可以看到。避讳的方法通常是将需避的字采取缺笔、空字或改字。避讳现象在医药用语上也时有出现，有些中药名或方剂（汤头），也有因为避讳而"改名换姓"者。这是我国古代的陋俗，也是我国特有的"皇权威慑综合征"的表现之一。

中药常山，本名恒山，李时珍谓："因本植物始产于恒山，故得此名。"在《神农本草经》中，原称"恒山"。后因西汉汉文帝刘恒讳"恒"，故连地名带药名都改称为"常山"。改朝换代后，在医药典籍中，常山曾恢复了"恒山"的原名。但到了宋代，因避宋真宗赵恒的名讳，而改为缺笔的"恒"字，如"恒山汤"的"恒"字，缺去了最后一笔。

方药中的"玄"字避讳的例子不少，历时也较长。乃因北宋皇帝之始祖为赵玄朗，大中祥符七年（1014年），宋真宗下令要避赵氏始祖之讳，故讳"玄"。清圣祖（康熙皇帝）的姓名为爱新觉罗·玄烨，故讳"玄"。因此，涉及的中药有玄胡索改为延胡索，玄参改为元参，玄明粉改为元明粉。常用方剂"真武汤"亦与讳"玄"有关。乃宋真宗避祖讳（庙讳），改四方诸神之北方玄武神为真武神，故以四方诸神命名的方剂成为青龙汤（东）、白虎汤（西）、朱雀丸（南）与真武汤（北）了。

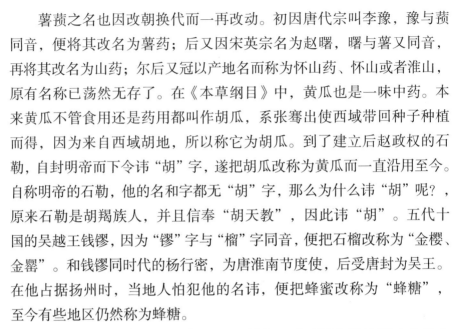

薯蓣之名也因改朝换代而一再改动。初因唐代宗叫李豫，豫与蓣同音，便将其改名为薯药；后又因宋英宗名为赵曙，曙与薯又同音，再将其改名为山药；尔后又冠以产地名而称为怀山药、怀山或者淮山，原有名称已荡然无存了。在《本草纲目》中，黄瓜也是一味中药。本来黄瓜不管食用还是药用都叫作胡瓜，系张骞出使西域带回种子种植而得，因为来自西域胡地，所以称它为胡瓜。到了建立后赵政权的石勒，自封明帝而下令讳"胡"字，遂把胡瓜改称为黄瓜而一直沿用至今。自称明帝的石勒，他的名和字都无"胡"字，那么为什么讳"胡"呢?，原来石勒是胡羯族人，并且信奉"胡天教"，因此讳"胡"。五代十国的吴越王钱镠，因为"镠"字与"榴"字同音，便把石榴改称为"金樱、金罂"。和钱镠同时代的杨行密，为唐淮南节度使，后受唐封为吴王。在他占据扬州时，当地人怕犯他的名讳，便把蜂蜜改称为"蜂糖"，至今有些地区仍然称为蜂糖。

俗话说："一朝天子一朝臣"，那么，对于因为避讳而改名的中药来说则便是"一朝天子一朝'名'"了。

（二）尊讳得名的中药

刘寄奴为菊科植物奇蒿的全草，外用有敛疮消肿、治疗跌打损伤的功效。关于这味中药的名称有一段广为流传的故事。相传南北朝时期的宋武帝刘裕(小字寄奴)称帝前，曾率兵出征新洲，敌军主力被消灭后，其残余人马逃奔山林。刘裕带兵追剿，被一条横卧路上的巨蛇挡住去路，刘张弓搭箭射中巨蛇，蛇负伤而逃。第二天，刘裕带兵到林中继续搜查敌军残余，忽闻有人悄悄细语和杵臼之声，便派兵士前去查看。兵士循声走去，只见数名青衣童子正在捣药，兵士正欲举刀杀之，众童子伏地哀求说："我等并非敌兵，只因昨日刘将军射中我主，我主疼痛难忍，故命我等捣药治伤。"兵士们将此回禀刘裕。刘裕甚诧异，近前去看，众童子不见了，只见地上有草药数束，遂命兵士将草药带回。依青衣童子所述，将这种草药试敷金疮，甚是灵验，便在军中推广使用。那时，兵士们不知道这种草药叫什么名字，大家认为是刘将军射蛇得药，便命名为"刘寄奴"。

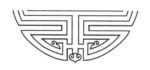

中药中的怪异药名

在数千种中药中，有少数是从外国迁来的"移民"，这些"移民"来到中国加入中药行列，有的就"入乡随俗"地改用了中文名，如胖大海、乳香、番红花、胡桃仁等。但有些虽然入了"中国籍"成为"中药大家庭"的成员，但它们仍然保留外国名字，人们一听觉得它们的名字"怪怪的"，有的还会令人误解。像破故纸，一听好像是旧卷残页，其实它是植物的果实；昆布也不是什么布，而是海藻类植物；没食子不是乞丐；密陀僧不是和尚；没药不是没有药……原来，这些中药，仍取外国人对它的叫法，我们按照其发音音译过来的。就像我们日常生活中经常接触到的沙发、席梦思、三明治、巴士、的士一样的外来语（借词），兹选释如下。

（一）破故纸

听其名必然想到它可能是旧报、废纸之类的东西，其实，它只是一种豆科植物名叫补骨脂的成熟果实。破故纸即系补骨脂的谐音，这名字是根据梵文音译而来的。梵语称该植物为 Vākucī，故汉译时根据其谐音译为补骨脂、破故纸或婆固脂。

（二）没药

没药，乍一听似乎是说没有药。其实它是橄榄科植物没药树树干皮部渗出的油胶树脂。没药一名音译自阿拉伯语，该地区称其为 Murr，原意为"苦的"，因本品味苦。汉语拟音称其为没药或末药。

（三）槟榔

槟榔是大家熟悉的植物，其果实可作为药用。其名称亦源于外来语。该植物在马来语或印尼语中皆叫作 Pinang，将 Pinang 按其谐音译为"槟椰"，此又与"宾郎"同音，故有人称槟榔果可待宾客。马来西亚的槟榔屿和槟城均称为Pinang。因此，有一种说法是本品产自槟榔屿而以地名为树名；但也有说因该岛屿盛产槟榔而取树名为地名。尽管说法不一，但槟榔之名是自马来语音译而来是确信无疑的。

（四）密陀僧

这个密陀和尚（僧）是由铅矿石冶炼而成的氧化铅，也称为黄丹。乃系以往取自铅矿提炼银、铅时沉于炉底的副产品，故又称为炉底，即粗制的氧化铅。本品在梵语中叫Mudarasingu，波斯语称为Murd ā seng或Murdarsang，据此音译为密陀僧。

（五）诃黎勒

本品是使君子科植物，中医以其果实（诃子）入药。诃黎勒的汉语发音应为hēlìlè，而不发音为kēlìlè。诃黎勒之名系根据阿拉伯语halileh音译而来。李时珍则谓本品之名来自梵语（古印度语），意为"天主持来也"。可见，诃黎勒之名系来自古代西域之称呼，据音译来。

（六）昆布

昆布为海带科植物，属海藻类，它与海带、裙带菜均为同类海藻，仅仅是形状不同。昆布之名来自日本的少数民族对其的称呼，日本北海道虾夷族（即生活在北海道、库页岛、千岛一带的阿伊努族）对本品称为Kompu，汉语音译为"昆布"。

（七）没食子

又名墨石子、无食子、没石子、无石子、麻茶泽。为没食子蜂科昆虫没食子蜂的幼虫，寄生于壳斗科植物没食子树幼枝上所产生的虫瘿。本品是根据波斯（今之伊朗）称其为Maxzak或Muzak音译而来。

（八）胡芦巴

胡芦巴可跟我们拿来做瓢用的胡芦不是一类东西，它是豆科植物胡芦巴的种子，又名苦豆、芦巴、胡巴、季豆。阿拉伯语称本品为

hulba，故汉译据其音译为胡芦巴。

（九）阿魏

又名阿虞、臭阿魏、哈昔泥、魏去疾、五彩魏等。为多年生草本，具有强烈的蒜臭。李时珍在《本草纲目》中称："夷人自称曰阿，此物极臭，阿之所畏也。波斯国呼为阿虞，天竺国呼为形虞，蒙古人谓之为哈昔泥。"因此，阿魏即为阿畏，意即"我畏"；也就是说，因其很臭，闻起来难受，故当地人称它为"我怕"（阿畏）。

（十）曼陀罗

又名洋金花。为茄科植物白曼陀罗或花曼陀罗的干燥花。梵语称为 mandā rava，故按原音全译，即为曼陀罗花。据李时珍称，曼陀罗梵言意为"杂色"。

（十一）荜茇

又名荜菝、荜菝梨、鼠尾等。为胡椒科植物荜茇的未成熟果穗。外文名为 piper longum，梵语为 pippali 意为"胡椒子"，汉译据音而来。

（十二）腽肭脐

腽肭脐读作 wànàqí，又称为腽肭兽，系海狗或海豹的阴茎和睾丸，故又称为海狗肾。海狗在日本的虾夷族（阿伊奴族）语称为 onnep，取其谐音译为"腽肭"，将此动物称为腽肭兽；而将海狗肾（即其阴茎、睾丸，并非肾脏）称为腽肭脐，乃因取其阴茎、睾丸时连肚脐一并取出之故。

以外来语命名的中药尚有阿片（鸦片）、萝芙木、苏合香、芦荟等，限于篇幅就不一一介绍了。

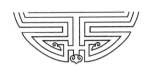

易误解的地道药材

古时两将对阵，双方在交战之前，都要互通姓名。《三国演义》中，曹操领兵追击张飞到长板桥，张飞睁目喝曰："燕人张翼德在此！谁敢来决死战？"因为张飞是河北人氏，当时属于燕州，于是自报姓名时还声明自己的籍贯。百万军中救阿斗的虎将赵子龙（赵云），在与魏将交战中神勇威猛。曹操在山顶上见他威不可挡，急问左右是谁。曹洪飞马下山大叫曰："军中战将可留姓名！"云应声曰："吾乃常山赵子龙也！"常山乃今之河北真定县，是过去最早发现中药常山的地方，此药就因产地而命名。所以说，中药常山是赵子龙的老乡。另有四味药却是李时珍的同乡，它们是蕲蛇、蕲龟、蕲竹、蕲艾，因为都出自李时珍的老家——湖北蕲春。

综观药物之命名，众多中药都是以地名命名的。溯其源大致有三：其一，是该药的原植物最先在某地发现，遂以该地地名而取名，如常山即是。其二，是"道地药材"，即某地所产某药质纯品优者，如四大怀药——怀地黄、怀山药、怀菊花、怀牛膝乃产自怀庆府（今河南新乡一带），阿胶产自山东东阿县等。其命名多在药物名冠以该产地的简称。其三，是国外引进者，有两种情况，一是从国外引种在国内种植者；二是从国外进口者，其命名方法是在药物或植物前冠以"胡""番""羌""西""洋"或古国名。如胡麻仁、番泻叶、羌活、西瓜、洋参、高丽参等。

以产地命名的中药已经为人们所熟知，但多系其命名所标冠产地与当今的名称一致者，如产自四川者冠以川、巴、蜀；产自云南者冠以云、滇；其他如浙、杭、广、建、秦等均是。而怀、蕲、亳（亳州）、台（天台）、象（象山）、潞（潞安）等，人们也较熟悉。兹将较生僻而易误解的地名命名的中药介绍如下。

（一）代赭石

赭石本系药名，那么代赭石之"代"，可能被误解为"代替"。其实，"代"乃地名。产于代郡之赭石为代赭石。别录曰："出代郡者为代赭。"李时珍曰："赭，赤色也。代即雁门也。"查代郡之地理位置，因历史上几经置废，故未能确认其界限。战国时之代郡相当于代县（今河北省蔚县西南，唐时称雁门），北魏时在平城（今山西大同市北），故代郡相当于冀晋北部交界一带地区。

（二）信石

即砒石，产于信州（今江西上饶）者称为信石。李时珍谓："砒，性猛如貔，故名。惟出信州，故人呼为信石，而又隐信字而别称为'人言'。"

（三）春砂

不少人以为春砂的"春"是指春季，像夏枯草、半夏、冬虫夏草、款冬花一样以季节更替的枯荣而得名。其实，"春"是地名，即广东省阳春县（现为阳春市），该地产的砂仁称为"春砂"。

（四）高良姜

高良姜是一味中药材，人们容易把高良姜的"高良"误以为是高大良好的意思。其实，"高良"是地名，因为此姜出自高良郡（即今广东高州），故得此名。

（五）田七

为产自广西的三七。本品过去多在广西田州（今田阳）集散而得名。

（六）辰砂

即朱砂，古时出在湖南辰州（今湖南沅陵一带）最为有名，故名辰砂。

（七）甘松

甘松，闻其名极容易误解为是有甜味的松子之类的植物，其实，这一药名的"松"字是地名。本来，一般是将产地冠在药名前面的，但它却属"另类"，而把地名的简称放在后面。本品为败酱科植物甘松的干燥根及根茎。其产自松州者称为甘松。松州为现在的四川松潘县。

（八）石榴

石榴之"石"字，源自"安石国"。据《博物志》云："汉张骞出使西域，得涂林安石国榴种以归，故名安石榴。"李时珍曰："榴者瘤也，丹实垂垂如赘瘤也。"故石榴系安石榴之简称，"石"或"安石"均为地名。

（九）安息香

有谓此香辟恶，能够安息诸邪而得名。但较准确的说法是此物出自"安息"而得名。查有关资料，安息国即安石国也，原音为 arsdh，为亚洲西部古国，原为波斯帝国一行省，今在伊朗境内。安息国之国名，因开国国王之名——阿息克而来。

（十）苏合香

按郭义恭《广志》云："此香出苏合国（即波斯），因以名之。"波斯国一般指当今之伊朗。

（十一）苏木

又称苏方木或苏枋木。《本草》载："海岛有苏方国，其地产此木，故名。今人省呼苏木。"关于苏方国在何处，未获确切资料，但可能在南洋一带。其一，是苏木的马来语叫作 Span，与苏方谐音；其二，是窦参谓本品"出南海，昆仑。"我国唐代前后称印尼或南洋诸岛为昆仑。

（十二）竹黄

又称天竹黄或天竺黄，因生于天竺国而得名。"竹""竺"谐音。天竺国乃古印度的别称。

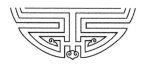

墨鱼缘何落个"贼"名

（一）墨鱼缘何得"贼"名？

在海洋生物中，墨鱼因为具有特殊的"自卫"本领而有很高的知名度，它的腹部有一个装有墨囊的"大袋子"，遇敌即放出墨汁"把水搅浑"而掩护自己匆匆逃走。不少人误以为墨鱼释放"烟幕"逃走是它被冠以"贼"名的由来，其实并非如此。那么，墨鱼为什么会落个"贼"名呢？那是因为墨鱼的墨汁会褪色，古时有些骗子就用墨鱼的墨汁来写字契，这字契日久就会褪色而变成了一张白纸。这种字契古时称为"乌贼契"，诈骗分子就用这种手法从中诓骗他人的财物。宋代周密的《癸辛杂识续集》载："世号墨鱼为乌贼，何因独得贼名？盖其腹中之墨，可写伪契券，宛然如新；半年后则淡然无字，故狡者以此为诈骗之谋，故曰贼云。"据研究证明，乌贼墨汁的主要成分是吲哚醌和蛋白的结合物，会被空气中的氧气氧化而褪色。

在当今，仍然有人采用"乌贼契"诓骗他人。据报载：有位水产品批发商罗某借口周转金不足，向朋友老王借十万元现金，答应 8 个月内按 15% 的利息本利一齐还清。罗某交给老王一张用毛笔写的借条，白纸黑字十分清晰。老王给他十万元现金后就将借据收好放在抽屉的铁盒里。到了 8 个月，他遇见罗某提起还款的事，可罗某说近年来生意繁忙好像没有向谁借过钱。老王一听可急了，赶忙回家取借条以便索债，谁知取出那张借契竟是一张白纸。他即刻报警，向警方讲述借款经过。适逢老王的同事何老板也在场，而近期罗某也曾向他借去五万元，也有一张毛笔写的借据。警方向何老板要来罗某写给他的那张借契，经过化验，借契系用乌贼墨所写，是一张"乌贼契"。警方将罗某拘留审讯，罗某对利用"乌贼契"诈骗一事供认不讳。除如数还清老王的十万元和利息外，并以诈骗罪判刑八个月。

中药中，除了墨鱼落了个"贼"名，中药大家庭中还有一味药也被冠于"贼"号，那就是木贼。木贼别称锉草、笔头草、笔筒草、节骨草等，由于其根节粗糙似有沙粒，古时木匠用其当"砂纸"打磨木器，将突出部分磨光，那么擦掉的木末就像被它"偷走"了，于是被错戴了"盗贼"的帽子。明代李时珍称"此草有节，面糙涩。治木骨者，用之磋擦则光净，犹云木之贼也。"古代将专食苗节的害虫称之为贼，"食根曰蟊，食节曰贼"。这也是《本草纲目》中对"木贼"之来历的注释。

（二）大黄缘何授予"将军"美名

大黄之名可说是家喻户晓，它是一味苦寒攻下的要药。由于其泻下力强，能荡涤胃肠积滞，驱散实热内结，有似斩关夺隘、勘定祸乱的威力，因此古人给它授予"将军"的称号。虽然有的研究者考证说大黄别称"将军"，乃来自藏语称其为"君木扎""竣"的语音转衍而来，但尚未被公认。最早的医书《神农本草经》就有大黄的记载。汉代医圣张仲景、唐代孙思邈、明代李时珍及清代温病学家都是善用大黄的高手，难怪明代医家张景岳称大黄为"良将"。

大黄性寒、味苦，具有泄泻通肠、凉血解毒、逐瘀通经的功效。《神农本草经》说它："下瘀血，破宿食，荡涤肠胃，推陈致新，通利水谷，调中化食，安和五脏。"

虽然大黄以攻下泄实而堪称"将军"，但其用途实际上非常广泛。在可查的清宫医案中，大黄的使用排在所有中药的第十位。现代药理研究发现，大黄还具有收敛、止血、解痉、利胆、抗菌、抗病毒、抗寄生虫、抗肿瘤、降低血压等作用，从而进一步开拓了其新的功效和用途。

（三）甘草缘何尊称为"国老"

有道是"朝中的国老，药中的甘草"。国老有四重解释：①告老退职的高官；②掌教化的官；③国之重臣；④甘草的别名。

甘草可以说是药里最常用的一味药，其别名很多，有蜜草、甜草、美草、灵通、粉草等，让人过目不忘的是"国老"之称。医药学家陶

药物的故事与事故

弘景曾评价甘草："此草最为众药之王，经方少有不用者……国老即帝师之称，虽非君而为君所宗。"明代医药学家李时珍称其："调和众药有功，故有国老之号。"

（四）牵牛子缘何叫作"黑白丑"

喇叭花的籽即中药牵牛子，喇叭花之所以称为牵牛花，传说古时有一个放牛郎得了腹胀病，排不下小便，就找当地一位有名的中医诊治，医生让他用喇叭花的籽煎汤服用，果然痊愈，效果神奇。于是问医生给他用的什么药，当时这种花还没有名字，医生想这味药力能牵牛，又见他牵着牛来的，于是随口说用的牵牛花的籽，于是牵牛籽这个名字就流传下来了。牵牛籽有黑白两种，色淡的称为白丑，黑色的称为黑丑。白丑黑丑的"丑"不是"丑恶"的丑，而是十二地支的第二个生肖，"丑"属牛，因其系牵牛子，故别名为"黑白丑"。以生肖属相取别名的中药还有牛黄叫作"丑宝"；猴姜（骨碎补）叫作"申姜"；猴枣叫作"申枣"；母猴的月经或胎盘结块叫作"申红"等。

以生肖命名的中药除了丑（牛）申（猴）外还有戌（狗）。传统中成药，有戊戌酒、戊戌丸，都载入李时珍《本草纲目》。戊戌酒、戊戌丸的得名，均源自生肖。前者为"大补元气"的养老方，称戊戌酒，是因要用"黄犬一只"。生肖戌为狗，五行戊为土，土色黄，"戊戌"之名出自黄犬入药。戊戌丸的取名，同样着眼于黄狗，《本草纲目》说："戊戌丸，治男子妇人一应诸虚不足，骨蒸潮热等证。用黄童子狗一只……"此外，枸杞读音为"狗杞"也说明枸杞与狗有关。《云笈七签》引《续仙传》讲，朱孺子在溪边洗菜，见到两只奇异的花色小狗，他去追赶，小狗隐入枸杞丛中，不见了踪影。朱孺子掘地，挖出两个枸杞根，状若花狗，质地如石。他昼夜不离灶台，添柴烧火，煮了三天，服食汤汁而成仙。唐代刘禹锡诗句"枝繁本是仙人杖，根老新成瑞犬形"，讲到这段神话故事。宋代张邦基《墨庄漫录》也说："枸杞，神药也。修真之人，服食多升仙。岁久者，根如犬形，夜能鸣吠。"陆游《采药》诗："丹砂岩际朝暾日，狗杞云间夜吠人。"直把枸杞称"狗杞"。

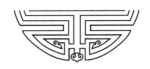

双黄连为何无黄连

　　王先生患了感冒，他听同事说双黄连治感冒效果很好，于是到药店去购买两盒双黄连胶囊。可打开包装取出说明书，仅见其成分有金银花、黄芩、连翘三种药物。于是他便对药店的销售员说："你们卖的双黄连胶囊是不是'水货'？"销售员说："我们是正规药店，岂能卖假药，你根据什么说我们卖的双黄连胶囊不是正宗成药呢？"王先生说："药盒外包装明明印着'双黄连胶囊'，为什么却没有'黄连'呢？"销售员请来庞药师向顾客解释。庞药师告诉王先生，所谓"双黄连"不是两份黄连。这里的"黄""连"不是"黄连"，而是指黄芩与连翘，而"双"也不是指"双份"的意思，"双"是指金银花。所以，双黄连胶囊就是由这三味药物组成的。那么，为什么用"双"来代表金银花呢？那是因为金银花的别名是"双花"。

　　不少中药都有一两个或多个别名。就拿金银花来说，它是忍冬科忍冬属植物忍冬及同属植物干燥花蕾或初开的花。由于其根系发达，凌冬不凋，所以又被称为"忍冬花"。而"金银花"一名出自《本草纲目》，由于忍冬花初开为白色，后转为黄色，因此得名金银花。金银花之所以又叫作"双花"，乃系此花总是成双成对生于叶腋，故有"双花"与"鸳鸯花"之称。

　　除了到药店购药会发生上述误会外，有些患者去看中医也会对医生开的药方中的某味药产生怀疑。比如方子中的甘草，甲医生开的是甘草，但是复诊时乙医生却开出国老，患者往往会以为后者开错了药；再如大黄，甲医生开的是大黄，而乙医生却开出川军、生军或将军，患者也可能以为前后两位医生开出的是不同的药物。其实，国老是甘草的别名，将军或川军、生军是大黄的别名。

　　为了避免患者在购药或就诊中由于中药别名而发生误会，兹将常用中药的常用别名介绍如下。

艾叶（艾蒿、五月艾）；白果（银杏）；槟榔（大腹子、海南子）；冰片（龙脑、片脑、梅片）；补骨脂（破故纸）；蚕砂（蚕矢）；蝉蜕（蝉衣）；陈皮（橘皮、新会皮、广皮）；川楝子（金铃子）；重楼（七叶一枝花、蚤休）；茺蔚子（益母草子、坤草子）；大黄（将军、川军、酒军、生军、锦纹）；丹参（赤参、血参根）；丁香（鸡舌香）；阿胶（驴皮胶）；儿茶（孩儿茶）；茯苓（云苓、茯神）；甘草（国老）；狗脊（金毛狗）；骨碎补（申姜、猴姜）；瓜蒌（栝楼）；海螵蛸（乌贼骨）；海狗肾（腽肭脐）；诃子（诃黎勒）；金银花（忍冬花、双花、二花）；莱菔子（萝卜子）；藜芦（山葱）；龙眼肉（桂圆肉、桂圆、元肉）；马钱子（番木鳖）；麦冬（麦门冬、寸冬、大寸冬）；芒硝（皮硝、朴硝）；木蝴蝶（千层纸、千张纸）；牛蒡子（大力子、牛子、鼠粘子）；胖大海（通大海、大海子）；佩兰（醒头草）；蒲公英（黄花地丁）；蕲蛇（白花蛇）；千金子（续随子）；全蝎（全虫、蝎子）；拳参（草河车）；牵牛子（黑丑、白丑、二丑）；肉桂（官桂、玉桂）；肉苁蓉（淡大芸）；三七（山漆、田七、金不换）；山药（怀药、淮山、薯蓣）；山楂（山铃果、红果、山里红）；山茱萸（山萸肉、枣皮）；蛇蜕（龙衣）；守宫（壁虎）；首乌藤（夜交藤）；娑罗子（梭罗子）；太子参（童参、孩儿参）；天花粉（栝楼根）；土鳖虫（䗪虫）；王不留行（王不留）；蜈蚣（天龙、百足）；西河柳（柽柳、观音柳、山川柳）；西洋参（花旗参）；辛夷（木笔花）；香附（香附子、莎草）；旋覆花（全福花、金复花）；血竭（麒麟竭）；血余炭（乱发炭、人发炭）；洋金花（曼陀罗花、山茄花、风茄花）；益母草（坤草、茺蔚）；淫羊藿（仙灵脾）；罂粟壳（米壳、御米壳）；延胡索（玄胡索、元胡）；灶心土（伏龙肝）；赭石（代赭石）；珍珠（真珠）；紫河车（混沌衣、人胞、胎盘、胞衣）；栀子（山枝仁、枝子、山栀仁）；朱砂（丹砂、辰砂）。

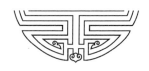

施今墨妙改"四君子"

施今墨是京城四大名医之一。1944年，他到天津出诊，遇到一位金姓富商，被邀请至金家。金先生面白体丰，但缺乏神采；说话气短，声音低弱；舌质淡，舌苔少。施今墨为金先生号脉发现他脉细缓无力，便问他有什么不适。金先生自称乏力疲惫，食欲不好，大便稀溏，服用了天津名医陈方舟的三服药，没什么效果，因此请施今墨换处方。

施今墨看了陈方舟先生的处方后说，陈先生开的是四君子汤（人参、茯苓、白术、甘草），很对金先生的症。因为金先生的病因是气虚，用"四君子汤"非常对症，但因为他气虚已久，需长期服用才可奏效。但金先生认为他已服过，无大效，执意要施今墨开新处方。施今墨无奈，只好重列了处方：鬼盖三钱、杨枹三钱、松腴五钱、国老三钱，并叮嘱金先生要连服两周。

金先生见药方已改，就照方抓药，两周后就痊愈了。金先生非常高兴，就派人带礼物赴京酬谢。施今墨坚持不受礼说："你们不应该谢我，应该感谢陈方舟先生，我不过是为他抄方而已。"

原来，人参又名鬼盖，白术又名杨枹，茯苓又名松腴，甘草又名国老，施今墨开的仍是四君子汤原方。四君子汤为补气健脾的基本方剂，主治脾胃气虚、便溏、四肢乏力、脉缓弱。中医认为，脾为后天之本，故补气多从脾胃着手。人参（或党参）扶脾健胃、补中益气，为主药；辅以白术健脾燥湿，茯苓健脾渗湿，炙甘草补中和胃，四药合用，有补中气、健脾胃之功。很多补益方都由此方加减化裁而成。如脾胃虚弱，不思饮食者，可加陈皮，名为异功散；若兼见胸脘胀闷、咳嗽痰多、痰白清稀，或恶心呕吐，可用异功散加法半夏，名为六君子汤；如兼见脘腹胀痛、嗳气吞酸，用六君子汤再加木香、砂仁，名为香砂六君子汤，其亦可治疗慢性胃炎、消化性溃疡等症。

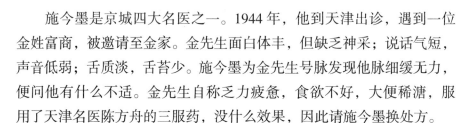

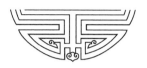

"安慰剂"与假药治病

在城市里的大爷大妈，十分热衷于聆听保健"专家"的讲座。有些所谓"专家"，可能是没有医学知识的保健品推销员，有的却是外表看似医药专家的演员，他们背诵保健知识和药品性能的讲稿，在讲台上现身说法，让听众笃信其说，随之购买某某药品，回去服用，部分感到症状减轻。其实，这类保健品多系无实际疗效的假药，大多数老人服用这些保健品"起效"，在于他们的心理作用。它真有疗效吗？用科学眼光看，当然是不会有疗效的。但为什么感觉"好"呢？那就像某些神灵信徒对泥塑木雕烧香磕头、吞吃香灰以求却病消灾一样，由于"信则灵"，往往也会信以为真。

毫无特效的保健品或假药在部分老年人身上起到作用，按理虽不可能，然而他们并没有说谎。这要用安慰剂的作用来解释。

我们知道，人是高级生物，有高级神经系统——大脑皮质。人有意识、思维，心理活动非常复杂。人的各种生理（包括病理）活动受高级神经系统调整，受心理、情绪等影响很大，尤其许多身心疾病，如高血压、冠心病、胃肠疾病、神经衰弱、失眠、某些内分泌疾病及功能性疾病等受其影响更为明显。医学上把一些与治疗无关的但可以影响心理、情绪的物品称为"安慰剂"。有人观察安慰剂在一些患者身上产生的"疗效"为 10% ~ 20%，甚至达到 30%。但它不能治好病，尤其是对器质性疾病根本不能解决问题。

关于安慰剂效应的例子有很多。

安慰剂进入现代医学视野最初始于美国的毕阙（Beecher）医生。毕阙是一个二战战场麻醉师。在攻占意大利南部海滩战斗中，由于镇痛剂缺乏，万般无奈的护士告诉正在哀号的士兵现在给他注射的是强力镇痛剂，但实际注射的是盐水。而让毕阙震惊的是，注射盐水后，伤兵居然真的停止了哀号。于是毕阙战后回到美国哈佛，开始了一系列新的测试药物疗效的实验。1955年，他在《美国医学会杂志》上发表了著名的论文"The Powerful Placebo"，从此，安慰剂效应和安慰剂疗法逐渐被人们所了解。

2006年，哈佛医学院在著名的《新英格兰医学杂志》上发表了一个实验。他们找来270位慢性上臂痛的患者，分成两组。一组给他们口服没有任何药物成分的普通玉米粉，却告知他们这种药有很好的疗效。另外一组接受针灸，但用的是假针（针尖会退缩而仅接触皮肤），同样告诉患者有很好的疗效。神奇的是，试验开始两周后，几乎所有患者都报告上臂痛的症状得到不同程度的缓解。

（一）什么是安慰剂

安慰剂指不含任何药理成分的制剂或剂型，外形与真药相像，如蒸馏水、淀粉片或胶囊等。

安慰剂效应又名伪药效应、代设剂效应，指患者虽然获得无效的治疗，但却预料或相信治疗有效，而让病患症状得到舒缓的现象。安慰剂效应于1955年由毕阙博士提出。与之相对应的是反安慰剂效应，即患者不相信治疗有效，可能会令病情恶化。对此效应的大小，研究仍存在争议。

（二）安慰剂有何作用

安慰剂并不含有药物成分，也不是一种治疗方法，但有时却会产生奇妙的类似正规治疗方法的效果。它可以稳定患者情绪。一般来说，一方面，患者有获取药物求治的愿望并想达到一定目的，这个愿望越强烈，效果越好；另一方面，施治者具有一定威望和经验，威望越高，经验越丰富，效果越好。

据报道，由患者高度信赖的医生治疗，安慰剂对胃十二指肠溃疡的短期疗效最高可达约70%。抑郁症患者有30% ~ 45%会对安慰剂有反应。服用安慰剂的女性生育率有所改善，可能是因为安慰剂帮助她们减轻了压力。对恶性肿瘤患者，安慰剂对缓解某些症状会产生安慰剂效应，但对延缓生命无效。一项研究发现，给受咳嗽折磨的孩子们服用安慰剂被证明是最有效的治疗方法。

（三）安慰剂为何有效

为什么安慰剂会起作用？甚至在患者被告知服用的并非真药时也有效？哈佛大学安慰剂研究与互助治疗项目负责人卡普特查克说，这是期望在发挥作用。他说，更有可能的是，患者适应了积极的环境，创新的治疗方式和每日例行服药让他们开始积极应对。

研究显示，精神状态会影响到一个人的食欲以及一种名为生长激素释放因子的生成，餐后的饱腹感就与这种物质有关。

卡普特查克认为，目前证据在于安慰剂改变的并不是疾病的基本生物学功能，而是患者的感觉或对疾病反应的方式。

四、中西药物的奥秘

葡萄糖并非葡萄造

2015年7月下旬，一位山西到重庆旅游的女士到当地饭馆进餐，点了一份鱼香肉丝，吃后认为鱼香肉丝竟没有吃出鱼来，遂拒绝付款，这令老板十分为难而只得求助于警方调解。其实，所谓鱼香肉丝是用烹鱼的佐料制作出来的特色肉丝，并无鱼肉。从这则新闻，不禁想起最近网络上的一些笑话，诸如红烧狮子头真是狮子的脑袋？千层饼真的有一千层？老婆饼真能吃出一个老婆来？等等。说明有些食品和药品的名称各有其来历，有的则是"名"不副"实"。

（一）葡萄糖非葡萄造

葡萄糖是最常用的药物，有口服的葡萄糖粉，有5%、10%、50%的葡萄糖注射液，有葡萄糖氯化钠溶液（俗称"含糖盐水"）。有患者问："葡萄干是葡萄蒸后晒干的食品，葡萄酒是用葡萄酿造的饮品，那么葡萄糖是否是用葡萄作原料制成的药品？"实际上，葡萄糖不是用葡萄制造出来的，它主要是用含有淀粉的红薯或玉米等作原料制成的。有的患者抽血检查血糖，检验报告的结果是葡萄糖多少多少。患者问："我几乎半年没有吃葡萄，为何血中竟有葡萄糖？"

其实葡萄糖是含醛基的己糖，它是一种单糖，呈固体状态为白色结晶，溶于水稍有甜味，有旋光性，其水溶液旋光向右，故又称为右旋糖。由于这种化合物最初是从葡萄汁中分离出来的结晶，因此就得到了"葡萄糖"这个名称。戴上"葡萄"帽子的这种单糖，其英文为"glucose"，glucose来自希腊文gleυκos（gleukos），有"甜味（sweetness）"的意思，并没有"葡萄"的含义。口服葡萄糖粉的生产原料只要是含有丰富的淀粉就可以，比如大米、面粉、玉米、红薯、土豆等，当然生产时还要结合生产工艺，考虑成本的问题，现在一般采用玉米、红薯作为原料。

因此它又称为玉蜀黍糖（玉米糖）。

人体血液中含有一定浓度含醛基的己糖，简称血糖。血糖是供给人体活动的主要能量来源，它是从人体胃肠道将食入的碳水化合物多糖类消化水解成单糖，即含醛基的己糖（常称为葡萄糖）。

（二）肝素不如称"肺素"

肝素是一种抗凝剂，是由两种多糖交替连接而成的多聚体，在体内外都有抗凝血作用。临床上主要用于血栓栓塞性疾病、心肌梗死、心血管手术、心脏导管检查、体外循环、血液透析等。由于这种抗凝剂首先从肝脏发现而得名。其实它也存在于肺、血管壁、肠黏膜等组织中，是动物体内一种天然抗凝血物质。现在主要从牛肺或猪小肠黏膜提取。因此，"肝素"之名也似名不副实，倒不如称为"肺素"。

（三）前列腺素并非产自前列腺

我们听人解释非甾体类消炎药（NSAIDs）的解热、镇痛作用机制时，往往提到"前列腺素"，说是前列腺素（PGs）是炎性介质，可以引起炎症发生而致发热和疼痛。而 NSAIDs 可抑制 PGs 的产生，遂发挥了解热、镇痛作用。

人们乍一听前列腺素，必然想到男性的前列腺，而且往往会误认为它系前列腺所分泌的激素。那么，女性应该没有 PGs，且前列腺怎么能跟解热、镇痛联系起来？

其实，前列腺素之名也是一种误称。前列腺素（prostaglandin，PG）是存在于动物和人体中的一类不饱和脂肪酸组成的、具有多种生理作用的活性物质。1930 年，尤勒（Von Enler）发现人、猴、羊的精液中存在一种使平滑肌兴奋、血压降低的活性物质。当时设想此物质可能是由前列腺所分泌，遂命名为前列腺素。实际上，前列腺分泌物中所含活性物质不多，显然系误称。后来发现，精液中前列腺素主要来自精囊，并且前列腺素是内分泌物中的一大类。现已证明，不论男女，全身许多组织细胞都能产生前列腺素。按其结构，前列腺素分为前列腺素 A、前列腺素 B、前列腺素 C、前列腺素 D、前列腺素 E、前列腺素 F、前列腺素 G、前列腺素 H、前列腺素 I 等类型。不同类型的前列腺素具有不同的功能，如前列腺素 E 能舒张支气管平滑肌，降低通气阻力；而前列腺素 F 的作用则相反。

（四）龙胆紫缘因"花色"取名

不少人以为龙胆紫是由龙胆草的根茎提炼出来的。其实是因两者均称"龙胆"造成的误解。龙胆紫是化学物质，西药；而龙胆草是植物药材，中药。龙胆紫呈紫色，学名为"甲紫"或"结晶紫"，是氯化四甲基副玫瑰苯胺、氯化五甲基副玫瑰苯胺、氯化六甲基副玫瑰苯胺的混合物。最早以染料开发，继而用于消毒防腐和外用治病已历时百余年。其结晶及配制出来的溶液，颜色俨如龙胆草的花瓣之深紫色，遂将甲紫称为龙胆紫。故它们也算能够扯上一点关系。龙胆草乃龙胆科植物龙胆、条叶龙胆、三花龙胆的根和根茎。可煎汤内服或配作方剂，龙胆泻肝汤即其代表方。

龙胆草的根味道非常苦，味似胆汁，故称此植物为龙胆草。龙胆紫的英文为 gentian violet，"violet"为"紫蓝色"之意，"gentian"却无"龙胆"的意思。Gentian 源于拉丁语 Gentius（简提乌斯），简提乌斯是南欧古国伊利里亚（Illyria）国王的名字，由于在公元 2 世纪简提乌斯国王发现这种植物在医药上的用途。因此，以他的名字命名为 gentian violet。

（五）生理盐水不完全"生理"

生理盐水，是指生理学实验或临床上常用的渗透压与动物或人体血浆的渗透压相等的氯化钠溶液。用于哺乳类动物和人体时是 0.85% ~ 0.9%，人们平常点滴用的氯化钠注射液浓度是 0.9%，可以当成生理盐水来使用。生理盐水的英文本应写作 physiological saline，但临床上更常写作 normal saline 缩写为 NS。其中"normal"是正常的、正规的、标准的意思，并无"生理的"内涵。而且所谓"生理的"，只是以人体渗透压相等为依据。

等渗溶液，指的是渗透量相当于血浆渗透量的溶液。如 0.9% NaCl

溶液和 5% 葡萄糖溶液。低于血浆渗透量的溶液称为低渗溶液，红细胞在低渗溶液中可发生水肿，甚至破裂。高于血浆渗透量的溶液称为高渗溶液，红细胞在高渗透溶液中可发生脱水而皱缩。

其实，将等渗的氯化钠溶液称为"生理盐水"并不准确，0.9% NaCl 溶液与血浆血液只是渗透压相等而已，而两者所含的电解质却有差异。例如，正常人体 Na^+ 浓度大于 Cl^- 浓度，而生理盐水 $Na^+ : Cl^- = 1 : 1$，假若补大量生理盐水则易出现高氯性酸中毒，所以说生理盐水不完全"生理"。

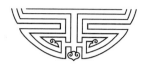

荷尔蒙岂止性激素

不少描叙两性情爱的文学作品和揭示男女性事的文章，往往爱用"荷尔蒙"一词，显然是把"荷尔蒙"当作性激素的代称。诸如"在荷尔蒙的作用下他们竟然越轨了……"。80后的青年作家蒋方舟也发表过一篇文章，题目是"珍稀物质荷尔蒙"，文中主要提及青年男女"大脑"发出的"荷尔蒙"引起人体的性冲动。其实，这是对"荷尔蒙"一词以偏概全的误解，即是将"荷尔蒙"与"性激素"划上了等号。

关于"荷尔蒙"这个词汇，并非因为性激素诱发的现象而来，而是起源于"促胰液素"的发现。1902年，英国生理学家斯塔林和贝利斯经过长期的观察研究，发现当食物进入小肠时，由于食物在肠壁磨擦，小肠黏膜就会分泌出一种数量极少的物质进入血液，流送到胰腺，胰腺接到这类"化学信使"传递来的"信息"后就立刻分泌出胰液来。他们将这种物质提取出来，注入哺乳动物的血液中，发现即使动物不吃东西，也会立刻分泌出胰液来，于是他们给这种物质起名为"促胰液素"。后来斯塔林和贝利斯给上述这类数量极少但有生理作用，可激起生物体内器官反应的物质起名为荷尔蒙（hormone）。"hormone"源于希腊文，是"刺激""兴奋""奋起发动"的意思。在我国则将"hormone"意译为"激素"，因此"激素"和"荷尔蒙"是同义词。在国外仍然使用hormone。例如甲状腺激素的英文为thyroid hormone，肾上腺皮质激素的英文为adrenal cortical hormone，等等。

（一）荷尔蒙并非单指性激素

大一的女生小雪近期出现怕热、心悸及饭量增加的现象，她的室友陪她去医院就诊。经检查确诊为"甲亢"。接诊医生向他带教的几位实习医生讲解说："这位女患者是因为甲状腺荷尔蒙过于旺盛而引起上述症状……"小雪一听自己"荷尔蒙过于旺盛",马上满脸羞红，并说接诊医生对她语言侮辱而直奔院长室向院长告状。院长告诉她，甲状腺荷尔蒙过于旺盛就是甲状腺素分泌过多，所谓"荷尔蒙"就是"激素"。而你却误解为"荷尔蒙"就是"性激素"，这是有些患者也常会发生的误会。

"荷尔蒙"就是平常所说的"激素"，并非单指性激素。人体内有 75 种以上的激素，其中有 25 种为蛋白质类激素，有 50 种为甾体激素，平常所说的激素就是这 75 种。激素不单单是对人体性欲和性活动发生作用，它对机体的代谢、生长、发育、繁殖等也起重要的调节作用。例如生长激素，能促进蛋白质的合成，骨骼的生长；胰岛素能促进血糖进入细胞氧化分解，促进肝脏肌肉细胞摄取血糖合成糖原，转化成脂肪和非必需氨基酸，等等。

激素可从几个方面进行分类，通常多提及化学结构的分类。

（1）按化学结构大体分为四类：第一类为类固醇，如肾上腺皮质激素（皮质醇、醛固酮等）、性激素（雌激素、孕激素及雄激素等）。第二类为氨基酸衍生物，有甲状腺素、肾上腺髓质激素、松果体激素等。第三类激素的结构为肽与蛋白质，如下丘脑激素、垂体激素、胃肠激素、胰岛素、降钙素等。第四类为脂肪酸衍生物，如前列腺素。

（2）按激素产生的器官分类：分为下丘脑释放激素、垂体激素、肾上腺皮质激素、髓质激素、甲状腺激素、胃肠道激素、肾脏激素等。

（3）按激素的作用关系分类：分为促激素及靶腺激素。

（4）按激素产生器官的位置分类：分为正位的和异位的激素。来源于经典内分泌腺体的激素称为正位激素；来源于异常部位或不正常肿瘤组织的激素为异位激素。

（5）按激素的作用分类：分为生长发育激素，物质代谢激素，钙磷代谢激素，水、盐代谢激素，胃肠道激素。

（二）激素药并非单指肾上腺皮质激素

激素类药物之广义定义：乃以人体或动物激素（包括与激素结构、作用原理相同的有机物）为有效成分的药物。狭义定义：因为临床上"肾上腺皮质激素类药物"在各类激素药中最为常用，因此，通常在医护人员口中的"激素类药物"一般情况下在没有特别指定时，便是"肾上腺皮质激素类药物"的简称。其他类激素类药物，则常用其分类名称，如"雄激素""胰岛素""生长激素"等。

常用的激素类药物可分为以下五类。

（1）肾上腺皮质激素类：包括促肾上腺皮质激素、糖皮质激素、盐皮质激素。

（2）性激素类：包括雌激素类、孕激素类、雄激素类、同化激素类、促性腺激素类。

（3）甲状腺激素类：包括促甲状腺激素、甲状腺激素类。

（4）胰岛素类：包括长效胰岛素类、中效胰岛素类、短效胰岛素类。

（5）垂体前叶激素类：包括生长激素类、生长抑素类、生长激素释放激素及类似药、促肾上腺皮质激素释放激素类。

药物的故事与事故

190

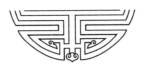

音译药名含义索趣

在本书的有些章节中，为解读所叙述之药物，往往曾谈到某种药品外文名称之含义，然而囿于篇幅，往往简描粗绘地略作介绍；而且有些音译药名也并未涉及。故此，本节设专题叙述某些常用药物的音译药名的含义以进行补充，文中难免有个别重复之处，特作说明。

当今，无人不知伟哥是治疗勃起功能障碍（erectile dyshunction，ED）的药物，它的鼎鼎大名是根据其英文原名 viagra 音译而来的。那么，viagra 是啥意思呢？那就不是尽人皆知了。viagra 乃是取自"vigor"和"Niagara"两个英语词汇的人造合成词，前者为精力旺盛之意，后者为尼亚加拉瀑布（Niagara Falls），合起来的意思就是说"精力旺盛得有如尼亚加拉瀑布般汹涌澎湃"。其实，伟哥（Viagra）是商品名，它的化学名称是枸橼酸西地那非（Sildenafil citrate）。

众所周知，青霉素又叫盘尼西林（Penicillin）；众所不知，"盘尼西林"这一名字的含义是"画笔"。为何把青霉素取这带"画笔"含义的名字呢？那是因为青霉素的发明人弗莱明起初在观察青霉菌时，在显微镜下发现它们好像浸泡在水里的画笔。以后给这一抗生素命名时，便以"画笔"的拉丁文"penicillus"命名它为 Penicillin，汉语音译则叫"盘尼西林"。

化学药品之命名，通常包括化学全名、非专利名和专利商标名。由于化学全名比较难记，因此，目前国内外多用其非专利名和专利商标名。我们对国外研制的西药则是多用其音译名。例如阿司匹林（Aspirin），其化学全名为乙酰水杨酸（Acidum Acetylsalicylicum），国内外医生都习惯使用 Aspirin。Aspirin 之名，是由三部分组合而成的。字首 A 代表乙酰（Acetyl）＋ Spir 代表金绣菊（Spirea，此植物含水杨酸成分）＋后缀 in，于是便构成 Aspirin，音译为阿司匹林。

药品的非专利名和专利商标名往往都是有其一定的含义的，但是，将它们用汉语标音译出来的名称却悟不出它的含义。但若溯其原来的寓意，却可发现它们各有其含义或趣史。

安乃近、杜冷丁、安侬痛这三种药，从汉语音译名来看是互不相关的，但三者的原来含义皆相同——均为"止痛"的意思。安乃近的原名为 Analgin，An- 乃拉丁文的前缀，含有"无"或"缺乏"之意；algia 是"疼痛"的意思；-in 为语尾，含有"素""质"之义。这三部分组合成的 analgin 一词，如按意译，可把它译为"止痛素"或"止痛灵"，但用音译则名为"安乃近"。杜冷丁的原名为 Dolantin，由 Dol-（取自拉丁文 dolor"疼痛"）及 anti（对抗）和 -in 所组成，故同样可意译为"止痛素"或"止痛灵"。安侬痛的原名为 Anadol，它则由 Ana-（无、缺）及 dolor（疼痛）所组成，照样可意译为"止痛素"或"止痛灵"。退热药安替匹林，原名为 Antipyrin，由于其原名是由 Anti-（对抗）和 pyretic（发热）加语尾 -in 组合而成的可意译为"退热素"。

和上面三种药一样，维生素的编序也有一些是根据其治疗作用相关的词首字母作为编序符号的。如维生素 K，这"K"来自德文"koagulation（凝血）"，表示其有凝血作用。维生素 U，这个"U"来自英文"ulcer（溃疡）"，乃其有防止消化性溃疡形成的作用。芦丁又称维生素 P，这"P"源于"permeability（渗透性）"，乃因其有控制毛细血管壁渗透性的作用。

音译药名得自地名者也有一些，如老牌驱蛔虫药"山道年"（Santonin）之名，源于法国地名 Santonis，系古时首先发现山道年的地方。镇静催眠药眠尔通（Miltown）亦系地名。1957 年美国将生产此药的城市米尔顿（Miltown）作为该药的命名，音译为眠尔通，既与米尔顿是谐音，又表明了药物的催眠作用。抗心衰的强心药（强心苷）毒毛旋花子苷 K（Strophanthin K）其后的"K"源于地名"Kombe（音译为康毗）"，系非洲喀麦隆的一个地名，为昔时毒毛旋花这一植物之产地，当地土著将此植物浆汁涂于箭头射取猎物，故以往称毒毛旋花子苷 K 为康毗箭毒。

有的药名是以该药的发明机构的名称来命名的，如香豆素类抗凝剂"华法林"（Warfarin）便是本品的专利机构"威斯康星州男校友学术研究基金会"（Wisconsin Alumni Research Foundation）的英文缩写

药物的故事与事故

192

WARF 加香豆素（coumarin）的后半部 –arin 而组成 warfarin 之名，汉语音译为"华法林"。消毒剂"攸琐"（Eusol）是由英国爱登堡大学所发明，故称为爱登堡大学溶液（Edinburgh University Solution）取其词首组成 eusol。由于 eusol 一词已含有溶液之义，故对此溶液不宜称为"攸琐溶液"或书写作 eusol solution。

以人名作药名者有金鸡纳、巴比妥和萝芙木等。抗疟药奎宁（Quinin）乃从金鸡纳（cinchona）树皮中提取的。那么这种有抗疟作用的树皮为什么叫作"金鸡纳"呢？原来，金鸡纳之名是来自秘鲁总督夫人的名字。1638 年，秘鲁总督夫人（她名叫"Cinchon"）患了间日疟，当地土著以此种树皮使她痊愈。后来，研究人员便以总督夫人之名将该树皮命名为 cinchona（金鸡纳），其霜剂称为金鸡纳霜。安眠药"巴比妥"也是由人名而来的，这一名称的来历还有一段罗曼史——本品为德国化学家贝耶尔所发现。最初系从尿液中提取，故在研制中需要大量的尿液以资试验，贝耶尔为此而犯愁。当时正与贝耶尔热恋的慕尼黑咖啡馆侍女芭芭拉小姐给他解决了这一难题，为他的研究提供了大量的（包括她自己的）尿液，研究终告成功。于是贝耶尔将这一药物定名为 Barbiturate（巴比妥）。Barbiturate 一词是由"芭芭拉"（Babara）与"尿酸"（uric acid）两词组合演化而成的。降压药是从夹竹桃科植物萝芙木提取而得的。萝芙木之名，是从植物属名 Rouwolfia 音译而来，此属名是德国植物学家 Rouwolf 的姓。

以古代神话中的人物命名的药物有吗啡、阿托品等。吗啡的外文为 Morphin，来自希腊文 Morpheus，Morpheus 有"梦神"之意。在希腊神话中有个统治睡眠的魔鬼之神，名叫 Somnus，而 Morpheus 是 Somnus 的儿子。这个男孩肥胖可爱，长着两个翅膀，手持罂粟果日夜站在挂着黑色帷幕的羽毛床边，守护着酣睡的父亲，使他免受他人的噪音惊醒。由于吗啡的原植物就是罂粟，因此，手持罂粟果的 Morpheus 就成了吗啡（Morphin）的药名了。

关于 Atropin 这一常用药名之含义，本书的有关章节已经述及，在此不赘。值得提及的是有些药物之外文名称，在我国有独特命名。比如，第一代头孢菌素在我国称为"先锋霉素"，世界各国皆无此别称。

再如就像艮他霉素（Gentamycin）在我国称为"庆大霉素"；博来霉素在我国称为"争光霉素"。除了"庆大霉素"略微有点带谐音的味道，其他却是中国制造的汉语名称。"先锋霉素"这个"先锋"不是战时率领先头部队迎敌的将领之意，而是头孢菌素的英文 Cephalosporin 一词中"Cepha-"的音译（谐音为先锋），意译是"头"的意思。而英文的"先锋"是"pioneer"。关于"庆大霉素"，乃是我国对它开始研制于 1967 年，成功鉴定在 1969 年底，取名"庆大霉素"，意指庆祝"九大"的胜利召开。再如将博来霉素称为"争光霉素"，乃系我国于 1969 年建国 20 周年大庆前夕研究成功，为祖国争光而取此别称。

五、方药显效贯古今

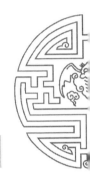

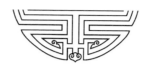

张大千慕城步虫茶

著名画家张大千先生（1899—1983）年逾八旬时，有人问其高寿的秘密时，他的回答是"无欲而有物"，当人们问他什么叫无欲而有物时，他是这样解释的：不要争名争利为"无欲"，每天喝杯开胃虫茶，饮食很好为"有物"。

据说，著名画家张大千先生，在 1930 年为了给他的母亲做 70 岁大寿，专程到城步县购买"虫茶"作为寿礼敬献。待至高堂寿诞之日，张大千先生又向前来祝寿的 40 余位亲友赠送了"虫茶"，作为礼品纪念。这位名满中外的画家购买"虫茶"的故事，一直被人们传为佳话。

提起虫茶，可能不少人没有听说过。因为虫茶是云、桂、湘等地苗族的一种传统饮品，如果用茶的科学定义来衡量，其实这虫茶并不是真正的茶，它实际上是一种名为"化香夜蛾"的粪便。人们食用这种虫子的粪便的方法与我们饮茶相近，故将其称作"茶"。关于虫茶的来历，还有一些传说。

传说很久以前，一位穷苦的山民吃不起茶叶，用化香树叶代替茶叶作饮料，后来不请自来的化香夜蛾在这位山民积贮的树叶上产卵繁殖，终日劳累的山民开始熬茶时并未注意到这些变化，连叶带虫全放入锅里，直到茶水沸腾、香气四溢时才引起了注意。这位山民通过细心地观察、思索和实践，终于发现了虫茶。还有一种说法是，清代乾隆年间，湘西城步苗胞因不满封建统治便揭竿而起。朝廷派兵前来镇压，将苗民围赶入了深山。这样一来，苗民只能依靠采野菜摘茶叶等充饥。不料，这年野菜因干旱而枯死，茶叶全被山虫啃噬一光，剩下的只是遍地虫屎渣。饥不择食的苗民便将这种虫屎渣撮来冲水喝，发觉其甘醇爽口，香气清郁。于是日后就"改弦易辙"，干脆喝起了这种所谓的"茶"，并命名其为"虫茶"。

虫茶的制作过程很奇特。苗胞利用谷雨前后采集的当地野生苦茶叶，或是化香树、糯米藤、黄连木、野山楂、钩藤等野生植物的鲜嫩叶，稍加蒸煮去除涩味后，待晒至八成干，再堆放在木桶里，隔层均匀地浇上淘米水，再加盖并保持湿润。叶子逐渐自然发酵、腐熟，散发出扑鼻的清香气息。生产虫茶的昆虫很多，而以化香夜蛾分布最广，这种化香夜蛾，在这种香味的引诱下蜂拥而来，并在此产卵。约过 10 天后，一条条暗灰色的夜蛾幼虫便破卵而出，布满了叶面，一边蚕食着腐熟清香的叶子，一边排泄着"金粒儿"。这些小毛毛虫食量惊人，不需多长时间就会把堆集的腐叶吃光。这时，主人便收集这些"金粒儿"，剔除残梗败叶，晒干过筛，就得到粒细圆、油光亮、色金黄的"化香蛾金茶"，即"虫茶"。更为讲究的是，在阳光下暴晒后，还要在 180℃的铁锅里炒上 20 分钟，再加上蜂蜜、茶叶，就成为优质的虫茶。

饮用虫茶是一种特别的享受。先倒上一碗开水，然后投入少量墨绿色的虫茶（一碗开水，撮入 10 余粒）。起初，放入的茶粒浮于水面，过一段时间后，开始慢慢下沉，杯中渐渐飞絮弥漫，茶汤香味浓郁，清亮似茗。喝了之后，立刻精神为之一振，心中舒畅，令人百饮不厌，交口称绝。

湖南城步苗族自治县五岭山区的苗族同胞尤爱饮虫茶，清代光绪年间的《城步乡土志》记载："茶有八峒茶……亦有茶虽粗恶，置之旧笼一二或数日，茶悉化为虫，余名曰虫茶。"所以虫茶又叫城步虫茶。

虫茶在我国生产和饮用已有悠久的历史。早在明朝，李时珍的《本草纲目》中就有记载。虫茶是一种很好的医药保健饮料，据记载，虫茶具有清热、去暑、解毒、健胃、助消化等功效，对腹泻、鼻衄、牙龈出血和痔出血均有较好疗效，是热带和亚热带地区的一种重要的清凉饮料。据说从清代乾隆年间起，虫茶就被视为珍品，每年定期向朝廷进贡。如今，虫茶已闻名海内外。

据初步分析，虫茶的营养价值高于普通茶叶。它含有近 20 种人体必需氨基酸，一定量的粗蛋白、粗脂肪、糖类、单宁、维生素等营养成分和微量元素。茶收贮经久，又能消痰顺气，因此它是一种很好的医药保健速溶饮料。经常饮用虫茶，能止渴提神、降压利尿、健脾养胃、帮助消化、顺气化痰、解毒消肿等。据科学分析，它除了具有一般茶叶所含的鞣质、咖啡因和各种维生素外，还含有昆虫激素和止血物质，人们常用它来治疗腹泻、鼻衄、牙龈出血和痔疮便血，久服对预防高血压、高血脂和冠心病也有一定作用。

药物的
故事与事故

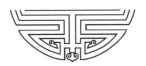

陈立夫的丹参药缘

国民党元老陈立夫，一生笃信中国传统医学，并深谙养生之道。他归纳出养生要诀为："养身在动，养心在静，无求乃安"。在养心上讲究"做事有恒，乐善好施"。在养身上注意"头部宜冷，足部宜热"。晚年潜心中医药研究，自创"丹参保健食疗"。以丹参为主，配以黄芪、黑木耳、大白菜、冬菇、山楂粉，将以上原料混合粉碎，加水少许搅成薄浆，入锅煮沸后倒入瓶中，置冰箱内冷藏，每天早晚分次食用。由于坚持传统养生方法及采用丹参保健，他成为寿跨两个世纪的人瑞，享年 101 岁。

丹参为唇形科植物丹参的根。根呈棕红至砖红色，故又称为赤参或红根。李时珍在《本草纲目》中根据"五参学说"称："五参配五脏，故人参入脾曰黄参，沙参入肺曰白参，玄参入肾曰黑参，牡蒙入肝曰紫参，丹参入心曰赤参。"丹参味苦，性微寒，入心、肝经。有祛瘀止痛，活血通经，清心除烦等功效。用于月经不调、经闭痛经、症瘕积聚、胸腹刺痛、热痹疼痛、疮疡肿痛等证。

临床上主要用其活血祛瘀和清热除烦之作用。活血祛瘀方面：用于血瘀所致的月经困难、经闭、产后恶露不尽、瘀滞作痛等症，为妇科常用药。瘀滞阻留所致胸腹刺痛，常配砂仁、檀香等同用，近代常用于冠心病及防治心绞痛。肝郁血瘀所致胸胁疼痛，常配乌贼骨、茜草根、鸡内金等同用，近代用于治疗慢性肝炎、肝脾肿大、肝硬化等病。清热除烦方面：用于治疗热病，热入营分见心烦不寐等症，常配生地、玄参、麦冬、黄连、银花等同用。

现代医药学的研究发现其化学成分主要含丹参酮Ⅰ、丹参酮ⅡA、丹参酮ⅡB、异丹参酮Ⅰ、异丹参酮ⅡA、隐丹参酮、异隐丹参酮、甲基丹参酮、羟基丹参酮等。经过实验，丹参具有抗菌、镇静、降低胆固醇、

增加冠脉血流量、加强心肌收缩力和改善微循环等作用。

目前，丹参制剂有煎剂、片剂、胶囊、滴丸和注射液等制剂，对于慢性肝炎、晚期血吸虫肝脾肿大、血栓性闭塞性脉管炎及冠心病的治疗均发挥了一定的疗效。特别是对冠心病的治疗，其效果肯定明显。有报道称，使用丹参注射液治疗冠心病 300 余例，有效率达 82%，心电图改善率达 50%。此外，丹参与其他药物配方，还可治疗神经衰弱、过敏性紫癜和粒细胞缺乏症等病。

有资料介绍，复方丹参片还有一些新用途。此药由丹参、三七和冰片组成，为理血剂，具有活血化瘀、理气止痛之功效。主治气滞血瘀所致的胸痹，症见胸闷、心前区刺痛，冠心病心绞痛见上述证候者。方中丹参祛瘀止痛，活血养血，清心除烦为主药。辅以三七活血通脉，化瘀止痛。佐以冰片芳香开窍，行气止痛。诸药相配，共奏活血化瘀，芳香开窍，理气止痛之功。主要用于治疗冠心病、心绞痛。近年来，临床实践证实，复方丹参片还可以治疗以下 6 种疾病。

1. 支气管哮喘：用复方丹参片治疗支气管哮喘可取得与西药酮替芬（抗过敏药物）相当的疗效，并且无明显的副作用。复方丹参片可使支气管哮喘患者的血清免疫球蛋白 E（IgE）的含量显著下降，并可改善免疫功能和微循环障碍。动物实验发现，丹参有抗过敏及稳定肥大细胞（一种参与过敏反应的细胞）膜的功效，因此对防治哮喘有良好的效果。

用复方丹参片治疗支气管哮喘时，患者可每次口服 3 ~ 4 片（小儿每次口服 2 ~ 3 片），每日服 3 次，服用 7 天为一个疗程。

2. 痛经：有人用复方丹参片治疗 14 例痛经患者，这些患者均属未婚，其病程为 1 ~ 10 年不等。这些患者在使用该药进行治疗后其痛经的症状均得到缓解。用复方丹参片治疗痛经时，患者可每次口服 3 片，每日服 3 次，服用 20 天为一个疗程。患者可在间隔 10 天后再进行下一个疗程的治疗。两个疗程的间歇期最好在其行经期，以免影响其行经。

3. 色素性紫癜性皮肤病：色素性紫癜性皮肤病是一种以皮肤上出现紫癜样丘疹和含铁血黄素沉着为主要特征的慢性皮肤病。有人用复方丹参片治疗 42 例该病患者，这些患者中有的发病仅十几天，有的病程长达十几年，大多数的患者都曾用过维生素 C、维生素 K、抗组胺药、钙剂或皮质类固醇激素等进行治疗，均无长期疗效。在使用复方丹参片治疗期间，这 42 例患者中有 35 例在服药后 10 天左右就出现了明显的好转，并且未发现有任何不良反应。在治疗前月经量少、经期缩短、月经间隔时间延长的患者，经治疗后随着其皮肤损害的好转，其月经期也恢复了正常。用复方丹参片治疗色素性紫癜性皮肤病时，患者可每次口服 3 ~ 5 片，每日服 2 次，服用 1 个月为一个疗程。患者也可同时服用八珍益母丸以增强疗效，每次口服 2 丸，每日服 2 次。

4. 浅层巩膜炎：浅层巩膜炎是一种良性易复发性眼病。有人用复方丹参片治疗 1 例浅层巩膜炎患者，该患者服药 1 天后其眼部涩痛羞明的症状就明显减轻，其巩膜周围的赤脉缠绕症状也消失了。该患者在连续服用复方丹参片 3 天后，其病变局部瘀块完全消失，病情基本痊愈。用复方丹参片治疗浅层巩膜炎时，患者可每次口服 6 片，每日服 3 次。

5. 急性软组织损伤：用复方丹参片治疗急性软组织损伤时，可先将适量的该药研成细粉后加入黄酒调成糊状，再将此药糊外敷于患处，可每日敷 2 次。病情严重者可同时口服该药，每次服用 3 ~ 4 片，每日服 3 次。

6. 三叉神经痛：三叉神经痛常发生于面部，是一种发作性的电击样、刀割样、撕裂样的剧烈疼痛。舌质紫暗、久治不愈的三叉神经痛患者，可每次口服复方丹参片 3 ~ 4 片，每日服 2 次，服用 6 天为一个疗程。

需要注意的是，患者若长期服用复方丹参片可使其血中的含钾量降低。因此，人们在服用复方丹参片的过程中应注意适当地补钾，可经常吃一些富含钾的食物，如香蕉、马铃薯、海带等。

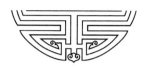

冯玉祥点赞六神丸

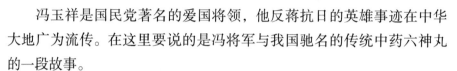

冯玉祥是国民党著名的爱国将领，他反蒋抗日的英雄事迹在中华大地广为流传。在这里要说的是冯将军与我国驰名的传统中药六神丸的一段故事。

在《冯玉祥自传》第二卷《我的抗战生活》中，冯将军记录了他第一次服用中药六神丸的经历："……这一次开大会，是在珞珈山武汉大学里头。那屋子太小，人太多，空气不好，为时又太久，因此我就闹嗓子痛。从西药铺买一种丸子药吃，吃了三四天都不见效。后来邓鉴三（注：字长耀。冯玉祥任第六镇督队官时，邓任军医官。曾教冯玉祥古文。）先生告诉我，六神丸对于喉病最有特效，我赶紧买来吃，一次十丸，吃了两次，仍不见效。我一问邓先生何故，他问是不是化开吃的？我说没有。拿出方单来一看，上面说着，必须化开吃，否则没效验。我马上按照所说的把丸子化开，吃了一副，不到两个钟头，果然觉得好了三分之二，又吃了一副，就完全好了，可见中国药真有好的。"

1936 年的一天，冯将军吃饭时被鱼刺扎破咽部，开始流血，肿胀，不能吃饭。保健医生李德全女士直接从苏州雷允上药店购了几瓶六神丸，冯将军服用后果然很快止住了痛。第二天就消了肿，进食恢复如常。因此，冯将军对六神丸的功效大加赞赏，并亲自挥笔写了一首五言诗："南有胡庆余，北有同仁堂，誉满我中华，苏州雷允上。"

要说中华名药六神丸，不能不从雷允上的身世讲起。旧时，店号大多取自主人字号。据清《吴县志》记载，雷大升，字允上，号南山，吴县人。乾隆元年，举鸿儒不就隐于医，遇贫者与之药，尤精于修合丸散膏丹，为时所重。雍正十二年，雷允上在苏州阊门创办了诵芬堂。由于雷允上医道出色，所制药品疗效显著，因而雷允上的名字不胫而走，名噪姑苏，人们便将人名和店名连称为"雷允上诵芬堂"相沿至今。

正当雷允上大展宏图时，太平军的一把战火毁灭了药店的大好前程，苏州阊门地区一片火海，诵芬堂毁于一旦。店主欲哭无泪，忧郁而终，家人四处逃散。雷氏后人雷纯一逃到刚刚开埠的上海，在法租界老北门附近开设"上海雷允上诵芬堂"重操旧业，经过数十年的苦心经营，药店仍没起色。直到雷纯一之子雷滋蕃继任才有转机，因为他遇上了一位昆山的顾姓老人，获赠"六神丸秘方"。雷滋蕃如法炮制，终因疗效灵验而一炮打响，使"诵芬堂"走出困境。

但是，当时在上海其他分店的雷氏族人对此十分眼红，一致要求雷滋蕃公开秘方，共同经营，被雷滋蕃拒绝后，族人强烈要求他离开上海，停止出售六神丸，以求得其他分店的相对安逸。一气之下，雷滋蕃移师无锡，另立门户，重新挂起了"雷允上诵芬堂"的牌子。

当时的苏州已相对安定，经族内长者多方调解、协商，无锡店又回到了苏州。光绪二十八年，雷氏家族集资大洋一万块，一次性买断原雷滋蕃牌六神丸的生产经营权，并重新注册"九芝图牌"商标。从此，雷允上老店扎根苏州，除六神丸外，还研创了其他闻名遐迩的中成药，使雷允上成为300年不倒的驰名药号。

六神丸系由麝香、牛黄、珍珠、冰片、蟾酥、雄黄六种中药组成，牛黄清热解毒、珍珠安神明目、冰片开窍醒神、蟾酥化瘀止痛、雄黄除湿消肿，将六味名贵中药"强强联合"后，六神丸就具有主治烂喉丹痧、喉风乳蛾、咽喉肿痛等病症的功能，受到普遍追捧。特别是民国初期，冯玉祥、梁启超等名人也受益于六神丸，六神丸更是身价百倍，扶摇直上。

雷允上所制的六神丸以选料考究、制作精细著称。所采用的珍珠一定要用新光珠、老港濂珠，而不用人工养殖珠。配用麝香必用"杜字香"的品牌。再以蟾酥为例，为了不使假货、次货混进药料中，每逢夏季，雷允上都要派出药工，发动四乡渔民捕捉蟾蜍，并在他们的眼皮底下进行洗净和刮浆的工序，所以六神丸中的蟾酥素以采用当面刮蟾蜍而著称于世。

虽然是丸药，但还有大小之别，北方丸药常是大号型，给吞服者带来不少困难。为了老少皆宜，六神丸独辟蹊径地做成了芥子形状，细细小小、光光滑滑、油油亮亮，而且一切都是手工制作。这道手工制作六神丸的工艺俗称"泛丸"，是雷允上药店的绝密工艺，世代保密。据老药工反映，制丸时只有口传，没有笔录，而且每人只从事一道工序，所以一直未能揭秘，真是人间奇迹。即使抗战时日本人虎视眈眈，妄想窃为己有也未能得逞。虽然后来人人知道六神丸由六味中药组成，但由于制作工艺从未泄密，使雷允上六神丸始终拥有独创性的专利。

由于各道环节的精益求精，六神丸成为与仁丹、清凉油、痧药水等齐名的灵丹妙药，普及全中国，畅销东南亚，享誉全世界。2008年，雷允上六神丸制作技艺列入第二批国家级非物质文化遗产名录。

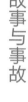

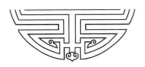

"陆黄芪"治胡适痼疾

陆仲安是民国初年北京著名中医。因他善用黄芪,故当时有"陆黄芪"之美称,以此与中医史上明代医学家"张熟地"(即张景岳)相媲美。孙中山先生在病危之际,亦曾请他诊治过。

1920年秋季,我国著名学者胡适(胡适之)患病,经北京协和医院检查,当时认为无药可治,嘱其回家休养。这时,好多亲友、同事前来探望,有的人提议:既然西医已束手无策,无能为力,何不去请中医诊治,总不能坐以待毙啊!

当时,胡适崇尚西方文化,主张全面西化,在医学上他也力主普及西方医学,对祖国医学持否定态度,认为中医不科学。然而,在绝症困扰、无药可治的情况下,加上亲友的好心劝说,使他抱着试一试的心态去看中医。

于是,由马幼渔介绍前往陆仲安医寓处就诊。陆大夫精心诊查,经过再三思考后,陆仲安以大剂量黄芪,配伍党参、石斛、黄精、山药、地黄等药,其药量甚大,需用大砂锅煎熬。胡适服几剂药后,病情意外地得到好转,遂安下心来继续服药。经过陆仲安多次的精心诊察用药,一段时间,胡适所有症状竟全部消失。大病初愈的胡适去协和医院复查,结果各项检查全部正常。这使大夫们大为惊讶,甚至难以置信,但事实如此,不可不信。他们提出要把胡适所服的中药进行化学分析研究,以此来探索中药的奥秘。

事实使胡适转变了对中医的偏见,他终于提出"必须使世界医药界了解中国医药的真正价值"。

陆仲安以黄芪为主药医好了胡适的病,从那时起,胡适先生便对黄芪有了比较透彻的了解。中年以后,胡适渐感身体疲惫,力不从心,便常用黄芪泡水饮用,特别是在讲课之前,总要先呷几口黄芪水,以致精力倍增，讲起话来声如洪钟。胡适当时把这个诀窍告诉了周围的人，也使他们受益匪浅。

名中医陆仲安治好胡适重病的消息不胫而走，中医界更是奔走相告。这对当时国民政府停止执行废除中医的法令也起了很大的作用。

胡适先生当年曾期望以科学实验的方法来探讨黄芪等中医的奥秘，今天已变为现实，越来越多的现代药理研究证实祖国医学对有关黄芪药效的认识是十分正确的。

在我国古代，也有不少名士跟黄芪结下深厚的"情缘"或"孽缘"。

（一）王维的黄芪"情缘"

山中相送罢，日暮掩柴扉。

春草明年绿，王孙归不归？

这是唐代诗人王维的《送别》诗，诗中的"王孙"也是这味古老中药的别名。黄芪称为"王孙"，见于与王维同朝的甄权的《药性论》，转载于明朝药物学家李时珍所著的《本草纲目》，黄芪，旧作"耆"，长也，被李时珍称为"补药之长"。黄芪味甘、微温，有补中益气、止汗、利水消肿、除毒生肌的作用。黄芪有广泛的应用，不少名人喜好它。

（二）柳太后的黄芪"情缘"

《旧唐书·方技传》记载：许胤宗在南陈新蔡王手下做官时，柳太后突然患中风说不出话来，请遍名医治疗都没有效果。柳太后因为口噤不能服药，眼见病情一天比一天加重，众医束手无策，新蔡王更是心急如焚。而精通医药的许胤宗不但不着急，反而提出用热汤气熏蒸法为太后治病。于是用黄芪、防风两味药煮汤数十斛，放到柳太后的床下，药汁弥漫，烟雾缭绕，柳太后当天晚上就能说话。以后经过一段时间调理，太后便康复同以前一样了。

柳太后猝患中风，是因年老体弱、气血失调的结果。而黄芪性温，善补气升阳、固表行滞；防风性微温，善散风胜湿止痛。李杲说：黄芪得防风其功愈大。二者相伍，既能补气固表而健体，又能散风行滞而调气血，恰中病理。再加上热蒸气既能温通经络，促进气血运行，又能润肌肤、开毛窍，促进药物成分的吸收，故能在较短时间内收效。

（三）袁枚的黄芪"孽缘"

袁枚，字子才，号简斋，浙江钱塘人。他是清代乾隆年间的进士，才华出众，诗文冠江南。他与纪晓岚有南袁北纪之称。袁枚好吃也懂得吃，是一位烹饪美食专家，曾著有《随园食单》一书，是我国饮馔食事中一部重要著作，为我国的饮食史保存了不少宝贵的史料。正因为好吃便与黄芪结下了不解之缘。

有一年夏天，已过古稀的袁枚因贪口腹患了痢疾，腹痛腹泻，大便为黏液血水样。经医生治疗，病情仍无明显好转。这时一位医生以袁枚年高体弱为由，用黄芪、人参等补益药治疗结果导致闭门留寇，邪无出路，致使袁枚病情加剧。中医学认为，下痢是由于湿、热等毒邪停留于肠中，导致肠道的功能失调而造成的。治疗时应审时度势，当邪气盛时，需要先给邪气以出路，引邪外出，而不应该用参芪温补，造成气机壅塞，邪不能出。只有在邪气泻出之后，才能考虑用温补法来调补肠胃。因此不恰当地用补气药，阻邪外出，这就是常说的"闭门留寇"。后来他的一位老友名叫张止厚劝他服用自制的大黄，医生们认为大黄药性太猛，患者不能服用。后来，袁枚服了大黄，疾病痊愈了，作诗以谢老友："药可通神信不诬，将军竟救白云夫。医无成见心才活，病到垂危胆亦粗。"

袁枚系实证，吃补药黄芪无异于火上浇油、雪上加霜，故而病情加剧而成危象。此后当机立断，改弦易辙，改用清热解毒、泻下通腑的大黄，终使病情转危为安。可见用药须对症方有效。

（四）苏轼的黄芪"情缘"

孤灯照影夜漫漫，拈得花枝不忍看。
白发敧簪羞彩胜，黄耆煮粥荐春盘。
东方烹狗阳初动，南陌争牛卧作团。
老子从来兴不浅，向隅谁有满堂欢。
斋居卧病禁烟前，辜负名花已一年。

此日使君不强喜，新春风物为谁妍。

青衫公子家千里，白首先生杖百钱。

曷不相将来问病，已教呼取散花天。

（苏东坡《立春日病中邀安国仍请率禹功同来仆虽不能饮》）

黄芪不仅是一味名药，还被广泛用于食疗。黄芪粥是中国传统的药粥，在宋代已经风行，苏轼上述的"黄芪煮粥荐春盘"，可见苏轼是食用过黄芪粥的。著名老中医岳美中曾用加味黄芪粥治疗慢性肾炎，即在煮粥时加入薏苡仁 30 克、赤小豆 15 克、鸡内金 9 克、金橘饼 2 枚、糯米 30 克，先以 600 毫升水煮黄芪 30 克，再加入上述几味取汁，入米煮熟，日服 2 次，为"复方黄芪粥"，收效颇著。民间盛传黄芪煨大枣、黄芪炖田鸡、黄芪炖蛇肉、黄芪虫草炖山甲为久病体虚大补良方。

总之，药食皆宜、补药之长的黄芪应用广泛。取黄芪泡水饮用，可治身体困倦、无力、气短。取黄芪加防风、白术、甘草、生姜、大枣适量煎服，防治免疫功能低下，反复感冒。取黄芪配伍牡蛎、浮小麦、麻黄根，可治盗汗。以黄芪配白术、防己、生姜、大枣，可治水肿。黄芪与党参、白术、甘草、枳壳、升麻、柴胡同用，可治脱肛、子宫或内脏下垂。用黄芪配伍陈皮、麻仁、蜂蜜，可治老人或产后便秘，欲便不能。用黄芪加桂枝、白芍、甘草、生姜、大枣，既可治腹部冷痛，又可治关节、肌肉疼痛。以黄芪加穿山甲、皂角刺、当归、川芎、银花、白芷，可治痈疽内脓已成而不破溃。取黄芪、生薏米、赤小豆、鸡内金、陈皮，加糯米煮熟成粥食用，可治慢性肾炎、肾盂肾炎残存浮肿。但需要明确的是，脉细数、舌质红，属中医肾阴虚者，不宜服用。

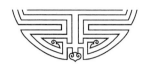

宋美龄中药解胃病

　　1941 年夏天，宋美龄在重庆时患了胃病，她的胃病是少年时在美国读书留下的宿疾。只是多年来生活在优裕环境中，保养甚好。抗战期间到了重庆，由于水土不服，加上日本飞机不时轰炸，宋美龄难免情绪紧张，突然胃病复发。这次病情来势凶急，吓得医官们每天都守候在重庆城外的黄山官邸松厅里，用尽所有医药也不能治好她的胃病。蒋介石为之焦灼不安，把重庆所有著名的西医都请遍了，病情仍然不见好转。这时，有人提醒蒋介石说："可不可以请中医来为夫人治疗？"蒋介石也拿不定主意，只好让宋美龄自己决定。

　　宋美龄从小生活在美国，她相信的医生几乎无一不是在美国留学的著名西医。对于中医，宋美龄从来没有接触过。尽管从心里对中医将信将疑，但她那时的胃病已到无药可医的地步，所以只好听取蒋介石和身边幕僚侍从们的建议，派人亲往磁器口秘密寻访中医张简斋。

　　南京沦陷之后，名医张简斋也从南京来到重庆，在山城磁器口附近开了一家铺面不大的诊所。张简斋为民国时南京"首席名医"，中医界有"南张北施"之说，即南方的张简斋，北方的施今墨，俱为国手。二十世纪三四十年代，张简斋医名盛极一时，擅治内伤杂病，对一些疑难病症，确能手到病除。军政官商大员求诊者门庭若市，为"南京中医界之冠"，时人称为"御医"。日门诊一两百人，有时双手诊脉，同时口述第三人处方，从无舛错，金陵传为佳话。国民政府主席林森曾亲题"当世医宗"一匾赠予张简斋。

　　张简斋来重庆后接连治好了几个难治的重病，被誉为"三剂药"，意思是说常常三剂药即可愈病。其中蒋介石一位侍从的家眷，得了重病经张简斋治愈，因此经他向蒋介石举荐，方才引起蒋宋夫妇的重视，于是决定请张简斋诊治。

几个副官带着全副武装的宪兵请张简斋前往城外给一位重要患者诊病，张看出对方来头不小，到黄山别墅见了患者，才发现原来竟是蒋夫人宋美龄！经他一番望闻问切，发现宋美龄的胃病确实与众不同，并不像普通胃病患者那样疼痛难忍，只是无法进食，并伴有咳嗽之声，间或痰中还有一些脓血。经过辨析说道："夫人的病乃是胃痈，如果成脓以后便更不好医治了。"

　　宋美龄听了更为紧张，她不明白胃痈究竟有多严重，心忽然悬了起来。急问是否可以用中草药医治。张简斋急忙拍胸表示："请夫人放心，我保证三剂草药大病可愈。"于是张简斋当即处成一方，以"千金苇茎汤"为主治之，处方是：桃仁、薏米、冬瓜仁、瓜蒌、丹皮、酒制大黄、甘草等，三煎而服。

　　初时宋美龄对张氏将信将疑，后来在身边人的劝说下才试着服用。三剂药服下后，果然感到胃中舒服了许多，而且咳嗽与痰中夹血的症状也倏然不见。张简斋趁机再出一方，乃是：冬瓜仁、薏仁、丹皮、甘草、白术、橘白、生扁豆、石斛、竹叶等。

　　宋美龄虽然厌恶苦涩的中药汤，不过她发现张简斋并非寻常混迹江湖的郎中，而是一个医术独到的奇医。于是接连服用了几剂，胃热渐渐消除，不久便痊愈了。从那时直到晚年，宋美龄的胃病一直没有再犯。蒋介石的侍从王正元在回忆这段往事时写道："当年笔者供职国民党军委会委员长侍从室时，就听说宋美龄患有严重的胃病，蒋介石身边的高级医官吴麟逊博士悉心治疗，收效不大，遍请渝市名医治疗，病情仍无明显起色。及至后来卧床不起，只能食些少量流汁，本来准备赴美就医，然时局危急，迟迟未能成行。……张简斋治愈蒋夫人病后，名震朝野，誉满山城，不用说，他的诊务更加红火。但是，张简斋不但医术精湛，而且医德非常高尚，尽管医务繁忙，却从不加诊费，并对赤贫者送医送药。"1964年12月宋美龄在致张学良将军的信中，还提到这件事，对中医和草药颇多赞许，她说："近来关节痛发作，每日折腾我苦不堪言。振兴医院医生想尽办法，均不见效。所幸有人介绍黄医生来诊，他和早年我在重庆求诊的中医（指张简斋）一样，初时也无信心。黄医生草药三剂，竟能让我腰痛减轻大半，实不曾想到。……前时听说你亦因病住院，不知有所好转否？如仍不见痊愈，不妨也请黄医生诊治。休小看草药的神力，这也是我多年的经验。"

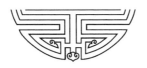

桑枝酒消郭老肢瘫

1959 年，郭沫若右侧肢体活动不便，影响正常工作。有人向他介绍，可请中国中医研究院特约研究员、著名医学家郑卓人老先生医治。郭老知道郑老医术高明，便欣然同意了。

郑卓人老先生来到郭家，他知道郭沫若事务繁忙，没有时间煎中药，对郭老说："我从民间搜集一个验方，叫桑枝酒。我已用此方二十余年，医治半身不遂效果很好。"郭老一听很高兴，忙叫郑老先生开处方。郑卓人见郭老愿意用此方，便把桑枝酒的配伍、制法和服法告诉了郭沫若。

炒桑枝 100 克，当归 100 克，菊花 60 克，五加皮 60 克，苍术 30 克，地龙 30 克，丝瓜络 15 克，炮附子 10 克，川牛膝 25 克，夜交藤 30 克，宣木瓜 12 克，木通 10 克。上药配黄酒 5 斤，密封于罐内 10 天后把黄酒分出，将药焙干，取药研末，装入胶囊，每粒 0.3 克，每日 3 次，每次服 2 粒，两个月为 1 个疗程，每次用酒 15～20 毫升送服。上半身瘫痪饭后服，下半身瘫痪饭前服。

郭沫若按处方配好了桑枝酒，服用三个月后，就把右侧肢体活动不便治愈了。桑枝酒何以如此有效？这与药物的性味功能有关。方中桑枝、五加皮、苍术、木瓜、牛膝、丝瓜络、木通、地龙为祛风、散寒、利湿、通络之物，当归养血，菊花清头明目，夜交藤养血通络，更有炮附子温阳补肾，通达十二经脉。经过炮制，既饮酒，又服药，使药物的作用得到了充分发挥。所以，看似平淡的药物，却能起到良好的效果。郭老心里很高兴，写了一副对联，送给郑卓人，以表示谢意。对联写着："从民间来到民间去；结什么果种什么田。"

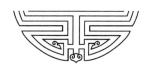

谢觉哉赞誉玉泉散

谢老（谢觉哉）是一位德高望重的革命家，是延安五老之一（在革命根据地延安，中央领导将董必武、林伯渠、徐特立、谢觉哉、吴玉章五位老同志尊称为"延安五老"，即分别称为董老、林老、徐老、谢老、吴老），新中国成立后曾任内务部部长、最高人民法院院长、全国政协副主席。

谢老60多岁时患了糖尿病，除接受药物治疗外，他还遵照医嘱限食，每餐吃75克主食，口中含参片解决口渴问题。但糖尿病并未能痊愈。谢老查资料发现，中医治疗消渴症的良方应属清代著名医学家叶天士的玉泉散。玉泉散的处方为葛根、天花粉、麦门冬、生地黄、糯米各15克，五味子、甘草各5克，水煎服，每日1剂。他又查阅了《中药大辞典》等书，发现葛根能止渴生津，是治疗消渴症及热病烦渴之良药；天花粉清热生津，能治疗热病津伤口渴及消渴症；麦门冬能滋养胃阴而生津，可治疗胃阴耗伤之津少口渴；生地黄能养阴生津，治疗阴虚津亏；五味子能生津敛汗，治疗津少口渴；甘草调合诸药；糯米能补脾养胃，益气补肺。这几种药物和食物互相配合，结构合理，对治疗糖尿病有独特疗效。谢老照方服药百余剂，果真疗效如神。谢老于1959年7月曾写过一首题为《喜渴病愈》的诗赞誉玉泉散。诗曰："文园病渴几经年，久旱求泉竟及泉。辟谷尝参都试过，一丸遇到不妨千。"

谢老还特地为此诗标注了一条说明："糖尿病旧称消渴病，我病消渴有年，喝水多，小便也多，夜间睡醒，口干欲裂。有时肚子是饱的，但仍要吃，不吃就头昏眼花。西医要我限制吃米麦，每顿只能二两左右，中医要我睡时含参片，可免口渴，但收效都不大。偶于叶天士手集秘方中得一方名玉泉散：白粉葛三钱，天花粉三钱，麦冬三钱，生地三钱，五味子一钱，甘草一钱，糯米三钱（分量是北京医院中医大夫定的）。服之，病若失。谚云：'吃药一千，遇药一丸。'"

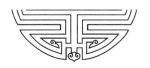

李宗仁与化州橘红

    1921 年，李宗仁任陆军连长，当时广东广西两省军阀混战，李宗仁曾在化州新安一带驻防半年，时正值六月，天气炎热，又下了几场暴雨，暑湿缠绵，部队中很多人患了感冒、支气管炎、肠胃炎，李宗仁自己也反胃呕吐，喘咳不止，一时间官兵人心惶惶，以为中了邪。一天，有两名士兵闯进了化州城的赖家橘红园，从橘树上摘了十几个满披绒毛的橘红果，回去煮茶给大伙饮用。饮后，病体渐复，李宗仁喝了也恢复健康。此后，李宗仁连打几个胜仗，不久即荣升为边防司令。李宗仁先生曾说，他的升迁也有广东化州橘红的一份功劳。从此，化州的特产橘红给他留下了深刻的印象。几度风云突变，1965 年 7 月，李先生历尽艰难险阻，从海外回归祖国，几十年戎马生涯，风风雨雨，很多往事都忘却了，然而，化州橘红在他脑海中还留有深刻的记忆。遂于 1966 年春，故地重游，来到广东化州，询问了化州橘红情况，亲自到赖家园老药农家选购正宗化州久制橘红果作为纪念品。化州赖家园坐落在化州宝山北麓的杏花村，橘树占了半个宝山，苍翠碧绿，芳香四溢，有"宝山积翠"之称。赖姓人家世代以经营橘红为生。所产橘红，纹细色红润而皮薄，多有筋脉，味苦辛性温，入口芳香。

    关于橘红治疗咳嗽之神效，还有一则传说。明朝初年，化州有一位县太爷，长年累月痰涎咳嗽，按现在的说法是患了慢性支气管炎，每晚要衙役到十余里外的山中，去"凤饮鸣泉"取水煎药。阳春三月，一个风雨交加的晚上，衙役取水困难，便悄悄地从县衙的金鱼池中取水煎药。煎好以后，心里七上八下地给县太爷送去。县太爷服药心切，倒也没有发现有何不妥。与往时不一样的是这药服下后顿觉心情舒畅，呼吸畅顺，马上止咳，一夜安寝。第二天，县太爷查问原因，衙役推搪不过，终于吐露真情。县太爷实地考究，见县衙的苏泽堂前、金鱼池旁有两棵橘树鲜花盛开，芳香扑鼻，还有一颗颗长满白毛的橘果挂在枝头。清风徐来，花果在风中摇曳，不时"咚"的一响，一个长满白毛的橘果掉到水里，随着水波荡漾。县太爷怀疑昨夜的药效好是橘花和橘果的功能。于是，即采摘橘花和橘果照原单方配药煎服，果然药到病除，痰清咳止。橘红利气化痰，治好了县太爷多年的痰涎咳嗽病的消息一传开，百里内外，人人争购橘红。当时有这样的咏橘红诗句："几树玲珑透夕阳，微风拂拭灿生光。珠崖翡翠今无用，驿使争传橘柚香。"

化州橘红的药用功效显著，是较为常用中药，始载于清朝乾隆三十年（1765 年）赵学敏的《本草纲目拾遗》，名"化橘红"。中山医科大学经药化试验，研究发现化州橘红含"甲"和"乙"素。《中药大辞典》曰："性味苦、辛、温，功能化痰、理气健脾、消食，治胸中痰滞、咳嗽气喘、呕吐呃逆、饮食积滞。"关于化州橘红行气、健胃，用于风寒咳嗽、化痰止咳的独特功效，在古今药典有翔实记载。橘红功能理气化痰，健胃消食，用于脾胃气滞所致脘腹胀满、疼痛、恶心呕吐、不思饮食之证。因其性偏温燥，故对寒湿阻气者效果更佳，常配苍术、厚朴同用，如平胃散；偏于中气虚寒者，常配党参、白术、炙甘草同用，如六君子汤；用于痰湿阻滞之咳喘、痰多而稀白、胸闷不适等证，常配半夏、茯苓同用，如二陈汤。在滋补药中稍佐本品，能醒脾助运，便补而不滞、滋而不腻，更好发挥滋补药的功用。

现代药理研究已证实，它含有挥发油、肌醇、维生素 B_1、黄酮苷等，能促进胃液分泌，有助于消化；能稀释痰液，有利痰的排出；还可降低胆固醇、降低毛细血管的脆性，以防止微细血管出血。

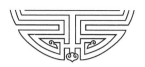

苏东坡倚芡实养生

芡实是睡莲科植物芡的成熟种仁，其果实形似鸡雁之头，故又名鸡头或雁头。说到芡实，不得不提到苏东坡。宋代大文豪苏东坡到老年仍身健体壮，面色红润，才思敏捷，这与他讲究养生很有关系。他的养生之道中有一项就是日日含服芡实。吃法颇为奇特：时不时取刚煮熟的芡实1粒，放入口中，缓缓含嚼，直至津液满口，再鼓漱几遍，徐徐咽下。他每天用此法吃芡实10～30粒，日复一日，年复一年，坚持不懈。据说苏东坡还极喜爱吃用芡实煮成的"鸡头粥"，并称之"粥既快养，粥后一觉，妙不可言也"。故苏东坡有"春为芡珠圆，炊作菰米香"的诗句。

芡实味甘、涩，性平，入脾、肾二经，主要的功用是补脾止泻，固肾涩精。《本草求真》指出：芡实如何补脾，以其味甘之故；芡实如何固肾，以其味涩之故。惟其味甘补脾，故能利湿，而泄泻腹痛可治；惟其味涩固肾，故能闭气，而使遗带小便不禁皆愈。功与山药相似，而山药之阴，本有过于芡实；而芡实之涩，更有甚于山药。且山药兼补肺阴，而芡实则止于脾肾而不及于肺。

芡实可用于治疗脾虚不运，久泻久痢。例如，取芡实15克，党参、白术、茯苓、山药、赤石脂、干姜各9克，粳米35克，组成"强中桃花汤"，可以治疗脾胃虚寒，滑泻不止。芡实又常用于治疗精关不固，梦遗失精。方用芡实、金樱子（去毛）各等份，水泛为丸（即水陆二仙丹），每次服9克，每天2次，治疗肾虚精关不固、遗精早泄、遗尿等症，具有良效。此外，芡实30克、阿胶9克、党参15克、龟板24克、山萸肉12克，共同组成"五味固冲汤"，还可治疗冲任虚损、崩漏带下和月经过多。而湿热带下，则需用芡实加黄柏、山药、白果、车前子等药，以清利湿热。

芡实含多量淀粉和其他营养成分，因此又可作为食物食用。据现代营养学分析，每 100 克芡实中含有蛋白质 4.4 克、脂肪 0.2 克、碳水化合物 32 克、粗纤维 0.4 克，还有钙、磷和多种维生素及微量元素。所以它可作为充饥的食物，同时，还可烹调成药膳作为养生佳品。如将芡实与瘦肉或牛肉共煮，不但味道鲜美，也是适时补品。民间有用芡实 60 克、红枣 10 克、花生 30 克，加入适量红糖合成大补汤，具有易消化、营养高、能调补脾胃、益气养血等功用，对体虚者、脾胃虚弱的产妇、贫血者、气短者具有良好疗效。用芡实 20 粒、龙眼肉 7 枚、糯米 100 克同煮粥，此粥又称"飞扬粥"，每日空腹服 1 ~ 2 次，有益精强志、聪耳明目、通五脏、润颜色等作用。芡实还是两广夏天常喝的"清补凉"的主要配料；用芡实与淮山磨成粉，用少量煮粥给小孩吃，有健脾开胃、强身之功。

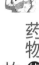

六、药物引起的事故

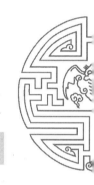

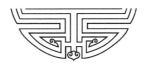

梵高黄视缘起药毒

荷兰画家文森特·梵高（1853—1890）是 19 世纪人类最杰出的艺术大师之一。他热爱生活，但在生活中屡遭挫折，艰辛备尝。他献身艺术，大胆创新，在广泛学习前辈画家伦勃朗等人的基础上，吸收印象派画家在色彩方面的经验，并受到东方艺术的影响，形成了自己独特的艺术风格，创作出许多洋溢着生活激情、富于人道主义精神的作品，表现了他心中的苦闷、哀伤、同情和希望，至今享誉世界。

1987 年，在伦敦拍卖会上，梵高的一幅《向日葵》以 3990 万美元（当时大约折合五十九亿日元）的天价被日本人买走，这个消息震惊了全世界。梵高的代表作《向日葵》历来是为人称颂的名画之一。近年，这幅《向日葵》又获得一项殊荣——引来蜜蜂驻足花蕊。据英国《泰晤士报》报道，英国伦敦大学玛丽女王学院做了一个有趣的研究：让一群从来没见过真花的蜜蜂"欣赏"四幅色彩绚烂的名画复制品，看看蜜蜂反应如何。结果发现，梵高的油画《向日葵》特别受蜜蜂青睐。蜜蜂多次停落在"向日葵"上，想品尝其中的"花蜜"。四幅名画复制品中，有两幅"花朵类"油画——梵高的《向日葵》、保罗·高更的《一瓶花》，还有两幅虽非花朵却极富色彩的油画——帕特里克·考尔菲尔德的《陶器》、费尔南·莱热的《宁静生活与啤酒杯》。研究发现，在同一时间内，蜂群飞向《向日葵》146 次，在上面停落 15 次；飞向《一瓶花》81 次，停落 11 次。但很少在另两幅画上停落。

梵高的这幅《向日葵》，黄色几乎占据了整个画面。画向日葵以黄色作为主色并不足为奇，但整个画面都以鲜艳的黄色为基调（花瓶淡黄色、桌子和背景等均为黄色）却令人费解。经研究，人们发现，梵高的晚期作品似乎对黄色有特殊的偏好，他的调色板经常调着过多的黄色颜料，许多作品是黄色的，连他的住房也全部粉刷成黄色，命名为"黄屋"，他的信件中充满着对黄色的赞美，诸如："多么美妙的黄色！""我要探索天空深蓝的效应……然而无黄不成蓝！"等。这究竟是为什么？长期以来人们对梵高如此"嗜黄成癖"都感到无法理解。

美国加利福尼亚大学的临床病理学教授保罗·朗瓦夫博士通过研究认为梵高的作品偏爱黄色，是梵高的疾病使他偏爱黄色所造成的。而梵高偏好黄色是由于服用药物洋地黄引起的黄视症而带来的色觉偏差。

梵高一生贫困潦倒、性情怪僻，当时医生们给梵高作出的诊断是：癫痫症、躁狂症及精神分裂症等。限于医学水平，当时治疗这些病的最常见及基本的药物就是洋地黄（又名毛地黄），现在看来当然是误治。医生当时把洋地黄开给梵高，用来医治他的癫痫和精神分裂症等。但由于对其毒性认识不足而常常使用过量（过量则是误用），过量服用洋地黄的人经常会导致黄视症，并可在星星周围看到黄色的光晕。

梵高使用过洋地黄的推测，也在他为照料他的医生加榭所画的两幅肖像中得到了证据，一幅是加榭左手拿着一枝花，另一幅是桌上一只玻璃杯中插着同样的一枝花，梵高在信中说明了这些花是毛地黄的深紫色花。研究者认为，梵高这两幅医生肖像中都画有洋地黄的原植物，绝非偶然，很可能是医生曾用这种药用植物给他治病。

洋地黄是玄参科植物紫花洋地黄的干叶，叶内有效成分是洋地黄苷和吉妥辛等，是如今常用的一种强心药。洋地黄的疗效和毒性都十分明显，它在人体内排泄缓慢，易于蓄积中毒。它的治疗量和中毒量之间相差很小，很容易过量使用导致中毒。服用洋地黄的患者中约有15%的人发生恶心、呕吐、厌食、头痛、眩晕症状及视觉模糊、黄视症等症状。黄视症的独特症状是视物变黄，患黄视症的患者看到的一切都呈黄色，甚至天空也是黄色或绿色的，还常看到各种颜色的晕环。

有的患者的瞳孔也会发生变化，出现两眼瞳孔不等。人们在梵高晚期作品中除看到多数呈黄色色调外，确发现不少晕环、旋涡以及自画像中两瞳孔不对称等，就更有可能是癫痫发作期间过量使用洋地黄治疗后出现的黄视症与晕环视觉。由于印象过于深刻，以至于在药物的副作用消失后，依然保留了对黄色的偏爱。

实际上洋地黄不是治疗癫痫发作和精神病的有效药物，它的最主要作用和功效是治疗心力衰竭。洋地黄用于治疗心衰已有100多年的历史，直到现在，尽管众多治疗心血管病的药物不断问世，然而，在新药如林的"药坛"上，这一久经考验的老药，依然宝刀不老。如今它依旧是治疗心衰和室上性快速心律失常的首选药物。洋地黄在西方叫指顶花，其花如指套，故得此名。指顶花因与中药植物地黄同科，其花也略似，故将其冠以"洋"名，称为洋地黄。

当前，洋地黄仍然是心力衰竭患者的主要治疗药物，因此，临床上应用洋地黄治疗的患者应注意其毒性反应。常见的表现有① 消化道症状：食欲不振最早出现，继以恶心、呕吐，属中枢性。尤其在应用洋地黄后曾有一度好转后又出现者。② 神经系统表现：如头痛、忧郁、无力、视力模糊、黄视或绿视等。③ 心脏毒性表现：表现为各种类型的心律失常。常见的有：室性早搏二联律、三联律、交界处逸搏心律和非阵发性交界处心动过速伴房室分离；洋地黄中毒还可表现为心力衰竭的加重。

临床上对洋地黄中毒的识别，主要由医生施行，常常采用的方法有停药法、血清地高辛浓度的测定、试验性用药法、颈动脉窦按压或轻度运动试验等。确定系洋地黄中毒，则要进行积极认真的处理，一般都需在医院由医生根据病情用药。洋地黄中毒的处理方法：① 立即停用洋地黄，必要时停用利尿剂。② 对于有快速心律失常者，可用苯妥英钠、利多卡因等治疗。③ 异位快速性心律失常伴低钾、低镁血症时，可予静脉补充适量的钾盐和镁盐（房室传导阻滞者禁用）。④ 出现缓慢性心律失常者，可用阿托品0.5～1毫克皮下或静脉注射。⑤ 严重地高辛中毒时，可用特异性地高辛抗体。解毒效应迅速且可靠，但可能导致心力衰竭恶化。

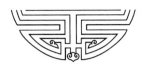

关云长与刮骨疗毒

　　《三国演义》中，华佗为关公刮骨疗毒的故事可谓家喻户晓。关公名羽，字云长，是我国历史上知名度最高、最受人崇敬的武圣。海峡两岸的中华儿女和侨居海外的龙的传人，都把他当作"偶像"，尊称他为"帝"，不少地方建有"关帝庙"为人们所供奉，一年四季香火不断。

　　关公是战功显赫的一代英雄，他千里走单骑、过五关斩六将、单刀赴会、水淹七军等传奇般的辉煌战绩，一直为后人所传颂。然而，他在攻打樊城时却先后中了两箭。先是与魏将庞德交战中，庞德放出冷箭中其左臂，所幸射得不深，金疮药敷之便迅速痊愈即可再度出战，以水淹七军之战役大破魏军，活擒庞德，报了一箭之仇。接着关公乘胜攻打樊城，魏将曹仁踞城死守，他见关公在城下叫阵，急召五百名弓弩手一齐放箭。关公急勒马转身时，右臂中了一箭而翻身落马，旋被关平救回营寨。

　　关公久经沙场，身经百战，本来右臂中箭不应翻身落马。但这一箭非同一般，回营拔出箭时，方知箭头有毒，毒已入骨，右臂青肿不能运动。正当关平等人四处寻医为关公疗伤之际，华佗正从江东驾舟而至，因"闻关将军乃天下英雄，今中毒箭，特来医治"。关公袒下衣袍，伸臂让华佗诊查。检视后，华佗对关公说："此乃弩箭所伤，其中有乌头之药，直透入骨，若不早治，此臂无用矣。"于是征得关公同意施行手术。当时未做麻醉，关公饮了几杯酒，华佗乃下刀割开皮肉，直至于骨，见骨已青，遂用刀刮骨，沙沙有声，帐上帐下见者皆掩面失色；而关公饮酒食肉，谈笑弈棋，全无痛苦之色。华佗刮去骨上之毒，敷上疮药，进行缝合。术后关公即觉右臂伸舒自如，于是设宴款待华佗。华佗在席间给关公下了"口头医嘱"曰："君侯箭疮虽治，然须爱护，切勿怒气伤触，过百日后平复如旧矣！"可叹的是接连而来的战事失利使关公栽了跟头：先是吕蒙诈病、陆逊佯谦，使得关公"大意失荆州"；接着是糜芳反叛，粮草救兵不至使他败走麦城，终于亡命于东吴。

关公"刮骨疗毒"的史实，在陈寿的《三国志》中亦有记载，确系"正史"而非"戏说"，只不过罗贯中在《三国演义》中将其情节进行艺术加工而更加引人入胜。《三国演义》中所上演的华佗给关公刮骨疗毒，堪称千古绝唱。然而，陈寿的《三国志》中所提到的刮骨疗毒，毒箭所伤乃系左臂，而施术者却是关羽军中的随军医生。不过，读者宁愿相信是名医给名将行"专家门诊"和"点名手术"。

那么乌头究竟是什么毒物呢？乌头乃一种中药，是毛茛科植物乌头的根块，因其主根幼稚者呈倒圆锥状，似乌鸦之头，故名乌头。本品有猛毒，古代作为箭毒用，其浸膏名叫"射罔"，猎人将射罔涂在箭头上，"射猎禽兽，十步即倒，中人亦死"。

乌头分川乌和草乌，前者为栽培而得，以四川绵州（今绵阳）产者为最多；后者为野生，故后者之毒甚于前者。乌头主根之侧而生的稚根称为附子；若主根不附生稚根者称为天雄。因此，川乌、草乌、附子、天雄都是"乌头家族"的成员，均含大毒。根据《中药大辞典》记载，在宋代以前之乌头，不论称其川乌还是草乌，皆系野生乌头。故关公所中的毒箭，实系草乌浸膏"射罔"涂于箭头，故毒力甚强。其实，毒箭猎兽、伤人致猎物倒地、战将落马，非骨肉之痛，而是毒物殃及心脏和神经系统。现代医药研究已经弄清"乌头系列"——包括川乌、草乌、附子、天雄均含有乌头碱，过量的乌头碱可使感觉和运动神经麻痹、迷走神经兴奋；可抑制窦房结，并能直接作用于心肌产生高频异位节律，可造成心律失常乃至心跳骤停。由此可以推测，关公中箭落马，并非右臂之伤痛，而是短暂的心律失常而不能稳坐战骑之故。

多年来，有不少人采用乌头泡酒作为强身保健的滋补品或用其治疗风湿等病症，有些地区用草乌炖肉补益身体，由于炮制不善或用量过大而发生中毒者屡有报道，因此而致命者并不鲜见。如2008年云南玉溪市红塔区大营街镇"野生菜聚园"供应野菜餐，餐桌上众多的野菜中还有一道平时很少吃到的草乌，因此大家都异常认真地品尝了这

药物的故事与事故

道菜，结果造成 57 位进餐者中毒，经过医院救治方告脱险。2012 年 2 月 28 日晚，丽江市华坪县荣将镇宏地村 4 组一农户家中发生村民食用草乌中毒事件，一起煮吃草乌的 18 名中毒村民中 4 人死亡。

乌头古称"大辛、大热、大毒"之品，近代医药学研究证实，乌头中所含的乌头碱对人的致死量为 2.5 毫克，故应用时必须注意安全。通常用水漂洗后，与甘草、黑豆共煮以减其毒性。若不慎中毒，轻症者可内服生姜汁或以绿豆 200 克、生甘草 100 克煎水服。病情较重者必须送医院治疗，采用西药为主进行救治。

乌头碱中毒主要殃及心脏和神经系统。过量的乌头碱可使感觉和运动神经麻痹、迷走神经兴奋，可造成心动过缓、心律失常乃至心跳骤停。乌头口服中毒者应立即用 1∶5000 高锰酸钾、2% 食盐水或浓茶反复洗胃，洗胃后可灌活性炭 10 ~ 20 克，随后再灌入硫酸钠 20 ~ 30 克导泻。静脉补液，以促进毒物的排泄。作为乌头类中药的解药是肌内或静脉注射（或输注）阿托品以对抗乌头碱引起的心动过缓和心律失常，经阿托品治疗后心律失常仍不能纠正者可用抗心律失常药物（如利多卡因、普罗帕酮等）。

人类有驾驭万物之本领，能让毒物成为药物，业已有诸多例证。如抗心衰的强心药（强心苷）毒毛旋花子苷 K 以往也跟乌头一样是一种箭毒，其后的"K"源于地名 Kombe（音译为康毗）系非洲喀麦隆的一个地名，为昔时毒毛旋花这一植物之产地，当地土著将此植物浆汁涂于箭头射取猎物，故以往称毒毛旋花子苷 K 为康毗箭毒。中药乌头虽有大毒，只要炮制得法和用量适宜，它们都能发挥良好的治疗作用。其中，特别是附子和川乌常为医家所选用。不少汤头或中成药均有乌头类药物入药，如大活络丹、小活络丸、三七伤药片、祛风舒筋丸、虎骨木瓜丸含有乌头；右归丸、四逆汤、麻黄附子甘草汤、回阳救急汤、甘草附子汤、附子理中汤、参附汤、真武汤、黄土汤、玉真散等含有附子。乌头除了入药配方可以治疗多种疾病外，它还有麻醉作用，华佗配制的"麻沸散"就有乌头配伍。

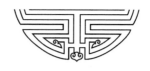

齐秦拔罐酒精"烧身"

在日常生活和诊病治病中，我们会经常接触到酒精。酒精的化学名称叫乙醇，其化学分子式为 CH_3CH_2OH，英文为 alcohol，世界各国几乎都按 alcohol 音译来称谓酒精。我国民间把酒精称为火酒，这种称谓源于生活，2011 年 9 月，中国台湾男歌手、音乐创作人齐秦由于酒精而"引火烧身"事件就说明酒精的确是火酒。

2011 年 9 月 1 日著名歌手齐秦请来北京市某健身服务中心之保健师到北京家中拔罐。由于该保健师在操作时不慎将酒精洒在齐秦身上引起大火，导致齐秦的背部、面部、躯干严重烧伤。

酒精虽然是寻常的消毒药品，但却会引起不寻常的"消防"事故，可见，使用酒精还存在着安全问题。兹分六个部分来介绍如何正确使用酒精。

（一）内外兼修功能多

酒精（乙醇）是家用和医药上最常用的燃料和消毒用品之一。乙醇是重要的有机溶剂，广泛用于医药、涂料、卫生用品、化妆品、油脂等各个方面。近年来，酒精掺入汽油中制成的乙醇汽油，成为汽车的绿色燃料而减少了石油的消耗，并为环保做出贡献。

酒精在医药上的用途广为人知，但多数人只知道它是打针时作为局部消毒用的。然而，酒精除了用作局部消毒外，它在医药上还有不少用途。它既可直接涂抹进行消毒或者治病，用酒精浸泡器械进行消毒，酒精灯在检验的某些项目或细菌培养采样时使用，而且还可配制各种酊剂内服或外用。在抢救急性肺水肿中，酒精湿化氧气吸入的抗泡沫疗法独显其效。近代使用无水酒精局部注射治疗多种疾病甚至癌症取得了显著的进展。在医院里无论是内科、外科、儿科、妇产科、检验科、病理科……酒精都会发挥它的应有作用，因此，堪称它为"全科药物"。

（二）淡搽浓抹各相宜

市售的有 95% 与 75% 的酒精两种。以 95% 的酒精与水任意混合，可配制成各种不同浓度的乙醇溶液。不同浓度的乙醇溶液具有不同的用途，我们可根据需要使用相应的浓度，这可说是"淡搽浓抹各相宜"。

1. 70% ~ 75% 的酒精溶液用于灭菌消毒，此浓度杀菌力最强。在 70% ~ 75% 的酒精作用下，乙醇能渗入细胞内，使蛋白质凝固变性，从而起到杀菌的作用。低于这个浓度，其渗透脱水作用减弱，杀菌力不强；而高于此浓度，则会使细菌表面蛋白质迅速脱水，凝固成膜，妨碍乙醇透入，削弱杀菌能力。可见，作为消毒用的酒精浓度只能是 70% ~ 75%，以 75% 最佳，故消毒用的酒精浓度可说是"高不成，低不就"。民间有的人用白酒来消毒杀菌，其实是起不到什么作用的。因为一般白酒的酒精含量均在 65% 以下。更为遗憾的是有些医务人员也以为白酒可以消毒，于是曾经有多起关于列车上医生用白酒消毒为产妇接生的报道。例如 2004 年 3 月 29 日《新京报》报道——一女婴降生在上海开往北京的 1462 次列车上。说是北京某医院的高大夫，在列车上用窗帘搭起了临时产房接生。当时没有酒精消毒，高大夫说："谁有剪刀？酒精？白酒也行！"乘客们纷纷翻找自己的包，"我有剪刀！""这儿有酒！"高大夫把女婴顺利接生出来。再如 2005 年 8 月 24 日《楚天都市报》报道，鄂钢医院的一位妇产科医生乘坐 2390 次列车，从福州探亲回武汉。途中，遇上了一位突然临产的孕妇。该医生为其接生，当时列车上没有消毒酒精，有人递过来白酒……宝宝终于顺利诞生在列车上。

2. 40% ~ 50% 的酒精用于防褥疮。长期卧床患者受压部位的皮肤，用 50% 的酒精擦拭后可减少汗腻，促进局部血液循环，以达到防止局部皮肤久压而坏死酿成褥疮。在没有酒精的情况下则可将酒精含量 40% ~ 50%（40° ~ 50°）的白酒用来局部按摩预防褥疮。

3. 25% ~ 35% 的酒精拭浴可以降温，对高热患者以此浓度的酒精擦拭四肢及血管丰富的腋下、腹股沟、颈部等部位，可使局部血管扩张、皮肤发红，加速血液循环以利散热；而且酒精在挥发时也会带走一些体热而利于降温。酒精拭浴通常用于婴幼儿高热时的物理降温，之所以使用 25% ～ 35% 低浓度的酒精，就是考虑到婴幼儿皮肤娇嫩之故。同样，酒精含量 25% ～ 35%（25°～ 35°）的白酒，也可以给高烧的患者擦浴退热。但是，有些家长在给宝宝进行酒精拭浴时，由于酒精过浓或擦拭时间过长，或给新生儿拭浴，而使宝宝发生酒精中毒。因此，特别提醒的是新生儿不宜用酒精拭浴。婴幼儿酒精拭浴也要注意方法要合理，具体做法：① 药店购买的 95% 酒精取一份，加 2 份温水搅拌均匀备用；如果是 75% 的酒精，加的温水量与酒精相同；也可以用 60° 的白酒代替，使用白酒时，可以用一份白酒加 2/3 份水来调和，也可以加冰块来增加降温效果。② 用纱布或者小毛巾蘸湿后擦拭宝宝的身体，一般是血管分布比较多的部位，比如颈部、腋窝、大腿根部等，这些部位血液循环快，血管表浅，容易散热。③ 涂擦时按照一定的顺序，由上至下，从左往右，用拍擦的方式进行，擦至皮肤微微发红，注意擦过的身体部位的保温。动作要快，每次 5 ～ 10 分钟即可。

（三）吸入救治肺水肿

急性肺水肿是心内科急症之一，患者突然出现严重的呼吸困难，端坐呼吸，伴咳嗽，常咳出粉红色泡沫样痰，患者烦躁不安，口唇发绀，大汗淋漓，心率增快，两肺布满湿啰音及哮鸣音，严重者可致死亡。因此，必须立即采取静脉注射强心剂、注射吗啡镇静和吸氧等措施。由于肺泡内充满泡沫样痰液，阻隔了肺泡的气体交换，因此，必须在及时吸氧以改变呼吸困难的同时，采用抗泡沫疗法，目的是使肺泡内的泡沫破裂变成液体，使其所占容积大大减少达到改善气体交换的目的。通常是采用酒精湿化（氧气）吸入，此法可增加气体交换面积，任何肺水肿患者均可使用。方法：用鼻导管法吸氧时使氧通过 95% 酒精，用面罩法吸氧湿化时须改用 20% ～ 30% 酒精，以减低表面张力。

（四）局部注射显奇功

1. 治疗肝癌：无水酒精（99.7%）注射法治疗肝癌已经应用多年，

是在 B 超或 CT 导引下，将穿刺针经皮穿刺入瘤体内，注入无水酒精，以治疗肿瘤。主要作用机制是利用无水酒精对肿瘤组织迅速脱水固定作用，使肿瘤组织缺血坏死。

2. 治疗肾囊肿：在 B 超引导经皮穿刺到肾囊肿内，将无水酒精注入囊肿内，可使囊肿缩小乃至痊愈。

3. 治疗上消化道出血：用 99.7% 以上的无水酒精做局部注射治疗上消化道出血。该法可用于不能耐受手术的患者或年老体弱者的局部止血。

4. 治疗三叉神经痛：乃是对三叉神经周围支用无水酒精注射，依疼痛部位及范围不同分别行阻滞疗法。其方法为先注入 2% 利多卡因 0.5 ~ 1 毫升，观察 3 ~ 5 分钟。疼痛消失或被阻滞神经的分布区出现麻木，然后再注入 99.7% 以上的无水酒精 0.5 ~ 1.5 毫升。拔针后压迫穿刺部位 5 ~ 10 分钟。如一次注射后疼痛未消失或好转，可间隔 5 天重复注射。

（五）配作酊剂用途广

酒精作为溶剂浸泡药材和调配化学药品，制成酊剂、醑剂、搽剂、擦剂、洗剂等供内服或外用，其用途十分广泛。比如，我们最常用的碘酒，就是将碘和碘化钾用酒精和蒸馏水配制而成的酊剂。紫药水（又名龙胆紫、甲紫）则是甲紫的 2% 的酒精溶液。内服的如健胃的陈皮酊、大黄酊，止泻的复方樟脑酊，等等。由酒精配制成的酊剂、醑剂、搽剂、擦剂、洗剂在止痒、治癣及治疗多种皮肤病方面均广为应用，其方剂甚多。如治癣的土槿皮酊、硼酸酒精、复方苯甲酸酊、复方间苯二酚擦剂、各种癣药水等；治疗痤疮、酒渣鼻的氯灭疥醑、复方硫磺洗剂等。此外，还有治疗斑秃、头皮屑、手足多汗、冻疮、神经性皮炎、白癜风、痱子等，都有不同的酒精制剂。值得一提的是古代的"蒙汗药"就是曼陀罗花（洋金花）的酊剂。而华佗则是在古代民间"蒙汗药"成分的基础上，添加一些药物而创制出口服麻醉剂——麻沸汤，从而开创了我国在麻醉的情况下施行外科手术的先河。

（六）妥善存放保安全

酒精是水样的"身体"，火样的"性格"，"一朝发火必成灾"，因此，必须放置在离火源和高温远的地方存放。酒精溶液易挥发，容器必须盖紧。酒精是易燃品，不能邮寄，不能登机。医用酒精与工业酒精不同，工业酒精含有甲醇，故不能用于人体的消毒，因为甲醇会导致中毒，用于皮肤消毒也会有部分被皮肤吸收，中毒后严重的可导致失明甚至死亡。由于工业酒精和食用酒的有效成分都是乙醇，故而也被一些不法商家用来制作食用酒。这种"酒"被人饮用后，就会发生甲醇中毒，所以用工业酒精勾兑的酒也叫"毒酒"。

药物的故事与事故

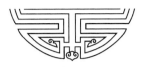

青面兽误饮蒙汗药

在中国人的传说中，"蒙汗药"总是与神秘莫测的江湖文化紧密联系，它是盗贼们惯用的一种神奇药剂。相传，被坑害的事主只要服用此药，便会立即晕倒，长睡不起，没有解药难以救治；或等药性散失后，方能苏醒，但往往已经人去楼空，钱物两尽了。

关于蒙汗药的描写，在著名的古典小说《水浒传》中有多次记载，比如在《水浒传》第二十七回《孟州道母夜叉卖人肉》中的一段话："那妇人哪曾去切肉？只虚转一遭，便出来拍手叫道：'倒也！倒也！'那两个公人只见天旋地转，噤了口，望后扑地便倒……只听得笑道：'着了！由你奸似鬼，吃了老娘的洗脚水！'"这里"母夜叉"孙二娘所说的"洗脚水"，想必就是大名鼎鼎的"蒙汗药"了。孙二娘依靠此药将押送武松的两个差人麻翻在地，亏得武松本人警惕性高，见酒色发浑，起了疑心，不然景阳冈上的打虎英雄，恐怕就真要变成母老虎手中的人肉包子了。

《水浒传》中蒙汗药最淋漓尽致的发挥当属"智取生辰纲"这场戏。《水浒传》第十五回中描述了久在江湖上行走且深知蒙汗药厉害的青面兽——杨志（杨志面部有胎记，故其诨号为"青面兽"）。他这次有重任在身，更是步步小心，时时提防。然而，黄泥冈上，吴用、晁盖等七人巧妙地把蒙汗药放在白胜的酒桶里，使精明、谨慎的杨志最后还是中计。虽说自己只是喝了半瓢，"口里只是叫苦，软了身体，挣扎不起。"而其他人，更是头重脚轻，一个个面面相觑，眼睁睁看着吴用等人把生辰纲装上车，只是起不来，动不得，说不了。而晁盖等人不慌不忙地，搬下枣子，装上生辰纲，推着车子，面对杨志等人，很滑稽地叫了声打扰了、多谢之类便下冈了。蒙汗药是晌午喝下的，到一更才醒，麻醉时间长达十多个小时。

229

六、药物引起的事故

《水浒传》里的蒙汗药是种什么迷幻药？《水浒传》毕竟不是医书，所以没有介绍。正因为《水浒传》是小说，故不少读者以为是作者虚构的情节。其实不然，据古书载：蒙汗药即用曼陀罗花制成。曼陀罗又名风茄儿、洋金茄花、山茄子，产于我国西南各省，为一年生草木，高四五人，茄叶互生，卵圆形，端尖，边缘呈不规则波状分裂。夏秋间开花，花紫色或白色，有漏斗形三合瓣花冠，边缘五裂，果实为卵圆形，有不等长尖刺，熟时四瓣裂开。叶、花和种子含莨菪碱、东莨菪碱等成分，具有麻醉、镇痛作用。现用曼陀罗制成的洋金花制剂，多用于手术麻醉。

用曼陀罗制成蒙汗药，是何人何时发明，当不知。但古书中有关此药的记载颇多。如宋代司马光在《涑水记闻》中载："五溪蛮汉，杜杞诱出之，饮以曼陀罗酒，昏醉，尽杀之。"对其制法，明人魏滩在《岭南琐记》及清人吴其濬在《植物名实图考》中都有同样记载："用风茄为末，投酒中，饮之，即睡去，须酒气尽以寤。"

蒙汗药为粉末状，下在酒里，故成悬浮液，酒色显得浑、黄。蒙汗药与酒配伍，真可谓"珠联璧合"，麻醉效果更佳，药力见效快，麻醉程度深，时间也长。

比《水浒传》作者施耐庵稍晚的英国大戏剧家莎士比亚也描写过蒙汗药——曼陀罗的麻醉作用。莎翁在其名剧《安东尼与克莉奥佩特拉》中写出这样情节。当时罗马执政之一的安东尼离开他的情人克莉奥佩特拉时，这位埃及风流女王悲伤欲绝，连连吩咐侍女："给我喝一些曼陀罗汁，我的安东尼去了，让我把这一段长长的时间昏睡过去吧！"她不想死，只不过想用昏睡来渡过这痛苦的时刻。由此可以看出，外国人也知道曼陀罗有麻醉作用。

在历史上，我国很早就用曼陀罗花作麻醉药。三国时，华佗在做外科手术之前，让患者用酒冲服麻沸散，等到患者犹如酒醉而失去痛觉时，才下刀切治。麻沸散的药物组成早已失传，现代医药学家研究其主要药物应是曼陀罗花。1805 年，日本外科学家使用以曼陀罗花为主的药物作为手术麻醉剂获得成功。20 世纪 70 年代我国研究"中药麻醉"就是用曼陀罗花制成中药麻醉汤剂，以后提取制成针剂，也有明显的临床效果。

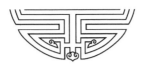

奥委会禁药"黑名单"

按照国际奥委会对兴奋剂的分类方法，兴奋剂可分为 6 大类：精神刺激剂、合成类固醇、利尿剂、β - 受体阻断剂、麻醉止痛剂和肽激素及其类似物。汪宗俊主编的《体坛"黑客"——兴奋剂》有以下介绍。

（一）精神刺激剂——提高运动兴奋度

精神刺激剂包括咖啡因、苯丙胺、可卡因、麻黄碱等。

苯丙胺于 20 世纪 30 年代问世。作为运动兴奋剂使用，在 20 世纪中期较为普遍。但其使用历史可以追溯到二战中，德国和日本为了让士兵增强耐力，减少疲劳感，提高战斗力，给士兵服用苯丙胺，使双脚打满疱的士兵在服药后也能完成长距离的急行军。在运动员中使用苯丙胺主要见于足球、链球、铁饼、标枪、田径、自行车和游泳等项目。

号称世界足坛巨星的马拉多纳，在 1994 年第 15 届世界杯足球赛上，因服用了麻黄碱等禁药而被逐出了绿茵场，成为爆炸性新闻，也是足球世界杯史上最大的一桩丑闻。

（二）合成类固醇—— 增强肌肉力量

合成类固醇是一种雄激素。在 20 世纪 60 年代初，几乎所有的体育项目都有运动员使用这类药。因为它不像苯丙胺那样，会使运动员突然虚脱或惨死在运动场上。服用类固醇时，只要进行力量训练以及配合高蛋白质膳食，就能使运动员瘦体重（去脂体重）增加，体脂明显下降，体格强壮，力量增加。它还可提高红细胞数量，在一定程度上又可提高氧的运输能力，以便运动员更好地适应激烈运动的训练，提高在赛场上的拼抢能力。

合成类固醇使用范围主要集中在速度力量型项目，如举重、短跑、投掷、摔跤、柔道、健美、自行车、滑雪、游泳和橄榄球等对抗性特别强烈的球类项目，以及一些全能型项目中。

（三）利尿剂——其他药物的掩护者

1988 年，在汉城奥运会上，以举重强国著称的保加利亚队的两名运动员，因服用利尿剂，被分别取消 56 公斤级和 67.5 公斤级的金牌。随即奥委会对该国未上场的运动员都进行了检测，结果大多为阳性，致使保加利亚队被迫中途灰溜溜打道回府。

利尿剂主要作用于肾脏，增加电解质及水的排泄，使尿量增加。运动员滥用利尿药，其目的有两方面：一是为了迅速减轻体重来参加低体重级别的比赛，以提高运动竞争能力；二是应用利尿药的快速利尿来稀释尿中所含其他兴奋剂的含量，从而减少尿中合成类固醇等违禁药物的检出率。

（四）β－受体阻断剂——消除紧张反应

在射击比赛中，有些运动员由于精神高度紧张，会使平时每分钟 75 次的心率突然增加到 100 次以上，以致出现心慌意乱、手臂颤抖，影响了比赛成绩，于是，有人便寻找 β－受体阻断剂以助一臂之力。

β－受体阻断剂的主要作用有：抑制心肌收缩力与房室传导，使心跳变慢，循环血流量减少，心肌能量消耗降低。参与射箭、雪橇、滑雪、体操、摩托车、赛车、赛跑等项目的运动员，服用 β－受体阻断剂后，可以降低血压、减慢心率、减少心肌耗氧量、增加人体平衡机能、增强运动耐力，并消除运动员比赛前的紧张心理。

（五）麻醉止痛剂——提高对疼痛的耐受力

麻醉性止痛剂如吗啡等，虽不具有直接提高运动成绩的作用，但可使肌肉麻醉、痛感降低。在临赛前使用，可提高在比赛中对疼痛的耐受力。如短跑、投掷等项目在药效期间，可对发挥体能、提高成绩有利。

（六）肽激素——增强机体自身活性物

肽激素包括红细胞生成素等。由于这些活性物质本身就是机体内自身产生的，并参与人体的生理功能活动，故若从外界又摄入这些活性物质，就会真假难辨。

1985年，人类首次使用基因工程技术合成重组的人红细胞生成素，并作为代替输血疗法取得满意效果后，有人便联想到将它作为运动员的兴奋剂使用。据报道，首例将红细胞生成素作为兴奋剂使用者是在1992年，医生发现一位法国自行车运动员在竞赛中的血红蛋白高得令人咋舌，当即向他亮出红牌，但限于当时缺乏确实证据，他又矢口否认，此事便成了悬案。5年后，他终于承认了这个违禁事实。

233

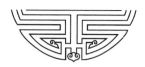

滥用药物名角暴卒

　　由李安执导的《断背山》的男主角、28岁的澳大利亚演员希斯·莱杰于纽约当地时间2008年1月22日被女管家发现死于曼哈顿的寓所中，一时惊动了世界各地。由于无缘无故便突然死亡，于是当时人们猜测希斯·莱杰是死于吸毒、自杀或被人谋害。后来，经过法医进行尸检，排除了上述几种推测，证明是由于死者滥行混合用药，导致药物中毒而身亡。

　　2008年2月5日，希斯·莱杰的葬礼在他的家乡澳大利亚举行。纽约市医学检验人员也发布了消息，希斯·莱杰的死因为药物过量。验尸官称，希斯·莱杰服用了六种不同的止痛药和镇静药导致死亡。

　　发言人埃伦·波拉科维称："你在这里看到的情况是多种药物的累积效果。"警方称，他们在希斯位于曼哈顿的寓所内发现了六瓶抗焦虑药、安眠药和其他药品。纽约约翰杰伊学院法医学主管劳伦斯称："并不是有人故意要置他于死地，这是一起事故，他只是服用了太多对中枢神经系统有类似效果的药品。"

　　专家们称，混合使用镇静药和其他药品可能会压制莱杰的脑功能和呼吸功能。他们称，不同的医生可能给莱杰开出了处方，因为数类药品都属于同一类，被用于治疗类似的症状。达拉斯德克萨斯西南大学内科学专家威廉姆·米称："由一名医生开出所有这些药品是不合理的，莱杰可能是从不同医生那里得到这些药品的。"

　　纽约大学医学院药毒专家普奥塞尔称，患者们经常使用不同医生们开出的类似药品，这些医生不知道患者现在已服用药品的情况。警方称，在莱杰寓所发现的三种处方药是在欧洲开出的，莱杰最近曾在欧洲拍片。普奥塞尔称："如果你因为一个症状去看医生，因为另一个症状去看另一位医生，医生或患者可能都不会意识到他们开出或服用了类似的药品。患者们应当意识到这种情况经常发生，并不只是局限于名人身上。"

希斯·莱杰的公共宣传人士（发言人）马拉女士没有立刻就医生们给莱尼（希斯·莱杰的昵称）开出处方药的问题做出回答，她随后通过莱杰的父亲发表了一份声明。这份声明称："虽然莱杰没有过量服用药品，但我们今天得知，混合服用医生开出的处方药是导致我们儿子丧生的原因。希斯的意外死亡提醒了人们混合服药的隐藏危险，尽管只是服用了很少剂量的药品。"

希斯·莱杰 1979 年生于澳大利亚，希斯的父母在他 10 岁时就离婚了，他对戏剧热情是由姐姐凯特所点燃的。那时他在澳洲珀斯主演了《彼得潘》一剧，自此开启了戏剧生涯。希斯·莱杰热爱表演，他持续不断地在戏剧上付出、摸索。

17 岁时希斯·莱杰和一个朋友一起离开学校，驾车来到了悉尼，他认为悉尼是他圆梦的地方。他获得的第一个演出机会是 1997 年一部名为《黑石》的低成本影片，1999 年他在好莱坞出演了两部影片《双手》和《对面恶女看过来》，基本让他在好莱坞能够立足，同时为他带来和梅尔·吉布森一起出演影片《爱国者》的机会。2001 年希斯·莱杰出演了影片《圣战骑士》，该片的走红也令他成为好莱坞新一代的青春偶像。

2005 年希斯·莱杰在《断背山》中的出色表演令其倍受赞扬，使他成为第 78 届奥斯卡奖最佳男主角的竞争者，也使他在强手如云的好莱坞站稳了脚跟。

接下来的时间里，希斯一鼓作气，出演了众多大明星参与的影片。他还在年度大片《蝙蝠侠前传 2》中，扮演蝙蝠侠最强劲的对手"小丑"，其投入的表现引得众人翘首以待。可惜《蝙蝠侠前传 2》还未及上映，2008 年 1 月 22 日，希斯被人发现死于纽约的公寓内，享年仅 28 岁。死因众说纷纭。如此的情势不免使人扼腕叹息，感叹他的英年早逝。

希斯·莱杰不是"英年早逝"，而应当说他是"青年早逝"。因为所谓"英年"是指"壮年"，起码要三十岁以后。莱杰之死，经过法医验尸确认是由于多种药物混用而致中毒而死的。这对身患疾病，特别是身患多种疾病的人，敲响了警钟。多种药物混用，药物之间会发生相加、相减或"相生""相克"的作用。几种药物同时服用是临床上经常采用的用药方法，但是，要注意药物之间的互相作用。联合用药是有讲究的，切勿"乱点鸳鸯谱"，否则就会发生中毒、引起副作用或两药互相抵消而失去治疗效果。莱杰是几种成分相同的止痛药和镇静药混合服用，即使各种药物都不是超量服用，但是，它们的作用（毒副作用）相加，就可发生中毒，如果长期服用，则可引起积蓄中毒。

常言道：用药如用兵。药物是克敌制胜的主力军，是消灭病魔的精锐部队。然而，用药在精不在多。有的人以为治病用药，就要如"韩信点兵，多多益善"，这种观点十分错误。因为多种药物同用，由于药物之间的互相作用，就可能出现"减效"或者"增毒"的作用，这对患者是非常不利的。因此，能用一种药治疗的疾病就不用两种或多种药。但是，有些疾病却需要服多种药物才能取得更好的效果；有些人由于身患多种疾病，也需要服各种不同的药物来对付各种不同的疾病。特别是老年人，有时每天要吃一大把药。因此，了解常用药中哪些药物可以合用，哪些药物不能同时合用是十分必要的。

两种或两种以上的药物联合应用，可以出现两种情况：一种是"相生"作用，即增加疗效或减少毒副作用，从整体效果评价是 A＋B ≥ 2，即事半功倍，这是有利的一面；再一种是"相克"作用，即降低疗效或增加毒副作用，从整体效果评价是 A＋B ≤ 1，即事倍功半，这是不利的一面。这里，就"相生"与"相克"作用。兹举几个病例即可说明其中的道理。例一，赵先生因重症肺炎住院，医生用先锋霉素与庆大霉素联用，结果病情很快得到控制，因为两药起协同作用之故。例二，丁女士患扁桃体炎，门诊医生开了磺胺药并加用小苏打同服。丁女士不解，医生告诉她：磺胺药在碱性尿液里不容易析出结晶而损害肾脏。赵先生和丁女士的联合用药就是"增效"和"减毒"起到的"相生"作用。例三，孙某因胃部不适到药店去买药，导购员建议用吗丁啉，他买来吃了两天。又听人说654-2治胃病不错，为了快些好，于是两药同服，结果毫无作用。原来这两种治胃病的药作用截然相反。前者促进胃蠕动、加速胃内容物排空而止胃痛；后者乃抑制胃肠痉挛、减少胃肠蠕动而止胃痛的。两者同用，作用互相抵消了。例四，老罗患风湿性关节炎多年，今年阴雨天又发病。医生给他开了消炎痛口服，服后症状稍有减轻。但听邻居说，风湿痛吃阿司匹林最灵，于是到药店买来一瓶阿司匹林与消炎痛同服。岂料服了两周，突觉胃痛，且呕出两口鲜血，即赴医院急诊，诊断为药物引起的胃黏膜糜烂出血。原来，这两种药合用，不仅不能增强疗效，反而促使两药对胃肠加倍刺激，导致溃疡、出血。孙某和老罗的联合用药就是"减效"和"增毒"造成的"相克"作用。

希斯·莱杰混用多种药物中毒致命的事件，是发生在处方用药的。他是从多位医生那里得来 6 种药物混合服用。由于前后给他看病的医生不知道他正在服哪种药，因此，便开了作用类似的药物。我们接诊的有些患者，也常常会滥行混合用药。有的是从不同的医生那里开来的，有的却是到药店去买来的，这就造成药物中毒的潜在危险。这里提醒病友们注意：①因病复诊时，如果接诊医生不是初诊那一位，则要主动告诉复诊的医生自己曾经服药的情况。② 看病必须携带病历，以供医生参考。③ 到药店去买非处方药，要注意不要购买跟医生开出并正在服用的同类药。最好根据医生的建议购药。

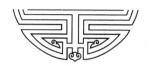

臭名昭著的反应停

（一）反应停，孕妇的理想选择

1953 年，瑞士的一家名为 Ciba 的药厂（现药界巨头瑞士诺华的前身之一）首次合成了一种名为"反应停"的药物。此后，Ciba 药厂的初步实验表明，此种药物并无确定的临床疗效，便停止了对此药的研发。

然而当时的联邦德国一家名为 Chemie Gruenenthal 的制药公司对反应停颇感兴趣。他们尝试将其用作抗惊厥药物以治疗癫痫，但疗效欠佳，又尝试将其用作抗过敏药物，结果同样令人失望。但研究人员在这两项研究过程中发现，反应停具有一定的镇静安眠的作用，而且对孕妇怀孕早期的妊娠呕吐疗效极佳。此后，在老鼠、兔子和狗身上的实验没有发现反应停有明显的副作用（事后的研究显示，其实这些动物服药的时间并不是反应停作用的敏感期），Chemie Gruenenthal 公司便于 1957 年 10 月 1 日将反应停正式推向了市场。

此后不久，反应停便成了"孕妇的理想选择"（当时的广告用语），在欧洲、亚洲、非洲、澳洲和南美洲被医生大量开给孕妇以治疗妊娠呕吐。

到 1959 年，仅在联邦德国就有近 100 万人服用过反应停，反应停的每月销量达到了 1 吨的水平。在联邦德国的某些州，患者甚至不需要医生处方就能购买到反应停。但是在美国，因为有报道称，猴子在怀孕的第 23 到 31 天内服用反应停会导致胎儿的出生缺陷，美国食品和药品管理局（FDA）的评审专家极力反对将反应停引入美国市场。最终，FDA 没有批准此种药物在美国的临床使用，而是要求研究人员对其进行更深入的临床研究。

（二）令人恐怖的副作用

到了 1960 年，欧洲的医生们开始发现，本地区畸形婴儿的出生率明显上升。这些婴儿有的是四肢畸形，有的是腭裂，有的是盲儿或聋儿，还有的是内脏畸形。

1961 年，澳大利亚悉尼市皇冠大街妇产医院的麦克布雷德医生发现，他经治的 3 名患儿的海豹样肢体畸形与他们的母亲在怀孕期间服用过反应停有关。麦克布雷德医生随后将自己的发现和疑虑以信件的形式发表在了英国著名的医学杂志《柳叶刀》上。而此时，反应停已经被销往全球 46 个国家！

此后不久，联邦德国汉堡大学的遗传学家兰兹博士根据自己的临床观察于 1961 年 11 月 16 日通过电话向 Chemie Gruenenthal 公司提出警告，提醒他们反应停可能具有致畸胎性。在接下来的 10 天时间里，药厂、政府卫生部门以及各方专家对这一问题进行了激烈的讨论。最后，因为发现越来越多类似的临床报告，Chemie Gruenenthal 公司不得不于 1961 年 11 月底将反应停从联邦德国市场上召回。

但此举为时已晚，人们此后陆续发现了 1 ~ 1.2 万名因母亲服用反应停而导致出生缺陷的婴儿！这其中，有将近 4000 名患儿活了不到一岁就夭折了。而且，因为在此后一段时间里，Chemie Gruenenthal 公司一直不肯承认反应停的致畸胎性，在联邦德国和英国已经停止使用反应停的情况下，在爱尔兰、荷兰、瑞典、比利时、意大利、巴西、加拿大和日本，反应停仍被使用了一段时间，也导致了更多的畸形婴儿的出生。

（三）支付巨额赔偿金

1961 年底，联邦德国亚琛市地方法院受理了全球第一例控告反应停生产厂家 Chemie Gruenenthal 公司的案件。Chemie Gruenenthal 公司的 7 名工作人员因为在将反应停推向市场前没有进行充分的临床实验以及在事故发生后试图向公众隐瞒相关信息而受到指控。前面提到的兰兹博士在作为控方证人提供证言时，将自己的观察结果和其他学者的病例报告汇总后如实提供给了法庭。

1969 年 10 月 10 日，法庭经过近 8 年的审理，决定不采纳兰兹博士的证言。原因是辩方律师找到了各种理由来证明兰兹博士在做证时不能保持客观公正的态度。

但此种说法始终未能得到公众的广泛认可。1970 年 4 月 10 日，案件的控辩双方于法庭外达成了和解，Chemie Gruenenthal 公司同意向控方支付总额 1.1 亿德国马克的赔偿金。1970 年 12 月 18 日，法庭做出终审判决，撤销了对 Chemie Gruenenthal 公司的诉讼，但法庭同时承认，反应停确实具有致畸胎性，并提醒制药企业，在药品研发过程中，应以此为鉴。

1971 年 12 月 17 日，联邦德国卫生部利用 Chemie Gruenenthal 公司赔偿的款项专门为反应停受害者设立了一项基金，并邀请兰兹博士作为此项基金的监管人之一。此后数年间，在兰兹博士的努力下，联邦德国有 2866 名反应停受害者得到了应有的赔偿。此外，兰兹博士还接受日本同行的邀请，为帮助日本的反应停受害者进行了大量的工作。在法庭调查过程中，同为日本人的控辩双方所展示出的积极客观的态度给兰兹博士留下了极为深刻的印象。而兰兹博士也因其为反应停受害者做出的巨大贡献而受到全球反应停受害者的深深敬仰。

至此，反应停似乎彻底结束了它为人类服务的使命。

（四）反应停命不该绝

早在 1965 年，一位以色列医生在尝试把反应停当作安眠药治疗 6 名患麻风性皮肤结节红斑（为患麻风病后生长于患者皮肤的一种疼痛剧烈的结节，是机体对麻风杆菌产生的一种过度的免疫反应）而长期失眠的麻风病患者时意外地发现，反应停可以有效地减轻患者的皮肤症状。而在此之前，医学界虽然找到了可以有效地杀灭麻风杆菌的药物，但一直没有找到缓解麻风患者此种过度的免疫反应的方法。

这位以色列医生将自己的发现公之于众，并同时提醒医学界人士，在对反应停的副作用保持高度警惕的同时，也应该想到反应停可能对其他由免疫反应异常引起的疾病也有治疗效果。为此，在此后的数十年间，世界各地的科学家们一直没有放弃对反应停的临床研究。

药物的故事与事故

经过大量谨慎而客观的临床实验观察，科学家们逐渐发现，反应停对结核、红斑狼疮、艾滋病导致的极度虚弱和卡波西肉瘤、骨髓移植时发生的移植物抗宿主病以及多发性骨髓瘤等多种疾病都有一定的疗效。人们对反应停的认识开始发生了变化。

（五）FDA 心有余悸

虽然大量临床实验证明，反应停确实对某些严重威胁人类健康的疾病有治疗作用，但鉴于反应停那令人恐怖的副作用，美国食品药品监督管理局（FDA）一直未批准反应停的临床应用。为此，各国科学家以及美国国内反应停生产厂家塞尔基因公司进行了不懈的努力。终于，在 1998 年 7 月 16 日，美国 FDA 在医学界的强烈要求及大量临床实验的有力支持下，批准将反应停用于治疗麻风病的皮肤损害。

塞尔基因公司为此专门设立了一项名为"反应停健康教育与处方安全"的培训计划，向美国国内的临床医生客观地介绍反应停。

塞尔基因公司的发言人曾在接受媒体采访时说，目前医学界已经尝试将反应停用于治疗 50 多种疾病。但反应停销售总量中只有约 1% 是被用于治疗麻风病，将近 92% 则是被用于治疗癌症（虽然这并未得到官方机构的认可）。现在，全球已经有将近 150 项有关反应停的临床实验正在进行之中。全球医学界人士都翘首以待，希望反应停能够将功补过，在不久的将来为人类健康做出更大的贡献。

在我国，反应停目前已被医学界人士逐渐改称为"沙利度胺"。在临床医生的严格指导下，我国众多皮肤科、免疫科和肿瘤科的患者正在接受着沙利度胺的治疗。

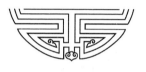

马钱子毒死李后主

公元 975 年，宋军侵入金陵，推翻了南唐。南唐后主李煜被俘后，被封为违命侯。从此李煜过着被软禁的生活。据传，公元 978 年的中秋之夜，李煜仰望圆月，不禁触景生情，勾起了满腔的亡国之恨，于是提笔写下了流传千古的名作《虞美人》："春花秋月何时了，往事知多少。小楼昨夜又东风，故国不堪回首月明中。雕栏玉砌应犹在，只是朱颜改。问君能有几多愁？恰似一江春水向东流。"没想到，宋太宗在读过《虞美人》后，认为李煜"人还在，心不死"，有叛逆之意，遂命人在李煜吃的酒菜中暗暗混入了"牵机药"。结果，李煜在酒至半酣之际，突然出现了胃肠剧痛、全身抽搐、身子拳曲成虾状、手足相接如同布机工作时情形一样，终于停止了呼吸而送了命。李煜"手足相接如同在织布机上工作状"，乃马钱子中毒后出现的角弓反张症状，笔者戏用"马到成'弓'"来形容中毒情景，意思是"马钱子引起的角弓反张"之状。古代皆将马钱子称为"牵机药"。据史料记载，牵机药是古代帝王在处死近臣和妃子时所使用的毒药，其毒性成分主要是番木鳖碱（西文为 strychnine，汉语音译为士的宁）。

马钱子是负有毒药、禁药、良药这三重身份的中药。

（一）马钱子名称的由来

马钱子又名番木鳖、乌鸦眼、苦实、马前、大方八，为马钱科植物马钱的成熟种子。马钱为常绿乔木，高 10～30 米，叶对生，花冠筒状，白色。马钱子呈扁圆纽扣状，常一面微凹，另一面稍隆起，直径 1.2～3 厘米，厚 3～6 毫米，表面灰绿色或灰黄色，密生匍伏的银灰色丝状茸毛，由中央向四周射出；底面中央有圆点状突起的种脐，边缘有微尖突的珠孔。因其形状似马背上连串的"毛旋"（马之"连钱"），故称为马钱子。马钱子又似木鳖，因其主产印度、越南、缅甸、泰国、斯里兰卡等地，故其前面加一"番"字而称为番木鳖。

（二）中外驰名的毒药

古人对马钱子毒性的认识，经历了一个较长的过程，开始认为它无毒，然后认为它有毒，最后认为它有大毒、烈毒。最初，就连李时珍也认为马钱子是"苦、寒，无毒"的。此后，倪朱谟在《本草汇言》中说，马钱子应是有毒的。李中守在《本草原始》中说，马钱子不仅"有大毒"，而且"鸟中其毒，则麻木抽急而毙；狗中其毒，则苦痛断肠而毙。人若误服之，四挛"。近代中医在评论马钱子的毒性时，经常形象地说："马钱子，马前吃过马后死。"现代研究发现，成年人服用马钱子达到5～10毫克时即可出现中毒的症状，达到30毫克时会很快毙命。在我国古代，就有利用马钱子下毒令人丧命的案例。有一则"张巡检细勘马钱子案"的故事，就是著名案例。话说宋徽宗宣和三年，汴梁举人张咏得中二甲进士，御笔亲授其为四川成都巡检。他在赴任途中有一中年妇人跪在当道喊冤，哭诉其夫泰山堂药店店主申如春被人诬告而问成死罪。张咏经过细心调查，查明淫妇白兰珍与当地郎中胡三有染，白的丈夫陈大病重，白便找胡开方疗治，胡三多次开出有马钱子的药方，每隔两天让白兰珍赴泰山堂药店检药，及至一个月后的三月初一，白兰珍让丈夫先饮酒后再服药，陈大服药后顿时身亡。胡三即唆使白兰珍立即将药店店主申如春告上县衙，县衙施行刑讯，申如春屈打成招，而被判为死罪。张咏细询药店发药经过，寻思申如春可能是桩冤案，遂下令将白、胡二人传来查问，并且开棺验尸，终于查明陈大乃白、胡二人用马钱子毒死。案情大白后，张巡检当堂释放申如春，将白氏、胡三斩首示众。从此，"张青天"巧审马钱子在蜀中传为佳话，一直流传至今。

在欧美国家，人们很早就了解马钱子的毒性，并广泛地加以利用。在16世纪，德国人开始将马钱子碱制成灭鼠药，并曾使用含有马钱子碱的诱饵来控制一些鸟类的数量。在马来西亚，人们常将马钱子碱涂在飞镖上，用其来处死犯人。法国文豪大仲马在《基督山恩仇记》中写道，美貌而贪婪的检察官夫人为获得巨额财产，曾用从马钱子中提取的"士的宁"杀死了四个人。此外，推理小说家阿加莎·克里斯蒂也曾在小说中写到马钱子的作用。

（三）参赛人员的禁药

马钱子是参赛人员的禁药，也可说是"马失'前蹄'"的禁药。我们可以从巫丹被查出服用了马钱子碱而被停赛的事件说起。1992年的巴塞罗那奥运会，中国女排运动员巫丹被查出服用了马钱子碱，当时就被停止奥运会比赛资格。1992年8月4日，当国际奥委会药物委员会主席梅洛德宣布中国女排队员巫丹因服用含有"士的宁"成分的药物，兴奋剂检查尿检呈阳性而被取消参加本届奥运会比赛的资格时，中外运动员和记者都为之震惊。众所周知，中国奥委会对兴奋剂问题历来很重视，采取了"严令禁止、严格检查、严肃处理"的三严方针。作为1983年入选中国女排，虽然只有24岁却已有10年国家队队龄的老运动员巫丹，怎么会莫名其妙地栽在"兴奋剂"这一众目昭彰的事件上呢？事后查明，这完全是由于误服了含有马钱子碱成分的中药制剂所致的，在药品成分中已注明的有：人参、鹿茸、五味子、杜仲、黄芪、丁香、冰片等，至于这个"等"中是否含有马钱子碱，则需猜测了。7月30日，巫丹因体力不佳服用了中药制剂，31日留尿待检，8月2日尿检报告表明兴奋剂检测呈阳性。厂家提供运动补品或许出于好心，其实反而帮了倒忙，让巫丹"马失前蹄"而被停赛。

其实，马钱子具有兴奋作用早已为人所知，不过早年尚未列为"禁药"而服用后摘得桂冠者也有先例。1904年在美国圣路易斯第3届奥运会上，托马斯·希克斯参加了马拉松比赛。比赛时他体力不支，难以继续，几乎退出赛场。这时他的教练立刻拿出早已准备好的混有马钱子碱的白兰地酒，不断地让他喝下去，于是"奇迹"出现了，他不仅跑完全程，而且还登上了冠军的宝座。只是他冲过终点后倒地不起，经紧急抢救才苏醒过来，在众人搀扶下走上领奖台，成为奥运史上一大奇闻。事后一些国家的代表对如此做法提出抗议，但当时国际奥委会对禁药没有任何规定，抗议自然毫无效果，希克斯堂而皇之地夺得冠军。

（四）舒筋活络的良药

中医认为，马钱子性寒，味苦，有大毒，入肝经、脾经，具有通络止痛、散结消肿的功效，适合有风湿顽痹、跌打损伤、肢体麻木瘫痪等病症的患者使用。清代的《外科十三方》中说："马钱子、枳壳二味研末，以酒调敷患处，却能止痛愈伤，神验无比。"张锡纯在《医学衷中参西录》中也说：马钱子毒性甚烈，有开通经络、透达关节之力，实远胜于它药，并认为，通过炮制可将马钱子的毒性消除，将其制为"健胃妙药"。到了现代，人们主要将此药用于治疗面神经麻痹、重症肌无力等病症。归纳马钱子的治疗作用有五个方面。① 活血通络：马钱子有舒筋活血、散寒通络的功效。对于跌打损伤、痈疽肿痛有很好的疗效。② 除风祛湿：马钱子还有除风湿、祛风寒的功效，对于风湿、类风湿关节炎有很好的作用。③ 消炎抗菌：马钱子也有抗炎作用，对非特异性炎症及痈疽肿痛有一定的疗效。④ 止痛：马钱子是中药止痛最管用的药物之一，特别是对风湿骨痛、肌肉损伤疼痛有特效。⑤祛瘀生肌：马钱子对小儿麻痹、手足麻木等也有一定的作用。

应用马钱子治病，必须既要使其发挥疗效又要防止药物中毒，这就应当注意用药剂量和炮制减毒的问题。①关于剂量：此为最常见的中毒原因。据我国《药典》记载，马钱子含士的宁为 1.20% ~ 2.20%，马钱子用量为每日 0.3 ~ 0.6 克，炮制后研末入丸、散剂用。但用量太小达不到疗效，因此临床医生往往增加其用量来追求临床效果，从而出现毒性反应。有报道称，成人一次用 5 ~ 10 毫克士的宁可致中毒，30毫克可致死亡，可见超剂量使用是导致中毒乃至死亡的首要因素。因此，控制剂量在《药典》规定范围内是避免中毒的有效措施。虽然患者有耐受性不同、体质差异等因素，即使超剂量使用时，开始必须从小剂量使用，逐渐加量。②关于炮制：炮制减毒，历代重视，常用有两法。马钱子粉：取砂子，置锅内炒热，加入拣净的马钱子，炒至呈深黄色并鼓起，取出，筛去砂子，刮去毛，研粉。油马钱子：取拣净的马钱子，加水煮沸，取出，再用水浸泡，捞出，刮去皮毛，微晾，切成薄片。

另取麻油少许，置锅内烧热，加入马钱子片，炒至微黄色，取出，放凉。马钱子炮制后用，研末入丸散剂量为每日0.3～0.6克。马钱子属剧毒药，应在专业人员加工后，才能入药，最好不要擅自加工服用。

马钱子因味苦而得"苦实"的别名，临床上有用其作苦味健胃药。一些中成药成分中含有马钱子，特别是一些治疗风湿骨痛、跌打损伤的中成药，如伤科七味片、九分散、武力跌打丸、治伤消瘀丸、风湿马钱片、疏风定痛丸、舒筋丸、马钱子散等。近代有用马钱子切成薄片贴敷治疗面神经麻痹，用马钱子内服治疗重症肌无力症而取得一定疗效的报道。

马钱子的西药制剂为士的宁，该药用于偏瘫、瘫痪、因注射链霉素引起的骨骼肌松弛以及解救苯巴比妥中毒和治疗弱视症、阳痿等。

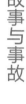

药物的故事与事故

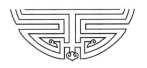

卓别林魂断酒后药

1977年12月24日，健康状况良好的世界著名喜剧大师卓别林，在瑞士的沃韦设鸡尾酒宴与亲友欢聚。酒席间，卓别林开怀畅饮，谈笑风生。酒后，家人及亲友都入睡了，而卓别林还不能入睡，就服用了几片安眠药，不久就昏昏沉沉地睡着了。人们万万没有想到，这竟然是与卓别林的最后一次欢聚，而这席晚宴竟成为卓别林"最后的晚餐"。翌日早晨，当家人唤他用早饭时，方才发现他早已告别人间。噩耗传来，举世哀悼。人们痛定思痛，又纷纷议论起他的死因。究竟是什么原因导致了喜剧大师无缘无故在圣诞节前"不辞而别"呢？卓别林的遗体运回美国后，美国政府调动一些专家查究其死因，科学家对此进行了一系列研究，曾利用激光和放射性同位素、电子计算机超声波诊断仪等先进仪器，对他进行了全面检查。但是都没有结果。后来，纽约市的著名生物化学家利伯和他的助手，对卓别林的死因进行了细致的分析研究，并进行大量的实验室检查，结果发现卓别林是由于酒后服用镇静催眠药而中毒身亡的。

为什么酒后服用镇静催眠药能置人于死地呢？这是因为酒精本身具有麻痹神经的作用，并与饮酒量成正比，酒后神经系统反应性降低，大脑迟钝。如果酒后再服用镇静催眠剂，犹如雪上加霜。这种情况即使血液里的酒精和安眠药各自都未达到中毒剂量，但二者会产生协同效果，从而增加毒性，使人呼吸麻痹而死。

最近，有不少关于酒后服药或药后喝酒引起的药物不良反应，特别是头孢菌素引起的"双硫仑样反应"最为常见，有的人本来有一斤酒量，由于喝酒前用了头孢菌素，结果只喝三两就醉了，那就是因为头孢菌素与酒精作用，引起乙醛中毒。下面谈谈有关药与酒的几类反应及其对机体的作用和危害。

（一）醉酒与酒量之谜

有的人滴酒沾唇就面红耳赤，有的人豪饮"千杯万盏"依然"面不改色"，这是酒量之别。醉酒的人，有的精神激奋，有的沉默寡言，有的哭笑无常，有的走路摇晃，这是"醉相"之别。为什么有这些差别呢，主要取决于人体肝内酒精代谢过程中的酶及人体素质（耐受性）。

酒进入人体之后，酒精在胃内停留30分钟左右，被吸收20%～30%，然后大部分由十二指肠和小肠吸收，并通过血液，进入肝脏进行代谢。酒精的化学名叫乙醇，乙醇在乙醇脱氢酶的作用下变成乙醛；再在乙醛脱氢酶的作用下变为乙酸；乙酸进入三羧酸循环，分解为二氧化碳和水，通过呼吸和尿液排出体外，这样就不容易醉酒。在这种解毒过程中，两种酶缺一不可，医学上把缺少前者的称为"乙醇脱氢酶缺陷型"，缺少后者的称为"乙醛脱氢酶缺陷型"。醉酒的人大部分是乙醛脱氢酶缺乏或功能不全，这型人，喝酒爱"红脸"，而乙醇脱氢酶缺乏型，则喝酒不"红脸"。因为酒精经过乙醇脱氢酶变为乙醛后，由于乙醛脱氢酶缺乏，而使乙醛不能进一步分解为乙酸而蓄积，遂引起脸部和其他部分皮下毛细血管扩张，血液大量地流向体表所致，于是醉酒者成了"关公"。

科学家从药理角度研究发现，饮酒醉与不醉与人体对酒精的耐受力有关。大量调查资料表明，中国、东南亚、朝鲜和美洲印第安等东方人种，对酒精的耐受力较弱；欧洲的白种人、非洲的黑人等人种，对酒精的耐受力较强，因此后者比前者的酒量就大得多。当年我们称为"苏联老大哥"的俄罗斯人，其酒量也是我们的"老大哥"，他们饮烈酒伏特加，就像喝水一般，一饮而尽。

（二）药物与酒精的相互作用

酒精与不少药物会发生相互作用，其作用形式大致有三：酒精对肝脏分泌的药酶（药物代谢酶）具有促进或抑制的双重性能，可直接影响药效，使药效增高或降低；某些药物会阻碍乙醇代谢过程，而发生乙醛积蓄中毒反应；某些药物与酒精共同作用，联合攻击人体的组织或器官。

首先，说说与新闻有关的乙醛积蓄中毒反应。这种反应又叫双硫仑样反应。可阻碍乙醇的正常代谢，即阻止乙醛转变为乙酸这一过程，造成乙醛蓄积中毒，便出现头痛、头晕、恶心、呕吐、心慌、胸闷、呼吸困难和血压下降等一系列症状，这就称为"双硫仑样反应"。有些药物在体内，除了它本身对病菌的抑灭作用外，会阻止乙醛转变为乙酸而导致乙醛中毒。如头孢菌素（先锋霉素）、甲硝唑、痢特灵、氯霉素、呋喃妥因等。

其次，说说本篇"主人翁"卓别林之死，这是药物与酒精沆瀣一气、狼狈为奸、"联手作案"的结果。酒精与镇静催眠药常常"结伙造反"，如安定、水合氯醛、苯巴比妥等，它们是大脑抑制剂，乙醇可促进这些药物的吸收并减慢其代谢速度，从而使血药浓度增高；而饮酒后，酒精对中枢神经系统先是兴奋，继而抑制，于是药与酒双双"出击"，使中枢神经系统受到严重的抑制作用，导致昏迷、休克、呼吸衰竭以至死亡。这就是卓别林在 1977 年 12 月 24 日 "最后的晚餐"后当晚上演"悲剧"的缘由。

再次，如解热镇痛剂，如阿司匹林、扑热息痛等，它本身对胃黏膜有刺激和损伤作用，而酒精也有这方面的"伤胃"作用，于是两者协力"袭胃"，遂可导致胃炎、胃溃疡或胃出血。

最后，有些酒（如葡萄酒）含有丰富的酪胺。在正常情况下，酪胺可被体内的单胺氧化酶所破坏。可是有些药物（如异烟肼、利血平、优降宁及抗癌剂甲基苄肼等）却有抑制单胺氧化酶的作用，于是酒中的酪胺未被破坏而大量蓄积，它就促进去甲肾上腺素大量释放，于是引起头痛、头晕、恶心、呕吐、腹泻、心律失常、血压升高甚至脑溢血。

再来说说酒精对药酶的双重性能：

1. 促进药酶，降低药效

慢性酒精中毒者，或用药期间天天喝酒者，能促使药酶分泌，使药酶的活性增强。于是，导致某些药物的代谢加速，使药物的药效降低。我们有时发现服苯妥英钠的癫痫患者，本来已经控制住癫痫之发作，但因饮酒而又发作，原因就是酒精降低了它的药效。

2. 抑制药酶，增强药效

长期饮酒导致肝脏功能损害或用药期间也天天喝酒，这就会抑制药酶的分泌而使某些药物代谢减慢，致使药物蓄积，药效增强。像服某些降糖药物，服药期间又同时饮酒，往往会引起低血糖反应，有的甚至危及生命。

（三）用药期间，必须戒酒

本来不少疾病在患病期间就不宜饮酒，如高血压、冠心病、肝胆胰疾病、胃炎或胃溃疡等。而患病服药期间，饮酒更是大忌。

1. 饮酒可使药效增加或减少。因而，使用药剂量难于掌握。常规用量要么不起作用，要么引起中毒或严重反应，这就打乱了治疗进程。

2. 用药期间饮酒会使病情复杂化。本来单纯用药不会引起的麻烦，在酒的参与下就会惹起事端。如酒加止痛剂引起胃炎；用异烟肼抗结核，因为饮酒而引起高血压，这就是服药期间饮酒惹的祸。

3. 用药期间饮酒有时会危及生命。有些疾病由于药效改变会使病情陷入险境。在此，应特别强调，酒后服安眠药容易出"命案"！这在老年人中常易疏忽，癫痫患者服药期间饮酒也很危险，容易发生意外事故。谨望切记！

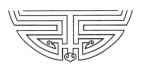

人言可畏 "人言" 杀人

乍看本篇的标题有些奇怪，这里先加以说明。前面四个字是一句成语，大家都很熟悉。后面四个字中的"人言"却是一种毒药——砒霜。砒霜，出自信州（今江西上饶一带）者为优，属于地道药材，故信州出产的砒霜又称为"信石"，"信石"别称为"人言"，乃系将"信"字拆开，一分为二而成为"人言"也。所以，后四字的意思为：砒霜杀人！

砒霜是三氧化二砷的俗称，其分子式为 As_2O_3，是最古老的毒物之一，无臭无味，外观为白色霜状粉末，故称砒霜。

在我国，知名度最高的死者是武大郎。古典小说《水浒传》有淫妇潘金莲与奸夫西门庆，为了长期淫乐，按照王婆的阴计，用砒霜毒死武大郎的情节，结果武大郎在服了潘金莲调制的毒汤后而惨死。其实，在古代，国外被"人言"毒杀的案例也不少。

砷在毒物界早已成名。早在罗马时代，暴君尼禄就把砷溶于水中，毒死克劳迪乌斯一世儿子。仔细梳理与砷挂钩的谋杀案，下面这位不得不提。

17世纪，意大利一位叫西尼奥里·久利娅·托法娜的超级怨妇，是位不折不扣的阴险家。她制造并出售含砷粉末，买家多是希望除掉自己丈夫的富婆。圈内人士将其誉为"成功粉末"——在清除成功路上的障碍时，它很有效。

"成功粉末"除了含有砒霜，还有乌头毒素、黄杨、生石灰，为增强欺骗性还会添加蜂蜜。根据顾客需要，粉末还会被加进面霜，制成膏状或粉末状。每次，托法娜只接访一位顾客，确保私密而又准确地将毒杀方法传授。曾有传言，她告诫顾客只能在丈夫有求欢之欲时使用。将粉末涂抹在颧骨面颊上，等丈夫亲吻妻子面颊时，就会沾到足量的有毒物质。阴谋得逞后，寡妻自有另一番说辞——丈夫是纵欲而亡。

这一伎俩成功运转了多年。被毒死的人士里，有富商、政敌，也有不争气的丈夫或败露的情人。恶人有恶报，她的罪行在 1709 年败露，狱中被人掐死。据说，她一共毒死 600 多人，堪称史上最可怕的投毒者。

砒霜呈白色，无臭无味容易购得。既能加入增白化妆品，又能用作老鼠药。若居心不良，只要 0.25 克的砷就能致人夭亡。在中世纪和文艺复兴时期，砷成为一种流行的谋杀方法，在当时的意大利统治阶层使用最为频繁。由于砷中毒的症状与霍乱相似，而当时霍乱频发，砷中毒常被忽略。到 19 世纪，砷尤其是砒霜有了一个绰号——"遗产粉末"，这或许是因为等得不耐烦的继承人常使用砒霜来确保或加速自己得到遗产。

中外名人中，据传，被砒霜毒死的有拿破仑和清代的光绪皇帝。

1821 年 5 月 5 日，拿破仑死于大西洋中的圣赫勒拿岛，当时官方宣布的死因是胃癌。国际拿破仑学会专家们的报告证实：拿破仑是死于砒霜（砷）中毒。癌症专家塔尔多认为，胃癌患者后期都会严重消瘦。但是，最后见过拿破仑的人们留下的记录都证实，拿破仑非但没有消瘦，反而有些"发福"。此外，验尸报告也显示，拿破仑只有轻微的胃溃疡。拿破仑死后有人把他的头发剪下来保存。恰好另外有人保存了他活着时候剪下的几缕头发。几年前有人对这两组头发进行化学分析，发现拿破仑死后留下的头发砷含量明显偏高，于是怀疑拿破仑是被人毒死的。反对这一观点的人认为，拿破仑头发里的砷来自保护剂，是由外部染上的。美国联邦调查局对拿破仑的头发做了 DNA 分析，证明其中的砷不是来自外部，而是由身体吸收形成，"其含砷量之多显然是中毒所致"。

支持拿破仑中毒而死的证据还有，拿破仑死后 20 年运回巴黎安葬，打开棺材时衣服都已朽成碎片，但尸体却完好无损。法国医药学院前院长葛尼奥认为，"除了砷中毒之外，很难找到别的解释"。

2008 年 11 月 14 日是光绪皇帝的百年忌日（光绪于 1908 年 11 月 14 日即光绪三十四年十月二十一日"病逝"）。2008 年 11 月 2 日上午，国家清史工程编纂委员会公布"清光绪皇帝死因"，认为系死于砷（砒霜）中毒。其根据是光绪死亡后不到 24 小时，清廷实际的最高统治者慈禧太后去世。世人普遍认为，年纪轻轻的光绪反而死在 74 岁的慈禧前面，而且只差一天，这并不是巧合——光绪的死因存疑百年来众说纷纭，虽然也有中毒之说，但此前一直没有确凿的证据。"清光绪皇帝死因报告会"出示一份采用现代刑侦和高科技手段检测的万字报告显示，光绪其实是死于砷（砒霜）中毒。

中央电视台编导钟里满在第九届清代宫廷史研讨会上介绍说，由他牵头光绪皇帝死因检测活动历时 5 年，2003—2007 年，清西陵文物管理处、北京市公安局法医鉴定中心、原子能科学院等几家单位从光绪帝崇陵取样，对光绪帝的头发和贴身衣服碎片进行了微量分析，发现光绪的头发和骨殖的砷（砒霜）含量要比常人高 2000 多倍。

据悉，研究人员运用中子活化实验方法，结合从河北易县崇陵（光绪陵寝）提取的光绪头发、衣物等重要检材，对光绪死亡原因进行了反复的检验和缜密的分析研究，先后提取了光绪长 26 厘米、65 厘米的两小缕头发，清洗后晾干，剪成 1 厘米长的截段，逐一编号、称重和封装，然后用核分析方法逐段检测光绪头发中的元素含量。

结果显示，光绪头发中含有高浓度的元素砷，且各截段含量差异很大，第 1 缕头发的砷高峰值出现在第 10 段（2404 微克／克），第 2 缕头发的砷高峰值出现在第 26 段（362.7 微克／克）和第 45 段（202.1 微克／克）。而同时对比测试的头发砷含量，当代人为 0.14 ~ 0.59 微克／克，与光绪同时代埋在一起的隆裕皇后为 9.20 微克／克，清末一个草料官干尸头发为 18.2 微克／克。

现存文献记载，光绪在宫中和瀛台被囚禁期间曾服用过中药，其中的雄黄、雌黄、朱砂等会导致砷、汞毒物使用过量，在理论上讲，这种原因也可能引起光绪慢性中毒，直至病变死亡。不过在慢性中毒死亡的情况下，中毒者头发发根的含毒量会高于发中部和发梢，而光绪的情况与之相反，这也证明了光绪并不是死于长期服用中药的慢性中毒。

砒霜之毒性早被我国古代医学家所认识，如最早记录砒霜的宋代《开宝本草》云："不可久服，能伤人。"又如宋代苏颂所作《本草图经》载："入药服之，为害不浅。"明代李时珍《本草纲目》曰："砒，性猛如貔，故名。惟出信州，故人呼为信石；而又隐信字为人言。"材料中的"貔"是传说中的一种野兽，似熊或虎，凶猛异常。李时珍将砒霜的毒性用"貔"作比喻，形象地说明砒霜之毒极其可怕。同时，通过材料，我们又了解了人言、信石与砒霜的渊源关系。大家熟知的毒药"鹤顶红"其实就是红信石，砒霜则是砒石、信石的升华结晶粉末，毒性极强，素有"毒物之王"之称。

现代医学研究表明：成人口服砒霜 5～50 毫克即可中毒，20～200 毫克即可使人致死。砒霜中毒的潜伏期可几分钟至数小时，初觉口腔、喉头有金属味和烧灼感，上腹部不适、恶心、呕吐，不久则发生腹痛、腹泻，同时伴有口渴、肌肉抽搐、脱水、休克症状，最后因循环衰竭而死亡。从医学角度而言，"人言"确实可畏。

有一则"死诸葛毒死活司马"的传说，既显示了诸葛亮的智慧，也说明了砒霜的毒力。据说诸葛亮死前料定自己死后司马懿一定会掘他的坟，因为古人死后一般都会把一生中最重要的东西带到自己坟墓中去，因此在自己的坟墓中只放了一本名为"无字天书"的书，并在每页书上都涂上砒霜。当司马懿得知诸葛亮死讯后，果然不出诸葛亮所料，立刻就派兵攻打其所安葬的城池，得手之后立刻派所有士兵搜寻诸葛亮的坟墓，最后终于被他找到了，拿到书后司马懿立即翻阅，想看看诸葛亮这一生带兵打仗的精华。可是每张纸上都只有寥寥几个字"此生必逮司马懿"，司马懿越看心越急，一边用手指蘸着自己的口水去翻看着书，由于书页上有砒霜所以……等到看完最后一页，司马懿知道自己终究还是斗不过诸葛亮，最后长长地叹了一口气，结束了自己一代智将的生命。

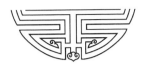

西药史上十大事故

（一）含汞化学药物的危害

国外应用汞和汞化合物作为药物已有 1000 多年的历史。在阿拉伯国家许多人用含汞的软膏治疗慢性皮肤病、麻风、斑疹伤寒等。哥伦布远航归来后欧洲流行梅毒，水银又成为了治疗梅毒的唯一有效药物。在英联邦，不仅婴儿用的牙粉、尿布漂洗粉中含有汞和汞化合物，而且也广泛应用甘汞（氯化亚汞）作为幼儿的轻泻药和驱虫剂。1890 年以后有许多人特别是儿童患肢端疼痛病，约 20 个患者中有 1 个人死亡。后来经过长期调查才证实汞和汞化合物是引起这些患者患肢端疼痛病的原因。在 1939—1948 年，仅英格兰和威尔士地区就有 585 名儿童死亡。

（二）非那西丁引起严重的肾脏损害

在国外，非那西丁曾是一种广泛使用的解热镇痛药。1953 年以后欧洲许多国家，特别是瑞士、联邦德国和捷克、斯堪的纳维亚国家忽然发现肾脏患者大量增加。经过调查证实这种增加主要是由于服用非那西丁所致。这种病例欧洲报告了 2000 例，美国报告了 100 例，加拿大报告了 45 例，有几百人死于慢性肾功能衰竭。自从有关国家政府采取紧急措施，限制含非那西丁的药物出售以后，这类肾脏患者的数目就明显下降。但是也有证据表明，有的患者即使停用非那西丁长达 8 年以后，还可因肾功能衰竭而死亡。

（三）氨基比林引起严重的白细胞减少症

氨基比林于 1893 年合成，1897 年首先在欧洲上市。20 世纪 20 年代以后陆续有人发现服用此药的患者发生了口腔发炎、发热、咽喉痛等症状，化验检查时发现末梢血中白细胞，特别是粒细胞减少。经过调查证明氨基比林能引起严重的白细胞减少症，导致种种感染。到1934年仅美国就有1981人死于本病。到1938年，美国把该药从法定药物目录中删去，1940年以后，美国的这种病就明显减少。在丹麦，从20世纪30年代起就禁止使用氨基比林，到1951—1957年就没有再发现由于服用本品所致的白细胞减少症。

（四）二硝基酚、三苯乙醇引起白内障

20世纪30年代，欧洲一些国家、美国、巴西等国许多人服用二硝基酚。到1935年春季，这些国家发现白内障患者大量增加，调查证明这种增加是由于广泛应用二硝基酚所致。这些国家服用此药的人数超过100万人，白内障的发生率约为1%。有些人是停药1年以后才发生白内障的。三苯乙醇是美国默利尔公司的一种降胆固醇药物，20世纪50年代后期上市后不久，就发现它能引起脱发、皮肤干燥、男性乳房增大、阳萎，有的有视力下降、白内障。在美国有几十万人曾服用此药，引起白内障的约有1000人。

（五）磺胺酏剂引起严重的肾脏损害

1937年秋天，美国田纳西州的马森吉尔药厂，未经有关政府部门批准，采用工业溶剂二甘醇代替酒精，生产出一种磺胺酏剂，用于治疗感染性疾病。到这一年9—10月，美国南方一些地方发现患肾功能衰竭的人大量增加。调查证明这种情况与该公司生产的磺胺酏剂有关，共发现358名患者，死亡107人。

（六）二碘二乙基锡引起中毒性脑炎

1954年，法国巴黎附近一个小镇的药剂师制售一种含二碘二乙基锡的制剂，用于治疗感染性疾病，引起270人中毒，出现头痛、呕吐、痉挛、虚脱、视力丧失等中毒性脑炎的症状，死亡110人。

（七）氯碘羟喹与亚急性脊髓视神经病

氯碘羟喹于 1933 年上市，原来主要用于治疗阿米巴痢疾，后来发现它能预防旅行者腹泻，很快风行到许多国家。20 世纪 60 年代后期，首先在日本发现许多人出现双足麻木、刺痛、寒冷、无力等症状，约半数患者伴有程度不同的瘫痪，约 1/4 的患者有视力减退。经过长期的流行病学调查，证明这是由于服用氯碘羟喹而引起的亚急性脊髓视神经病。1970 年秋，日本厚生省禁止此药出售，新病例迅速减少。据统计，由于此药造成的残疾人达 1 万多人，有几百人死亡。

（八）孕激素与妇婴外生殖器男性化畸形

孕激素如黄体酮是治疗习惯性流产等妇科病的常用药物。1950 年，美国约翰霍普金斯大学医院的医生们发现有许多女性婴儿出现外生殖器男性化的畸形，情况异常。经过调查发现这种情况与孕妇曾服用孕激素有关。在美国有约 600 名女婴出现了这种畸形。化学合成的孕激素在分子结构上与雄激素相似，经多种动物实验也证明它能引起动物的雌性幼仔发生外生殖器雄性化现象。

（九）己烯雌酚与少女阴道癌

己烯雌酚也是一种广泛用于治疗先兆流产的药物。1966—1969 年，美国波士顿市妇科医院的医生们在较短时间里先后发现有 8 名十多岁的少女患阴道癌，大大超过了自然情况下这种病在少女人群中的发病率。经过深入的流行病学调查，证明这些病例的发生与患者母亲妊娠期间服用己烯雌酚有因果关系，其相对危险度大于 132，说明母亲孕期服用此药者其女儿患此癌的危险性比不服用此药者大 132 倍以上。

（十）沙利度胺与海豹肢畸形

沙利度胺（反应停）于 1956 年首先在西德上市。因它能用于治疗妊娠反应，迅速风行于欧洲、亚洲、澳洲、北美（不包括美国）、拉丁美洲的 17 个国家。1961 年以后，这些国家忽然发现许多新生婴儿的上肢、下肢特别短，甚至没有臂部和腿部，手和脚直接连在身体上，有的儿童还有心脏和消化道的畸形、多发性神经炎等。经过长期的流行病学调查研究和动物实验，证明这种"海豹肢畸形"是由于患儿的母亲在妊娠期间服用沙利度胺所引起。仅联邦德国就有6000～8000例，日本约1000例。另外，多发性神经炎约1300例。有些国家的药品管理制度比较严格，美国、法国、捷克和民主德国等国没有批准沙利度胺在本国销售，就没有发生大规格不良反应的流行。回顾以上历史，说明保证人民的用药安全，必须制定严格的法规，建立必要的管理机构，加强药品的审批工作，尤其重要的是要加强药品上市后的监察，建立健全药物不良反应的监察报告制度，加强信息交流，才能避免同样药物的同样不良反应在不同时间、不同地方的重复发生，才能防止药物不良反应的流行。

药物的
故事与事故

七、药苑诗文别有味

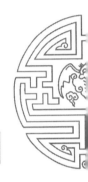

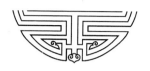

药名对联妙趣横生

古人说，不为良相，便为良医。把良医与良相并举，可见世人对良医的期盼，不亚于对良相的渴求。在中国古代，有不少名人名臣，精通医道，写出不少妙趣横生的医药对联。兹选录几副药名对联供本书读者欣赏。

其一

一阵乳香知母至；

半窗故纸防风来。

（闻到母乳发出的香味就知道母亲来了，窗户上黏的旧纸是为了防止风吹进屋子。这副对联比较经典，为不少人所点赞。）

其二

稚子牵牛耕熟地；

将军打马过常山。

（这副嵌中药名的对联，上下联各仅仅有一个"闲字"——上联的"耕"和下联的"过"，其他都是药名。稚子即栀子，打马是"番打马"，也是一种中药。）

其三

琥珀青黛将军府；

玉竹重楼国老家。

（这是过去不少药店的楹联，将店铺比作官宦之家，颇为大气。类似这副对联的还有：红芽大戟将军府；金线重楼国老家。——红芽大戟为茜草科植物红大戟的干燥块根。金线重楼即七叶一枝花。）

其四

当归方寸地；

独活世人间。

（贴出这副"药联"，想此户主绝非"房奴"。）

其五

放心走吧，此去不论生地熟地，远志莫怕路千里；

挥泪去矣，将来但闻藿香木香，桂圆时节早当归。

（这副对联是嘱咐外出创业者的赠言。时下用于出国留学盼其"海归"，或送打工者南下也颇适用。）

其六

想当年，辞知母，别莲子，走了几个月季，过了多少生地，到了沙苑，一路上斩荆芥，披蒺藜，满道桔梗；

到如今，心甘遂，酬远志，经历千离百合，赢来万家合欢，又茴香里，半途中赏红花，走熟地，路路皆通。

（对出远门闯天下而事业有成、衣锦还乡者，这副对联可算十分贴切。）

其七

红娘子身披石榴裙，头戴银花，比牡丹芍药胜五倍，从容贯众，到天竺寺降香，跪伏神前，求云母天仙早遇宾郎；

白头翁手持大戟子，脚跨海马，与草寇甘遂战百合，旋复回乡，上金銮殿伏令，拜常山侯，封车前将军立赐合欢。

（英雄配美女是十分般配的，不过"红颜""白发"却是"老少配"了。）

其八

有位中医，善于用中药名作对联。一天，客人一进门就指着门口的灯笼说："灯笼笼灯，纸（枳）壳原来只防风。"医生笑对道："鼓架架鼓，陈皮不能敲半下（夏）。"客人进院后，赞叹道："避暑最宜深竹院。"医生随口对说："伤寒尤妙小柴胡。"客人在院里坐下后，又出一联："玫瑰花开，香闻七八九里。"医生不加思索地应道："梧桐子大，日服五六十丸。"客人看了病，告辞出来，说道："神州到处有亲人，不论生地熟地。"医生对道："春风来时尽著花，但闻藿香木香。"

幽默嘲讽的"汤头联"

遣用中药名缀句的对联，有不少佳作。而采用中药方剂（汤头）名称撰写的对联，也有传世之品。其中有两副汤头名称的"药联"一直为人们传诵。其一是："起病六君子；送命二陈汤。"其二是："五品天青褂；六味地黄丸。"这两副"汤头联"皆是幽默嘲讽的妙联。兹录注如下。

（一）"起病六君子；送命二陈汤。"

"六君子"和"二陈汤"本是两种中药汤头剂名，经作者巧用，寥寥几字包含着十个历史人物，囊括了"袁世凯称帝"的史实。

袁世凯窃踞了"中华民国大总统"宝座后，加紧进行复辟帝制的活动，他授意"立宪派"杨度、孙毓筠、严复、刘师培、李燮和、胡瑛六人组成"筹安会"，这6个人当时被称为"六君子"，是袁世凯称帝的吹鼓手。上联"起病六君子"隐讽袁垂涎皇帝宝座的心病，"六君子"大造政治舆论是"起病"的前奏曲。下联"送命二陈汤"的"二陈汤"暗指陈树藩、陈宦、汤芗铭三人。他们原是袁的心腹，曾出谋划策拥袁上"金銮殿"，后来在全国人民一片讨袁声中，袁世凯陷入绝境。他们见大势如东流，就倒戈反袁，分别在陕西、四川、湖南宣布独立。这一举动，使袁世凯更感到众叛亲离，大势已去，不久便抱病命归黄泉。"二陈汤"恰成了袁世凯的"送终汤"。

这一对联妙在上下联都一语双关，既指中药，又指历史人物和史实，而且利用时间上的巧合，概述了袁世凯称帝梦破灭的经过。"六君子汤"是一方补益之剂，由人参、白术、茯苓、炙甘草、半夏、陈皮等组成，有助阳补气之功，适用于一切阳虚气弱、脾虚肺损、面色萎白、言语轻微、四肢无力、脉来虚弱等症，尤其适用于有阳虚气弱而有湿痰的患者。"二陈汤"是由中药陈半夏、陈皮各五两，茯苓三两，炙甘草一两半研粗末，每服四钱，加生姜七片，乌梅一个同煎，主治咳嗽胀满、呕吐恶心、头眩心悸等痰饮症。这副不可多得的中药名联可谓浅深皆成趣，雅俗均可赏，是我国古往今来众多中药对联中出类拔萃的"天生一对"。

（二）"五品天青褂；六味地黄丸。"

据清代钱泳《履园丛话》卷二十一载。清朝，扬州有个卖药的掌柜的叫陈见山，他挺会做买卖，药铺越开越大，钱也就越赚越多。陈见山钱多了，觉着光当个药铺掌柜的不过瘾，打算弄个官儿当当。可他一字不识，怎么能当官儿呐？谁想到，他还真当上了个五品官！原来，那会儿清朝腐败极了，政府缺钱，就想了个法子，允许老百姓花钱买官儿当，把这叫作"捐官"。陈见山就是花了好些银子买了个同知。他穿上了天青褂五品补服（官服），整天美不唧儿地在城里晃悠。赶上城里一些喜庆宴会，陈同知——过去的陈掌柜，就穿上五品天青补服，人模狗样儿地高高坐在上头。一些人可讨厌他了。

这一天，有一家正举行酒会，陈见山穿着官服又来了，一进屋就大模大样地坐在了中间。一个书生看他那份儿德性，气就不打一处来，他脑子一转，对大伙儿说："我这儿有个对子上联，请诸位对个下联。"书生冲客人们挤了一下眼睛说："五品天青褂。"旁边一个年轻人，马上大声念了下联："六味地黄丸。"

下联不单对得工整，还把陈老板讽刺了一通。是说上面这位身穿"五品天青褂"的大老爷，其实不过是个卖"六味地黄丸"的药贩！在座的人听了，都哈哈大笑。陈见山气得脸色铁青，一甩袖子走了。

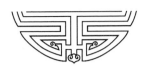

朱丹溪药叙《牡丹亭》

264

　　《牡丹亭》是明代剧作家汤显祖的代表作。作品讲述杜丽娘和柳梦梅生死离合的爱情故事，表达追求个人幸福、呼唤个性解放、反对封建制度的浪漫主义理想，读来感人至深。没想到，这部历史名剧的创作，竟是受到一首药名诗的启发。

　　古代文人大都有兼习医理的习惯，懂得行医诊病。汤显祖因日夜勤于写作，用脑过度，经常头痛。一日，汤显祖患病，慕名到邻县婺州义乌求医朱丹溪，并在朱丹溪书案中看到由中药名称组成的一段故事。

　　"牡丹亭边，常山红娘子，貌若天仙，巧遇牵牛郎于芍药亭畔，就牡丹花下一见钟情，托金银花牵线，白头翁为媒，路路通顺，择八月兰开日成婚，设芙蓉帐，结并蒂莲，合欢久之，成大腹皮矣，生大力子，有远志，持大戟，平木贼，诛草寇，破刘寄奴，有十大功劳，当归期，封大将军之职"。

　　名医朱丹溪是当地有名的鸿儒，他的这首药名故事巧借20多味中草药名，描述了一对青年男女美好的爱情故事。而汤显祖阅毕却颇受启发，于是以此故事为线索，构思了一个剧本，并取朱丹溪药名故事中的首句"牡丹亭"三字作剧名，创作出了不朽的传世之作。

　　朱丹溪乃婺州义乌蒲墟村（即今浙江义乌市赤岸村）人，因世居赤岸村的丹溪水旁，故人称丹溪翁。有两则朱丹溪以处方报病情，药石喻悲喜的奇方治病的案例甚为有趣。

　　话说有一天，蒲墟村东边的一个村子，有位姓罗的夫妻的儿子生了病，由于老两口信神不信医，到处求神拜佛，祈祷菩萨保佑，但病情没有好转反而加重了，急得老夫妇如热锅上的蚂蚁。村里有位算命的王半仙劝他们说，冲喜可以逢凶化吉。罗家夫妇又赶紧将没有过门的媳妇接过门来冲喜，只盼着这一"冲"就会把病冲好。岂料，冲喜之后儿子的病情陷入危境。老两口觉得求神、冲喜都不济事，只得去找朱丹溪给儿子看病。朱丹溪来到，一看这患者已奄奄一息，六脉无根，气若游丝，于是提笔开了一帖药方，遣药四味：青槟榔、没药、红娘子、独活。

罗老汉持处方去药铺取药，药铺老板告诉他："这帖处方实系'病危通知书'，说你儿子已经无药可救，那未过门的媳妇也将要守寡了！"罗老汉回到家，儿子已经命归黄泉了。夫妻抱头痛哭，乡邻都说罗老汉的儿子是冲喜给"冲"死的。

事过半个多月，蒲墟村西的周氏女儿也生了病，她赶忙请朱丹溪去看病。朱丹溪看这女孩年方二八，触其脉，但觉应指圆滑，如珠走盘。遂问周氏："你女儿出嫁了没有？"周氏答道："她是我的独生女儿，其父几年前业已辞世，留下我们母女相依为命。由于生活艰辛，我已招了个女婿住在我家帮忙打理家务，尚未成亲。"朱丹溪一听，知道这女孩喜脉的根由，于是哈哈大笑，对周氏说："你女儿的病不必服药，只要带病成亲就会痊愈。"周氏一听，不禁一惊，担心地问："东村罗老汉的儿子在半个月前因为冲喜给'冲'死了，我女儿带病成亲，不也算是冲喜，岂不又要把她'冲'走？"朱丹溪笑着说："你女儿的病情和东村罗老汉儿子的病情不同，你且拿来纸笔，让我开一帖处方，你就明白其中的道理了。"周氏拿来纸笔，朱丹溪提笔写道："休讶红娘先大腹，槟榔自幼寄奴家。"周氏认得这个方子有四味药：红娘子、大腹皮、槟榔、刘寄奴。但把两句十四个字连起来一念，不禁恍然大悟，知道女儿和准女婿先斩后奏（偷吃禁果）。于是赶忙让女儿带病成亲。不过半年，女儿就"超前"生下了一个胖胖乎乎的外孙了。

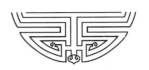

辛弃疾遣药名填词

南宋时期的辛弃疾是我国历史上伟大的豪放派词人和爱国者，他现存的六百多首词作，写政治，写哲理，写朋友之情、恋人之情，写田园风光、民俗人情，写日常生活、读书感受，题材范围，几乎达到了无事、无意不可入词的地步。其中最有趣的是他用药名连缀填了两阕词：《定风波》和《满庭芳·静夜思》，兹抄录如下。

《定风波》曰："山路风来草木香，雨余凉意到胡床。泉石膏肓吾已甚，多病，提防风月费篇章。孤负寻常山简醉，独自，故应知子草玄忙。湖海早知身汗浸，谁伴？只甘松竹共凄凉。"

这阕词看似写的是山水石草风雨等自然景观，实则是作者借景抒发出内心的感慨和愤懑。他曾提出的抗金建议，均未被采纳，并遭到主和派的打击，长期落职闲居，怀才不遇，报国无门。这首词嵌入（包括谐音）中药名：木香、禹余粮（雨余凉）、石膏、吴萸（吾已）、防风、常山、栀子（知子草）、海藻（海早）、甘松等。最让人佩服的是，词中的中药名，极贴合词意，浑然一体，没有任何的补赘、强拉之嫌，成了抒发心绪、排遣情怀的佳句。

《满庭芳·静夜思》是写给他久别的妻子，表达相思之情："云母屏开，珍珠帘闭，防风吹散沉香。离情抑郁，金楼织硫黄，柏影桂枝交映，从容起，弄水银塘。连翘首掠过半夏，凉透薄荷裳。一钩藤上月，寻常山夜，梦宿沙场。早已轻粉黛，独活空房。欲续断弦未得，乌头白，最苦参商。当归也，茱萸熟，地老菊花黄。"

词中用了云母、珍珠、防风、沉香、郁金、硫磺、黄柏、桂枝、苁蓉、水银、连翘、半夏、薄荷、钩藤、常山、缩砂仁、轻粉、独活、续断、乌头、苦参、当归、茱萸、熟地、菊花等中药的药名，巧妙地运用了药名字面上的意义，情趣盎然。

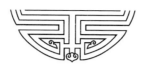

陈亚的药名词四阕

陈亚字亚之，维扬（今江苏扬州）人。生卒年均不详。咸平五年（公元1002年）进士。尝为杭之于潜令，守越州、润州、湖州，仕至太常少卿。家有藏书数千卷，名画数十轴，为生平之所宝。晚年退居，有"华亭双鹤"怪石一块，尤奇峭，与异花数十株，列植于所居。亚好以药名为诗词，有药名诗百首，其中佳句如"风月前湖夜，轩窗半夏凉"颇为人所称。药名词如《生查子》，称道之者亦多。兹将其《生查子》四阕录述如下。

其一

相思意已深，白纸书难足，字字苦参商，故要宾郎读。分明记得约当归，远志樱桃熟，何事菊花地，犹来回乡曲。

其二

小院雨余凉，石竹风生砌，罢扇尽从容，半下纱橱睡。起来闲坐北亭中，滴尽珍珠泪，为念婿辛勤，去折蟾宫桂。

其三

浪荡去未来，踯躅花频换，可惜石榴裙，兰麝香销半。琵琶闲抱理相思。必拔朱弦断，拟续断朱弦，待这冤家看。

其四

朝廷数擢贤，旋占凌霄路，自是郁陶人，艰险无夷处，也是没药疗孤寒，食薄何须误，大幅纸连粘，甘草归田赋。

四阕词中包含了相思子、白芷、苦参、槟榔、狼毒、当归、远志、樱桃、菊花、茴香、禹余粮、石竹、苁蓉、北亭、半夏、珍珠、细辛、桂枝、莨菪、踯躅、石榴、麝香、枇杷、荜拨、续断、代赭（待这）、蒴藋、凌霄花、桃仁、芜荑、没药、薄荷、大腹子、甘草等中药名嵌在当中。

冯梦龙撰药名情书

说到冯梦龙，熟悉文学的人都会把他和"三言二拍"联系起来，因为"三言二拍"是中国古代白话短篇小说的经典代表，其中，三言即《喻世明言》《警世通言》《醒世恒言》就是冯梦龙所写的。此外，冯梦龙这位明代文学家、戏曲家，还以其对小说、戏曲、民歌、笑话等通俗文学的搜集、整理、编辑，为我国文学做出了独特的贡献。

可能大家并不一定知道，冯梦龙还精通中药知识，这恐怕与古代文人大多兼习医理有关，这方面在冯梦龙《挂枝儿》（卷三·想部）中可看出。《想部》有冯梦龙以中药药名形式书写的情书，读来妙不可言。请看：

其一：红娘子叹一声，受尽了槟榔的气。你有远志，做了随风子，不想当归是何时，续断再得甜如蜜。金银花都费尽了，相思病没药医。待他有日的茴香（回乡）也，我就把玄胡索儿缚住了你。

其二：想人参最是离别恨，只为甘草口甜甜的哄到如今，黄连心苦苦的为伊担心，白芷儿写不尽离别意，嘱咐使君子切莫作负恩人。你果是半夏当归也，我愿对着天南星彻夜的等。

其三：你说我负了心，无凭枳实。激得我蹬穿了地骨皮，愿对威灵仙发下盟誓。细辛将奴想，厚朴你自知，莫把我情书也当破故纸。

细数文中中药药名，共有二十六味。其一：红娘子、槟榔、远志、随风子、当归、续断、蜜、金银花、相思子、没药、茴香、玄胡索。其二：人参、甘草、黄连、白芷、使君子、半夏、当归、南星。其三：枳实、地骨皮、威灵仙、细辛、厚朴、破故纸。

在短短的小曲中，冯梦龙以中药药名作为内容贯穿的主线，情书、情思、情趣跃然纸上，体现出这位古代文学大师兼有的医药知识功力。

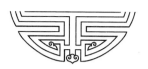

《坚瓠集》中的药名信

清代褚人获的《坚瓠集》是一部笔记小说。在这部小说中，有一段妙趣横生的小故事，讲的是一对夫妻巧用药名信，互述离别相思之情。

从前一个女子因思念远方的丈夫，便用中药名给他写了封信。信曰：槟榔一去，已过半夏，岂不当归耶？谁使君子，效寄生缠绕它枝，令故园芍药花无主矣。妾仰观天南星，下视忍冬藤，盼不见白芷书，茹不尽黄连苦！古诗云：豆蔻不消心上恨，丁香空结雨中愁。奈何！奈何！

信中恰当的借代，形象的比喻，确切的引语，巧妙地运用了12个中药名，深刻地表达了她对丈夫的相思之情。情意缠绵，令人心中悬挂。

丈夫接信后，亦用药名回信曰：红娘子一别，桂香枝已凋谢矣！也思菊花茂盛，欲归紫苑，奈常山路远，滑石难行，故待从容耳！卿勿使急性子，骂我苍耳子。明春红花开时，吾与马勃、杜仲结伴返乡，至时有金钗相赠也。

丈夫亦是用了12个中药名，表露出另一番异地情思。

这一妇唱夫随的药名信，巧借药名，传情送意，真可谓妙语连珠，韵味无穷，令人拍案叫绝。

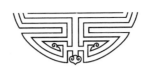

致夫君的药名家书

药物的故事与事故

马勃君鉴：

忆昔言欢于丁香树下，携手于芍药园中，共啖荔枝，同誓藕节，满谓金石同心。不意半夏来临，青黄不接，使君子远志异乡。时妾附子送君青蒿河畔，不久甜瓜落地，取名马宝，别字兜铃。孩儿幼读百家诗书，更兼生性厚朴。妾曾托佩兰嫂传言，复由石蒂君致函，但未见复。奈何山河阻隔，故纸难逢，理宜孤容当归。妾性女贞，能读书益智，侍奉白头翁姑，劝君莫摘路边紫草，勿攀墙外红花，珍惜青春，刻苦攻读。只盼夫君茴香，当归熟地，夫妻合欢，全家一见喜也。草此即颂千里光明！

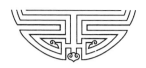

中药名编剧之戏文

药名写诗填词，其作品较多，有不少上乘之品广为人知。然而，药名戏文却少为人们传诵。古代就有几则药名"入戏"的佳作值得研读。元代著名戏曲家王实甫的杂剧《西厢记》第三本中有一曲牌《小桃红》：

桂花摇影夜深沉，醋酸当归浸。面靠着湖山背阴里窨，这方儿最难寻。一般两服令人恁。忌得是知母未寝，怕的是红娘撒沁。吃了呵，稳情取使君子一星儿参。

曲中有6个药名，构思奇特，含而不露，道出了张生与莺莺相爱的衷情。第五本尚有一曲《挂金索》：

裙染榴花，睡损胭脂皱；纽结丁香，掩过芙蓉扣；线脱珍珠，泪湿香罗袖；杨柳眉颦，人比黄花瘦。

共用7个药名，写出了张生眼中莺莺的形象。

元人孙叔顺所作《中吕·粉蝶儿》（套数）中有一段药名散曲：

海马闲骑，则为瘦人参请他医治，背药包的刘寄奴跟随。一脚的陌门东，来到这乾阁内。飞帘簌地，能医其乡妇沉疾，因此上共宾郎结成欢会……

以上有药名：海马、人参、刘寄奴、陌门东（麦门冬）、乾阁（干葛）、飞帘（飞廉）、簌地（熟地）、宾郎（槟榔），此后用药名达60种，或者直书，或用谐音，穿插自如，别具情趣。

清代袁龙（1825—1896）写有小令《南黄钟·画眉序》一首：

琥珀合欢杯，青黛红花麝香坠。正梅标三七，桃灼当归。拜慈姑智母垂怜，使君子伏神生畏。乳香细解丁香结，定心丸升麻甘遂。

小令中有药名17个，智母为知母，伏神为茯神，余皆能解。以此药名祝贺医者新婚，并写出喜庆气氛，给人耳目一新之感。

尤其值得一提的是，《聊斋志异》的作者蒲松龄（1640—1715），不仅对医药造诣颇深，而且勤于笔耕，写出了根据中药性味功效确内容的"药戏"——《草木传》（又名《草木春秋》）。以奇妙的笔法，通过生、旦、净、丑等药物角色，叙述了甘草令子为其女菊花请黄芪医生治病始，到甘草辅助金石斛打败番木鳖立功受封止，故事生动，情节曲折，长达十回，堪称杰作。如第一回介绍"清肺汤"的组成：

　　那一日在天门冬前，麦门冬摇了摇兜铃，闪出两妇人，一人叫知母，头戴旋覆花，搽着一脸天花粉；一个叫贝母，头戴一枝款冬花，搽着一脸元明粉。款动金莲来求咳嗽药方，黄芩抬头一看，即知头面各般所有枳实俱是止嗽奇药，放下兜铃，汇成一方，便把热痰喘嗽一并除去……

　　阅读上述佳作，不仅使我们感到药戏之美，而且从中也学到不少的中药知识。

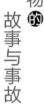

药物的故事与事故

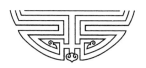

《西游记》的药名诗词

小说《西游记》在第三十六回"心猿正处诸缘伏，劈破旁门见月明"中，有一首唐三藏抒发情怀的诗。其诗曰：

自从益智登山盟，王不留行送出城。路上相逢三棱子，途中催趱马兜铃。寻坡转涧求荆芥，迈岭登山拜茯苓。防己一身如竹沥，茴香何日拜朝廷？

这首诗选用了益智、王不留行、三棱子、马兜铃、荆芥、茯苓、防己、竹沥、茴香九味中药味。虽然中药的功能与诗的内容无关。但这些药名却揭示了《西游记》的情节，颇值玩味。"益智"指的是受唐王之命赴大西天即天竺的大雷音寺取《大乘经》的矢志不渝的信念；"王不留行"指的是唐太宗排驾亲自为御弟三藏饯行，并与众官送出长安关外；"三棱子"指的是孙悟空、猪八戒、沙和尚这三个徒弟；马兜铃正是唐三藏师徒与小白龙马一起"乘危远迈杖策孤征"，匆匆赶路的形象和声音；"茯苓"（佛灵）是指西天如来佛祖；"防己""竹沥"指唐僧心地清净、一尘不染，像新采的竹茎，经火炙后沥出的澄清汁液；"茴香"谐音回乡，指取经成功返回唐朝。

《西游记》的作者吴承恩从近两千味的中药药名中，选择了能表达小说内容的几味，藉中药名称和全诗浑然一体，巧妙地紧扣小说的主要情节，令人拍案叫绝。

在第二十八回里，吴承恩还用药名描写孙悟空对进犯花果山残杀众猴儿的猎户，进行抵抗的情景：

石打乌头粉碎，沙飞海马俱伤。人参官桂岭前忙，血染朱砂地上。附子难归故里，槟榔怎得还乡？尸骸轻粉卧山场，红娘（子）家中盼望。

这里用了乌头、海马、人参、官桂、朱砂、附子、槟榔、轻粉、红娘子9个中药名，生动地描写了当时激烈拼杀和猎户残亡的战斗场面。

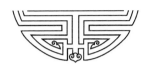

中药名诉状及判词

药物的故事与事故

我国古代就有以中药名入诗赋词，书写信函，巧缀楹联佳作问世，雅俗共赏，广为流传。世人虽不尽知，然知之者众。但以中药名入状词，作判令者流传甚少，知者甚微。现介绍一篇用中药名编写的状词和判令，共用中药名近百味，惟妙惟肖，十分有趣。状词和判令如下。

国老大人在上：

小民苏梗有冤茵陈，叔父苏木，家居常山，素以种桑叶为主业，自幼结发民女慈菇，善养僵蚕，会织昆布，生二男一女，长子苏子，五六岁时因患痘症，桑（双）子相丑陋，被人唤作二丑。女儿生来芥白，面胜樱桃，发似泽漆，齿如百合，腰若柳枝，起名苏子花。全家男耕女织，乃母女、父儿相依为命，生活美满。不幸一天葵年半夏时节，叔娘患五谷病早殁，葬在怀山下一块生地旁，两边各栽墓头回一棵。时过二冬，叔父怜孩儿苦丁，九月经老婆婆为媒，另娶榧子之妹红娘子为妾，时三七二十一春。戴银花，吊白矾，身着凤凰衣，胸前配红花，脚着牙皂铜绿鞋，腰上苇根桑蛸，手握金箔，坐着紫河车，车前吹彩云曲，驾临苏家。岂知，人心隔腹皮，虎骨隔毛衣，三载后的腊梅花季节，叔父在边疆，当归未归。她竟背弃前夫，每日去重楼，与徐长卿合欢，可怜子不知母所为，而母却不顾子，常借故泽兰弟妹，用皂刺打得小妹周身青皮，逼服闹羊花丧身，还叫人扯来断肠草毒死二丑。那一日叔扛板归，红娘子夜关门不让进，无奈，叔父吞汞身亡，全家被害，唯她独活。全村老少无不落下梧桐泪。小人为诉冤情，曾请白头翁、何首乌写状词用白芷千张，只因官府受了赤金贿赂，至今音讯杳无。吾绝非信口雌黄，如有半句茺实，愿受虎杖。

国老听罢诉词，气急如火硝，亲偕将军，换上玳瑁，身穿甲片、龙衣，手执霸王鞭，分乘海马、海狗至常山，围坐村前银杏树下，喝杯儿茶，细辛听了村民桃仁、李仁、杏仁弟兄三人及妯娌松节、竹茹、乌梅等证词，至此，真相大白，马前召来毒妇，连拍三棕板，好一个红娘子，看你外貌胜似美人蕉，良心如同蜈蚣、全蝎一般，比狼毒还毒！当即批下判令，砂（杀）仁（人）！两边随从五爪、七爪操大戟，握仙茅，将毒妇推至一块熟地边斩首，为民雪恨。

本文内含苏梗、茵陈、苏木、常山、桑叶、慈菇、僵蚕、昆布、苏子、桑（双）子、二丑、芥白、樱桃、泽漆、百合、柳枝、苏子花、半夏、五谷虫、怀山、生地、墓头回、二冬、苦丁、榧子、红娘、三七、银花、白矾、凤凰衣、红花、牙皂、铜绿、苇根、桑蛸、金箔、紫河车、车前、云曲、大腹皮、虎骨、腊梅花、当归、重楼、徐长卿、合欢、知母、顾子、泽兰、皂刺、青皮、闹羊花、断肠草、扛板归、夜关门、汞、独活、梧桐泪、白头翁、何首乌、白芷、千张纸、雌黄、芡实、虎杖、国老、火硝、将军、玳瑁、穿甲片、龙衣、霸王鞭、海马、海狗、银杏、儿茶、细辛、桃仁、李仁、杏仁、松节、竹茹、乌梅、马前、棕板、美人蕉、蜈蚣、全蝎、狼毒、砂仁、五爪、七爪、大戟、仙茅、熟地等中药名。

另有一篇药名缀句的诉状亦颇工巧，兹录述如下。

古有一才女，其父从业中医，兼营药铺，有空时喜欢吟诵《汤头歌诀》，女受此熏陶，对中药名称、性味、功能早有领悟。一日无事，她巧借药名串成一篇诉状，由于辞情恳切、构思奇巧，其父览后，不禁拍手称妙，其状书云：

具状人红娘，为告木贼拦路抢劫，殃及夫、子事。窃氏有夫黄柏，男黄连，因往硫黄（留隍）发卖乌药，一去半夏，仍未见附子（父子）茴香（回乡）。适有邻亲杜仲告知：某日，夫君一行经过常山，遭木贼拦劫，被抢去青相（箱）子一只，陈皮鞋一双，又强奸使女四人——木香、乳香、丁香、麝香，唯麝香不从，遂被捆于马前，打得红花血竭，望大人查明泽泻（贼舍）惩办顽凶。民等沾恩。谨状。

在短短130多字的诉状中就嵌入了20多种中药名，情趣盎然，故一直流传至今。

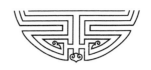

李在躬巧开药谜方

明代名医李在躬颇有诗名。一次，有个县官生病，请来李在躬。他给县官诊脉后，提笔开了一个处方。县官接过一看，上面写的是一首《山居即事》诗。

三径慵锄芜遍秽，（生地）数枝花朵自鲜妍。（红花）露滋时滴岩中乳，（石膏）雨后长流涧底泉。（泽泻）闲草文词成小帙，（藁本）静披经传见名贤。（使君子）渴呼童子煮新茗，（儿茶）倦倚熏笼灼篆烟。（安息香）只为多研常讶减，（砂仁）窗因懒补半嫌穿。（破故纸）欲医衰病求方少，（没药）未就残诗得向连。（续断）为爱沃醾千顷碧，（空青）频频搔首问遥天。（连翘）

县官阅后不解地问："此诗何解？请指教！"李在躬笑道："这是一首药名诗谜，每句隐一药名，共计14味中药，组成一方，便可治大人之病。"遂在每诗后填一味中药名及用量。县官细读后抚掌叫妙，嘱人去照方买药。

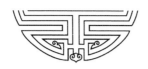

苏东坡妙语论"药引"

宋神宗熙宁四年间，苏东坡在杭州任通判。一日，仆人来报，欧阳修回颍州，路经钱塘。苏东坡立即赶奔江边拜见欧阳修。两人在船舱里谈古论今，突然，听到江边一阵嘈杂声。"老爷，老爷，有人要在官船的舵把上刮些木屑，愿出高价。"有人来禀报欧阳修。

"木屑？"欧阳修不解地说，"唤他进来问个明白。"来人一副仆人打扮，口齿伶俐："老爷，我系城东张大户家人，因我家老爷乘船遇风浪受了惊吓，患大病久治不愈。如今请了一位郎中，开了一服药，称必须用官船上的浸有舵工汗渍的舵把木屑为药引，调入丹砂、茯神让我家老爷服用……"欧阳修听罢，摆手而言。"岂有此理，木屑怎能为药引？"说完，令手下人将他逐出。

苏东坡近来研究古方、民间验方，故十分留心，遂说："这一带治妇科病还有用'烧裈散'的。取妇人裤裆烧灰为药引，真俗不可言！"进而想起《本草注别·药性论》载有："止汗用麻黄根节及竹扇为末服之。"对这种近乎"以毒攻毒"的做法，他不以为然，旋即提出反诘："以笔墨烧灰饮学者，当治昏惰耶？"按照这种"儿戏"疗法，治读书人的毛病应当饮服笔墨之烧灰，岂不可笑！

继而，苏东坡以其渊博的学识，展开丰富的联想进行类比："则饮伯夷之盥水，可以疗贪；食比干之馂余，可以已佞；舐樊哙之盾，可以治怯；嗅西子之珥，可以疗恶疾矣！"说得欧公捧腹大笑。

兹将苏东坡记述这件事的原文及译文附后：

《记与欧公语》苏轼

原文：欧阳文忠公尝言：有患疾者，医问其得疾之由，曰："乘船遇风，惊而得之。"医取多年舵牙为舵公手汗所渍处，刮末杂丹砂茯神之流，饮之而愈。今《本草注别药性论》云："止汗，用麻黄根节及故竹扇为末服之。"文忠因言："医以意用药多此比，初似儿戏，然或有验，殆未易致诘也。"予因谓公曰："以笔墨烧灰饮学者，当治昏惰耶？推此而广之，则饮伯夷之盥水，可以疗贪；食比干之馂余，可以已佞；舐樊哙之盾，可以治怯；嗅西子之珥，可以疗恶疾矣。"公遂大笑。元祐六年闰八月十七日，舟行入颍州界，坐念二十年前见文忠公于此，偶记一时谈笑之语，聊复识之。

译文：欧阳文忠公（欧阳修）曾经说，有个患病的人，医生问他得病的缘由，（他回答）说："乘船遇风浪，受惊得病。"医生取出（用了）多年的舵牙（船尾舵），在被舵工汗水浸渍的地方，刮粉末，杂入丹砂、茯神之类（药物），患者喝完就痊愈了。《本草注别·药性论》上说："止汗，用麻黄根节和旧的竹扇碾成粉末服下。"文忠公于是说："医生凭意想用药大多如此，起初如同儿戏，可是有时得到验证，差不多不会遭到诘问。"我因此对文忠公说："拿笔墨烧灰给求学的人喝，应当可以治掉愚蠢和懒惰咯？推而广之，那么喝伯夷盥洗后的水，可以凭此治疗贪疾；吃比干吃剩的食物，可以凭此阻止奸佞行为；舐樊哙的盾牌，可以凭此治疗胆怯的毛病；闻西施的耳环，可以凭这治疗容貌丑陋了。"文忠公于是开怀大笑。元祐六年闰八月十七日，我坐船前行进入颍州地界，想起二十年前在这里拜见文忠公，偶然想起当时（两人）说说笑笑的话，姑且再记下这件事。